2012年国家级教学质量与教学改革工程建设项目
2014年广东省教学质量与教学改革工程建设项目

外科临床场景导读

黄 震 主 编

夏欧东　朱为国　副主编

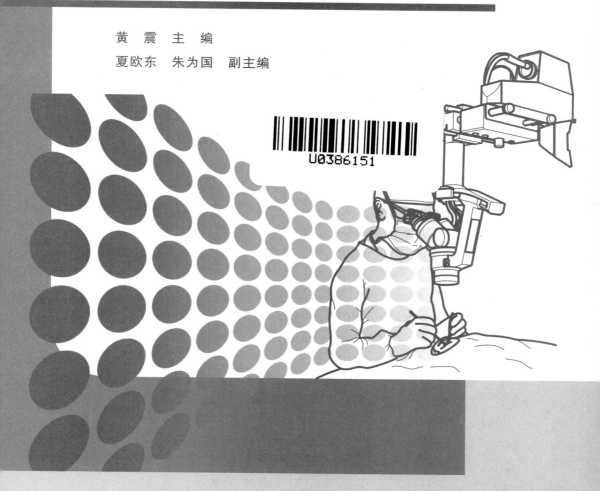

中山大学出版社
SUN YAT-SEN UNIVERSITY PRESS
·广州·

图书在版编目（CIP）数据

外科临床场景导读/黄震主编；夏欧东，朱为国副主编. —广州：中山大学出版社，2017.6

ISBN 978 - 7 - 306 - 05978 - 9

Ⅰ. ①外…　Ⅱ. ①黄…　②夏…　③朱…　Ⅲ. ①外科学　Ⅳ. ①R6

中国版本图书馆 CIP 数据核字（2017）第 017710 号

WAIKE LINCHUANG CHANGJING DAODU

出 版 人：徐　劲
策划编辑：李　文
责任编辑：邓子华
封面设计：曾　斌
责任校对：谢贞静
责任技编：何雅涛
出版发行：中山大学出版社
电　　话：编辑部 020 - 84110771，84113349，84111997，84110779
　　　　　发行部 020 - 84111998，84111981，84111160
地　　址：广州市新港西路 135 号
邮　　编：510275　传　　真：020 - 84036565
网　　址：http：//www. zsup. com. cn　E-mail：zdcbs@ mail. sysu. edu. cn
印 刷 者：佛山市浩文彩色印刷有限公司
规　　格：787mm×1092mm　1/16　22.5 印张　420 千字
版次印次：2017 年 6 月第 1 版　2017 年 6 月第 1 次印刷
定　　价：68.00 元

本书编委会

主　　编　黄　震

副 主 编　夏欧东　朱为国

编　　委　（按姓氏汉语拼音排序）

曹延林　陈玢屾　陈祎昭　杜　伟　范应方
方　平　郭燕舞　黄柒金　黄元媛　纪术峰
蒋泽生　李　辉　李　强　林　岚　刘　洪
柳晓秋　罗成义　王建奇　吴源周　谢　韬
谢小波　徐啊白　徐小平　徐亚文　杨　剑
于　博　张　力　张福伟　张普生　周　健
周振军　邹兆伟

编委秘书　林　岚

序　言

　　随着医学科学的迅猛发展及我国新的医疗服务体系改革的不断深入，新理论、新技术及新方法在外科学领域中得到广泛的推广与应用。外科临床教学模式的转变，对外科临床教师及医科大学的学生们提出了新的更高的要求。在这方面，现有的经典外科学教科书中尚缺乏关于外科临床场景方面的书籍，国内学术界有关外科临床场景的专著也很少。

　　本书的编者审时度势，切合外科临床实际，有针对性地编写了外科临床相关场景的专著。本书涉及面广，内容涵盖了外科总论、普通外科、肝胆外科、心胸外科、骨与关节外科、神经外科、泌尿外科及重症医学等学科的临床场景。

　　本书的编者长期从事外科临床医疗及教学一线工作，对外科临床的基本理论、基本知识及基本技能十分娴熟，并结合长期在外科临床理论教学、见习、实习及研究生带教中的经验，在本书的编写中充分融入临床的真实病例，注重临床精确诊疗的贯彻落实，旨在培养医学实习生、专业型研究生及低年资住院医师的外科临床思维。希望从事外科临床教学的院校教师在教学和临床工作实践中提供反馈性意见，不断补充和完善，以便使这本书成为广大医务工作者和临床教师的良师益友。

黄宗海

南方医科大学珠江医院

2016. 10. 20

目　录

第一章　外科学总论 ································· 1
　第一节　外科休克 ······························· 1
　第二节　大面积烧伤 ···························· 7
　第三节　多器官功能障碍综合征 ·········· 11
　第四节　心肺脑复苏术 ······················· 13

第二章　神经外科 ································· 17
　第一节　颅脑损伤 ····························· 17
　第二节　幕上脑胶质瘤 ······················· 25
　第三节　室管膜瘤 ····························· 32
　第四节　脑膜瘤 ································· 39
　第五节　垂体腺瘤 ····························· 49
　第六节　听神经瘤 ····························· 53
　第七节　动脉瘤性蛛网膜下腔出血 ········· 64

第三章　普通外科 ································· 74
　第一节　甲状腺包块 ·························· 74
　第二节　甲状腺功能亢进 ···················· 78
　第三节　乳腺癌 ································· 85
　第四节　腹外疝 ································· 92
　第五节　腹部闭合性损伤 ···················· 101
　第六节　急性腹膜炎 ·························· 105
　第七节　胃十二指肠溃疡大出血 ············ 114
　第八节　十二指肠溃疡急性穿孔伴急性腹膜炎 ··· 118
　第九节　胃　癌 ································· 123
　第十节　肠梗阻 ································· 129

第十一节　急性阑尾炎 ···································· 138

第十二节　结肠癌 ··· 144

第十三节　直肠癌 ··· 151

第十四节　肝　癌 ··· 160

第十五节　门脉高压症 ···································· 168

第十六节　胆石症 ··· 175

第十七节　急性化脓性胆管炎 ····························· 181

第十八节　上消化道出血 ·································· 187

第十九节　胰腺炎 ··· 194

第二十节　胰腺肿瘤 ······································ 204

第二十一节　外周动脉疾病 ································ 211

第二十二节　下肢静脉曲张 ································ 218

第四章　心胸外科 ··· 225

第一节　胸部损伤 ··· 225

第二节　肺部肿瘤 ··· 228

第三节　食管癌 ··· 238

第四节　纵隔肿瘤 ··· 243

第五节　先天性心脏病 ···································· 250

第六节　风湿性心瓣膜病 ·································· 257

第五章　泌尿外科 ··· 261

第一节　前列腺增生 ······································ 261

第二节　泌尿系结石 ······································ 268

第三节　膀胱癌 ··· 274

第四节　前列腺癌 ··· 280

第六章　骨科 ··· 290

第一节　手外伤和断指再植 ································ 290

第二节　髋臼骨折 ··· 295

第三节　半月板损伤 ······································ 305

第四节　腰椎骨折脱位并完全性截瘫 ····················· 308

第五节　骨盆骨折 ··· 314

第六节　周围神经损伤……………………………………… 321
第七节　腰椎间盘突出症……………………………………… 327
第八节　骨与关节化脓性感染………………………………… 334
第九节　骨与关节结核………………………………………… 338

第一章　外科学总论

第一节　外科休克

【场景一】患者李某，男性，17 岁，摔伤左季肋部 10 小时，口渴、心悸、烦躁 2 小时。患者当日上午在建筑工地不慎从 3 米高处跌落摔伤左季肋部，当时疼痛剧烈，即至医院就诊，拍片证实左侧第 10 肋骨骨折，卧床休息和局部固定后感觉好转，但仍有左上腹痛伴恶心。下午起床活动时觉全腹疼痛发胀，伴头晕、心悸、口渴、烦躁 2 小时。查体：体温 37.6 ℃，脉搏 110 次／分，血压 85／60 mmHg。神清，颜面、结膜明显苍白，心肺听诊未听及异常，左季肋部皮下瘀斑，压痛。腹稍胀，全腹有明显压痛，以左上腹为著，肌紧张不明显，明显反跳痛，移动性浊音（＋），肠鸣音弱。化验：血红蛋白 82 g／L，白细胞计数 90×10^9 g／L。

提问：

（1）问病、查体的重点内容是什么？

（2）该患者可能的诊断是什么？有何诊断依据？

（3）为进一步确诊，应做哪些检查？

（一）相关基础知识

1. 休克定义

休克是由多种病因引起，但最终以有效循环血容量减少、组织灌注不足、细胞代谢紊乱和功能受损为主要病理生理改变的综合征。

休克分类：分为低血容量休克、感染性休克、心源性休克、神经性休克、过敏性休克等。

2. 临床表现

（1）休克代偿期。精神紧张、兴奋或烦躁不安、皮肤苍白、四肢厥冷、心率加快、脉压差小、呼吸加快、尿量减少等。

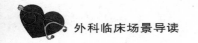

（2）休克抑制期。患者表情淡漠、反应迟钝，甚至出现意识模糊或昏迷；出冷汗，口唇、肢端发绀；脉搏细速、血压进行性下降。严重时，全身皮肤、黏膜明显发绀，四肢厥冷，脉搏微弱，血压消失。尿少甚至无尿。

3. 休克指数

常用脉率/收缩压（mmHg）计算休克指数，以帮助判断休克的有无及轻重。指数为 0.5 多表示无休克；1.0～1.5 为中度休克；1.5～2.0 为重度休克；2.0 以上为极重度休克。脉率的变化多出现在血压变化之前。血压还较低，但脉率已恢复且肢体温暖者，常表示休克趋向好转。

（二）解答及分析

1. 诊断

诊断为：①失血性休克；②脾破裂，腹腔内出血；③左肋骨骨折。

诊断依据：

（1）左季肋部外伤史。

（2）胸片证实肋骨骨折。X 射线检查证实为左肋骨骨折。

（3）腹痛伴失血的症状。颜面、结膜明显苍白，左季肋部皮下瘀斑，压痛。腹稍胀，全腹有明显压痛，以左上腹为著，肌紧张不明显，但有明显反跳痛。

（4）腹腔内出血的体征。脉搏 110 次/分，血压 85/60 mmHg，移动性浊音（＋），肠鸣音弱。

（5）化验结果。血红蛋白 82 g/L，白细胞计数（90×109）g/L。

2. 应做检查

为进一步确诊，应做以下检查。

（1）腹部 B 超。检查肝脾及血肿块。

（2）腹部平片。观察有无膈下游离气体。

（3）胸片。检查肋骨、胸腔积液。

（4）腹腔穿刺。

【场景二】该患者转至急诊科后急查腹部 B 超，提示脾肾隐窝有液性暗区，腹腔穿刺抽出不凝血性腹腔积液，证实为失血性休克。

提问：

在急诊科须采取哪些抗休克措施？

（一）基础知识

1. 休克时的微循环变化

（1）微循环收缩期（休克早期）。有效循环血量显著减少，组织灌注不足和细胞缺氧，循环容量降低引起动脉压下降。

机体的代偿机制：通过主动脉弓和颈动脉窦压力感受器引起血管舒缩中枢加压反射，交感－肾上腺轴兴奋，导致大量儿茶酚胺释放，以及肾素－血管紧张素分泌增加等环节，可引起心跳加快、心排出量增加以维持循环容量相对稳定；又通过选择性收缩外周（皮肤、骨骼肌）和内脏（如肝、脾、胃肠）的小血管使循环血量重新分布，保证心、脑等重要器官的有效灌注。

由于内脏小动、静脉血管平滑肌及毛细血管前括约肌受儿茶酚胺等激素的影响发生强烈收缩，动静脉短路开放，致使外周血管阻力和回心血量均有所增加；毛细血管前括约肌收缩和后括约肌相对开放有助于组织液吸收和血容量得到部分补偿。在微循环内，因前括约肌收缩而致"只出不进"，血容量减少，组织处于低灌注、缺氧状态。若能在此时去除病因积极复苏，休克常较容易纠正。

（2）微循环扩张期（休克中期）。休克继续进展时，微循环将进一步因动静脉短路和直捷通路大量开放，使原有的组织灌注不足更为加重，细胞因严重缺氧处于无氧代谢状况，并出现能量不足、乳酸类产物蓄积和舒血管的介质如组胺和缓激肽等释放。这些物质可引起毛细血管前括约肌舒张，而后括约肌则因对其敏感性降低仍处于收缩状态。结果为血管内"只进不出"。进一步降低回心血量，致心排血量继续下降，心、脑器官灌注不足，休克加重而进入抑制期。此期微循环的特点是广泛扩张。临床上患者表现为血压进行性下降、意识模糊、发绀和酸中毒。

（3）微循环衰竭期（休克晚期）。病情继续进展，进入不可逆性休克。淤滞在微循环内的黏稠血液在酸性环境中处于高凝状态，红细胞和血小板容易发生凝集并在血管内形成微血栓，甚至引起弥散性血管内凝血。此时，由于组织缺少灌注，细胞处于严重缺氧和缺乏能量的状况，细胞内溶酶体膜破裂，溶酶体内多种酸性水解酶溢出，引起细胞自溶并损害周围其他细胞。最终引起大片组织、整个器官乃至多个器官功能受损。

2. 代谢变化

（1）在微循环失常、灌注不足和细胞缺氧情况下，体内出现无氧代谢下的糖酵解过程以提供维持生命活动所必需的能量。

（2）休克加重时，除因微循环障碍不能及时清除酸性产物外，还因肝

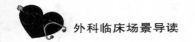

对乳酸的代谢功能下降，导致乳酸盐不断堆积和明显酸中毒。pH < 7.2 时，心率减慢，心排出量降低，呼吸加深加快，加重室颤，降低血红蛋白的携氧能力。

（3）能量代谢障碍。应激时，蛋白分解、脂肪分解，以获取能量。

（4）代谢性酸中毒和能量不足还影响细胞各种膜的屏障功能，包括溶酶体膜、细胞膜、核膜、线粒体膜、内质网膜、高尔机体膜等质膜的稳定及跨膜传导、运输和细胞吞饮及吞噬等功能。

3. 内脏器官的继发性损害

（1）肺。低灌注和缺氧可损伤肺毛细血管的内皮细胞和肺泡上皮细胞。前者引起血管壁通透性增加和肺间质水肿，而后者受损则导致肺泡表面活性物质生成减少，引起肺泡的表面张力升高，继发肺泡萎陷并出现局限性肺不张。临床表现为进行性呼吸困难的急性呼吸窘迫综合征（acute respiratory distress syndrome，ARDS），常发生于休克期或病情稳定后48～72小时。

（2）肾。休克是由于肾血管收缩、血流量减少，肾小球滤过率锐减。可引起急性肾衰竭，表现为少尿（每日尿量 < 400 mL），严重者无尿（每日尿量 < 100 mL）。

（3）心。除心源性休克引起原发性心功能障碍外，其他型休克早期一般无心功能异常。但是，舒张压下降时，冠脉血流减少，缺血缺氧导致心肌损害。

（4）脑。休克早期，儿茶酚胺释放增加对脑血管作用很小，故对脑血流的影响不大。但动脉血压持续进行性下降，最终也会使脑灌注压和血流量下降导致脑缺氧，酸中毒会引起脑细胞肿胀、血管通透性增强，继发脑水肿和颅内压增高。

（5）胃肠道。胃肠道在休克中的重要性已日益受到重视。当有效循环血量不足和血压降低，胃肠等内脏和皮肤、骨骼肌等外周的血管首先收缩，以保证心、脑等重要生命器官的灌注。由于胃肠道在休克时处于严重缺血和缺氧状态，黏膜缺血可使正常黏膜上皮细胞功能受损，致使肠道内的细菌或其毒素跨越肠壁移位，经淋巴或门静脉途径侵害机体的其他部位，使休克继续发展，并促使多器官功能障碍综合征的发生。

（6）肝。休克时，肝脏因缺血、缺氧和血流淤滞而受损。肝血窦和中央静脉内有微血栓形成，致使肝小叶中心坏死。结果使受损肝脏的解毒功能和代谢能力均下降，导致内毒素血症的发生，加重已有的代谢紊乱和酸中毒。

4. 休克的监测

（1）一般监测。①精神状态。②皮肤温度、色泽。③血压。④脉率。⑤尿量。

（2）特殊监测。①中心静脉压（5～10 mmHg）。②肺毛细血管楔压（6～15 mmHg）。③心排出量和心脏指数。④动脉血气分析（PaO_2：80～100 mmHg；$PaCO_2$：36～44 mmHg）。⑤动脉血乳酸盐分析。⑥弥散性血管内凝血的检测。⑦胃肠黏膜内 pH 监测。

（二）解答及分析

根据患者的临床表现、体征、实验室检查和腹部 B 超结果及腹腔穿刺结果，可以确诊为失血性休克，脾破裂出血。该患者已出现休克的表现，症状重。目前，危及患者生命的主要原因是失血性休克，治疗主要目的是在积极抗休克的基础上，积极进行术前准备。

1. 失血性休克治疗措施

（1）一般紧急治疗。创伤制动，控制活动性出血，保持呼吸道通畅，吸氧，保温，酌情使用镇痛剂。体位，有利于增加回心血量，头和躯干抬高20°～30°，下肢抬高15°～20°。

（2）补充血容量。①补充液体种类。晶体溶液：平衡盐溶液、生理盐水。胶体溶液：全血或成分血。血浆增量剂：羟乙基淀粉。②判断补液量。监测指标以判断补液量。③积极处理原发病。积极抗休克同时急诊行剖腹探查术。④纠正酸碱平衡失调。不主张早期使用碱性药物，"宁酸毋碱"。重度休克在扩容后仍存在明显酸中毒时，适当应用碱性药物，如5%碳酸氢钠。

（3）血管活性药物的应用。①血管收缩剂。α 或/和 β 受体兴奋剂，如去甲肾上腺素、间羟胺、多巴胺、多巴酚丁胺。②血管扩张剂。α 受体阻滞剂，如酚妥拉明、酚苄明。③抗胆碱能药。阿托品、山莨菪碱、东莨菪碱。④强心药。α 和 β 受体兴奋剂、强心苷，如去乙酰毛花苷注射液（又名西地兰）。

（4）弥散性血管内凝血（disseminated inravascular coagulation，DIC）的治疗。①抗凝治疗。给予肝素，1 mg/kg，每 6 小时 1 次。②抗纤溶药物：氨甲苯酸、氨基己酸。③抗血小板黏附和聚集药物：阿司匹林、低分子右旋糖酐。

（5）皮质类固醇药物的应用。①阻断 α 受体兴奋作用，血管扩张，改善微循环。②增强心肌收缩力，增加心排出量。③保护细胞内溶酶体，防止溶酶体破裂。④增进线粒体功能和防止白细胞凝集。⑤促进糖异生，使乳酸转化为葡萄糖，减轻酸中毒。

2. 非手术治疗措施

（1）置监护病房，严密监测生命体征、神态及意识变化。

（2）输液、输血维持尿量 40 mL/h。

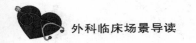

（3）应用止血药物和抗生素预防感染。

（4）禁饮食3～5天。

（5）绝对卧床2～3周，留置导尿。

（6）微波理疗脾区及下腹部2～4次/天，促进脾损伤愈合和出血吸收。

（7）每天测血红蛋白1～2次，随时行床旁B超。

（8）积极处理合并损伤。

（9）持续低流量吸氧。

（10）积极做好术前准备。

【场景三】该患者在急诊科经积极抗休克治疗后，由急诊收入肝胆外科，入后查体：神志清，四肢湿冷，心率100次/分，腹膨隆，腹肌稍紧张，全腹压痛，反跳痛，以左上腹为甚。门诊腹部B超提示脾肾隐窝有液性暗区，脾脏上极严重碎裂，腹腔穿刺抽出不凝血性腹腔积液。

提问：

除继续抗休克治疗外应进一步采取哪些治疗措施？

（一）基础知识

1. 脾损伤手术分级标准

国内外用于脾外伤的分级方法非常多。为了规范全国脾外伤临床诊断和治疗，推荐采用统一全国标准，即中华医学会外科学分会脾脏外科学组（2000年，天津）的分级标准，具体如下。

Ⅰ级：脾被膜下破裂或被膜及实质轻度损伤，手术所见脾裂伤长度≤5.0 cm，深度≤1.0 cm。

Ⅱ级：脾裂伤总长度>5.0 cm，深度>1.0 cm，但脾门未累及，或脾段血管受损。

Ⅲ级：脾破裂伤及脾门或脾脏部分离断，脾叶血管受损。

Ⅳ级：脾广泛破裂，或脾蒂、脾动静脉主干受损。

2. 外伤性脾破裂非手术治疗的适应证

（1）患者入院时血流动力学稳定，血压及心率均在正常范围的。

（2）无合并腹内其他脏器损伤，动态观察腹部体征未见进行性加重。

（3）需B超或CT检查证实脾损伤程度为Call分级Ⅰ～Ⅲ级者。

（4）年龄<50岁，且入院时间距损伤时间较长，情况尚可，提示脾脏损伤轻，可考虑非手术治疗。

（5）伤后24 h左右血红蛋白>70 g/L，红细胞压积>25%。

脾脏破裂的治疗须遵循"抢救生命第一，保留脾脏第二"的原则。必须严格掌握非手术治疗的适应证。

（二）解答及分析

该患者诊断明确，为失血性休克，脾破裂（Ⅳ级），入院后在积极抗休克的同时须治疗原发病。对不同分级的脾损伤，有相应的推荐方案和方法。Ⅰ级脾损伤，可采用非手术疗法或黏合止血修补术。对Ⅱ级脾损伤，多数病例可采用黏合止血修补术，部分需行脾脏部分切除术。对Ⅲ级脾损伤，常采用脾脏部分切除术或全脾切除术，或全脾切除术加自体脾（组织）移植。对Ⅳ级脾损伤，应果断行全脾切除术，或附加自体脾（组织）移植。核心原则是救命第一，保脾第二。年龄越小越应注意保脾。该患者行脾切除术，术后予继续抗休克，止血抗感染治疗，病愈出院。

（蒋泽生）

参考文献

[1] 吴在德，吴肇汉. 外科学［M］. 6 版. 北京：人民卫生出版社，2004.
[2] 吴阶平，裘法祖，黄家驷. 外科学［M］. 6 版. 北京：人民卫生出版社，2004.

第二节　大面积烧伤

【场景一】患者赵某，男性，47 岁，2003 年 7 月 22 日 16 时左右在化工车间工作，开启电闸时不慎引起电火花，电火花点燃了身旁放置的天那水引起全身着火，火焰迅速烧毁了全身衣物并持续燃烧了 20 余秒，在奔跑呼救时被同车间的工人用灭火器扑灭。随后被送往广东武警部队番禺分院，16 时30 分开始静脉补液，创面简单清洗后用皮维碘纱布覆盖，19 时 10 分转入本院。期间共补充晶体液 500 mL，葡萄糖 500 mL。入院查体：体温 37 ℃，脉搏 88 ～ 96 次/分，呼吸 26 ～ 30 次/分，血压无法测量。体重 70 kg。神志清楚，应答正确，声音稍嘶哑，间有烦躁，口渴明显，全身除双足和前后躯约 1/3 面积外，均被烧伤，创面大部分呈蜡白色皮革样。不能睁眼，鼻毛烧焦，嘴唇轻微外翻呈"鱼嘴样"外观。

提问：

（1）该患者的伤情判断？

7

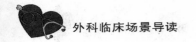

（2）严重烧伤早期处理的要点？

（一）基础知识

烧伤伤情判断是指导治疗的重要依据，包括烧伤面积、烧伤创面深度、合并症（伤）3 部分。

1. 烧伤面积计算方法

烧伤面积是以烧伤部位与全身体表面积百分比计算的。

（1）新九分法。头、颈、面各占3%，共占9%；双上肢（双上臂7%、双前臂6%、双手5%）共占18%；躯干（前13%、后13%、会阴1%）共占27%；双下肢（两大腿21%、两小腿13%、双臀5%、足7%）共占46%。

（2）手掌法。按照伤员的手掌面积等于其身体面积的1%计算。

（3）小儿头大，肢体较小，需用下列公式计算。

小儿的躯干和上肢所占体表面积的百分率与成人相同，头大下肢小，并随着年龄增大而改变，可按下列简化公式计算。

头面颈部面积（％）＝9＋（12－年龄）

臀部及双下肢面积（％）＝46－（12－年龄）

2. 烧伤创面深度判断

国内采用"三度四分法"，即一度（皮肤表皮层烧伤）、二度（皮肤真皮层烧伤）、三度（皮肤全层烧伤），其中二度又分为浅二度（真皮浅层）和深二度（真皮深层）。

3. 合并症（伤）

严重烧伤多发生于意外事故，因此可能同时合并一氧化碳中毒、爆震伤、颅脑伤、内脏伤、骨折、大出血等外伤以及吸入性损伤、休克、感染等合并症，凡有合并症（伤）者都必须按重度烧伤处理。

严重烧伤早期最主要的病生理变化，是由于大量体液迅速丢失导致的有效循环血量骤降以及严重合并症（伤）危及生命，因此早期处理的要点，一是迅速判定伤情，立即有效处理危及生命的合并伤（症）；二是尽快建立畅通的输液通道，迅速恢复和维持有效循环血量，防治休克。

（二）解答及分析

1. 伤情判断

除去前后躯一个"九"和双足7%，该患者烧伤面积约为84%，属于特大面积烧伤；蜡白皮革样外观是皮肤全层烧伤的特征；入院前补液量不足

（3 个小时仅补液 1 000 mL），口渴，烦躁，脉搏呼吸增快，应属早期休克的表现；患者受伤当时全身着火，并奔跑呼喊，查体时见鼻毛烧焦，声音嘶哑，表明有吸入性损伤（呼吸道烧伤）。因此，该患者的完整诊断如下。

（1）全身火焰烧伤84%，三度。

（2）呼吸道烧伤（轻度）。

（3）烧伤休克。

该患者属于特重度烧伤。在临床上，面积大于 80% 的烧伤，也称作特大面积烧伤。

2. 处理措施

针对早期病生理变化特点，应采取下列处理措施。

（1）迅速判定伤情。判断除外大出血、一氧化碳中毒等危及生命的合并伤。

（2）迅速建立稳定的输液通道防治休克。予深静脉置管输液。

（3）预防因颈部深度烧伤压迫气道以及呼吸道烧伤引起窒息。将气管切开置管。

（4）创面处理防止感染发生。在确保有效液体复苏，生命体征平稳的情况下，清洗创面，涂抹药物。

【场景二】该患者入院后，即刻于左侧股静脉置管输液，并行气管切开置管，于右侧足背动脉穿刺置管监测血压，辅以抗感染、创面处理、持续低流量吸氧等处理。至伤后 24 小时，共补液 11 000 mL（含入院前补液量），其中晶体 4 800 mL，胶体 2 200 mL。患者神志清醒，安静，但仍有口渴主诉。脉搏波动在 80 ～ 88 次/分之间，呼吸 18 ～ 22 次/分，血常规提示：白细胞总数 13.1 g/L，高倍镜下视野红细胞总数 5.52 T/L。血糖 14.3 mmol/L，血钾、钠、氯均低于正常，每小时尿量 40 ～ 50 mL。

提问：

（1）该患者的补液量是否充足？

（2）如何进行调整？

（一）基础知识

大面积烧伤患者由于各种病理因素损伤毛细血管内皮细胞使其通透性增加，大量血浆成分渗出到血管外（细胞间隙和体表），导致有效循环血量迅速下降。这一病生理变化在伤后 8 小时最明显，因此伤后 8 小时是烧伤休克的高发时段，及时补液迅速恢复有效循环血量是防治休克不可缺少

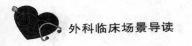

的措施。由于体液丢失（主要是血浆样液体，并与患者体重及烧伤面积密切相关且具有一定规律性），因此，前人经研究和长期实践，制定了"烧伤晶、胶体补液公式"用以指导规范临床治疗。国内通用烧伤补液公式也称为"三军医大公式"，其基本内容为：烧伤后第一个 24 小时晶体和胶体补液量（mL）= 体重（kg）×烧伤面积（%）×2，晶体：胶体 = 1∶1，另加基础水分 2 000 mL，并要求伤后 8 小时内补充总量的 1/2。

补液公式具有较好的实用性和指导性，但并不是唯一标准。临床上补液量是否充足，与患者的不同个体条件有关。临床表现是判定补液量并指导补液质量和速度的主要指标。这些指标包括：收缩压 90 mmHg 以上，脉搏的 80 次/分（低于 100 次/分），呼吸平顺，安静，肢端温暖，末梢充盈好，无腹胀、恶心、腹泻等消化道症状，尿量 70～80 mL/h，相关的血常规及生化检查结果等。

（二）解答与分析

该患者伤后第一个 24 小时补液总量为 11 000 mL。按照公式计算，第一个 24 小时晶、胶体补充量应 = 84 × 70 × 2 = 11 760 mL，基础水分 2 000 mL + 气管切开每日水分蒸发量 800 mL = 2 800 mL，所以，补液量是不足的。从患者的临床表现和检验结果分析，电解质普遍低于正常，红细胞增多提示血液浓缩，仍诉口渴，尿量明显低于标准，也表明输液量不足。尿量是反映血容量变化非常敏感的指标，对反映病情和指导烧伤补液意义较大。

烧伤补液时效性强，在保证补液量的前提下，要求持续、匀速，忌断断续续，时快时慢。按临床指标调整补液通常以每小时为单位。根据临床经验，尿量每增减 1 mL，液体相应增减 8～10 mL，该患者每小时尿量少于标准 30～40 mL，也就是相当于该小时补液量少补了 300～400 mL，每分钟应增加 5～7 mL 的液体。下一个小时，再依此方法调整。需要强调：①补液公式对烧伤临床治疗有普遍的指导意义，但治疗过程中不能完全拘泥公式，必须依据病情作相应调整，其中尿量是比较可靠的指标；②对于同时合并其他并发症，病情极其复杂和危重患者，必要时应采用漂浮导管进行有创监测。

（刘　洪）

参考文献

[1] 盛志勇. 危重烧伤治疗与康复学［M］. 北京：科学出版社，2000.

第三节　多器官功能障碍综合征

【场景】患者潘某，男性，45 岁，因暴饮暴食后上腹部疼痛 5 天，呼吸困难、低血压 2 天由外院转入。患者 5 天前饮大量烈性酒及暴食后出现恶心、呕吐、腹胀、上腹部疼痛，呈进行性加重，入住当地医院。入院后检查发现血、尿淀粉酶明显增高，考虑急性胰腺炎，给予禁食、胃肠减压、补液、镇痛解痉及抑制胰腺分泌等治疗，患者病情未缓解。入院 2 天后患者神志呈浅昏迷状态，并出现严重腹胀、呼吸困难、低氧血症，心率增快、血压降低、无尿、全身皮肤多处出现瘀斑、动静脉穿刺处渗血不止，遂转入本院 ICU。

提问：

（1）患者急性胰腺炎出现什么并发症？

（2）为明确诊断、进一步治疗需进行哪些检查、检验和监测？

（3）制订进一步治疗措施。

（一）基础知识

急性胰腺炎是一种常见的急腹症，发病与原有胆道疾病及暴饮、暴食、过量饮酒有关，按病理可分为水肿性和出血坏死性，后者病情凶险，可累及多个器官、系统，导致多器官功能不全，死亡率极高。

多器官功能障碍综合征是指机体在经受严重打击（感染、损伤、休克等）后，相隔一段时间同时或序贯出现 2 个或 2 个以上器官系统的序贯性损害，也称多器官功能紊乱综合征。例如：严重的脓毒症、创伤或烧伤，可继发急性呼吸窘迫综合征、急性肾功能不全、应激性溃疡等。

多器官功能障碍综合征的病因：严重感染引起的脓毒血症；严重损伤（包括严重复合伤和大手术）；各种类型休克、心跳呼吸骤停复苏术后；各种原因导致的肢体、大面积组织或器官缺血 – 再灌注损伤；合并脏器坏死或感染的急腹症；快速大量输血、输液或不适当药物和机械通气治疗；高龄、免疫功能低下、营养不良、慢性疾病和器官储备功能低下等某些潜在易发生因素。其中严重感染、严重损伤和休克是多器官功能障碍综合征的三大主要病因。

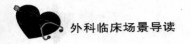

（二）解答及分析

患者急性出血性坏死性胰腺炎并发全身多器官功能障碍。

1. 进一步的检查、监测

（1）持续监测心电图、脉搏氧饱和度和中心静脉压、有创动脉压、放置 Swan – Ganz 导管或 PICCO 导管进一步了解血流动力学状态，指导血管活性药物应用和输液补充血容量。

（2）腹部 CT 检查、床边腹部 B 超了解腹腔情况、定期 X 光胸片检查，动态观察肺部病变情况。

（3）行动脉血气分析，及时了解肺通气、换气功能及体内酸碱紊乱状态，指导呼吸机参数调整和维持酸碱平衡。

（4）记录尿量、尿比重、化验血肌酐、尿素等动态监测肾功能。

（5）化验血常规、血生化、血尿淀粉酶、肝功能、凝血功能，了解明确各器官功能状态，保护器官功能、维持内环境稳定。

2. 多器官功能障碍综合征治疗原则

（1）在治疗原发疾病时，要有全身整体观念，防止顾此失彼。

（2）维持好呼吸和循环，及早纠正低血容量和缺氧。

（3）合理应用抗生素、积极防治感染。

（4）积极改善患者营养状况、维持水、电解质平衡。

（5）及早治疗任何一个首先发生的器官功能不全，阻断连锁反应。

3. 本病例治疗方案

（1）气管插管呼吸机人工呼吸纠正缺氧。

（2）根据监测合理应用血管活性药物或适当补液，维持血流动力学稳定。

（3）应用床边持续肾替代治疗，维持水电解质平衡及消除炎性介质。

（4）继续禁食、胃肠减压、补液、镇痛解痉及抑制胰腺分泌等治疗，镇痛药禁用吗啡，以免引起 Oddi 括约肌痉挛。必要时外科手术病灶冲洗、引流。

（5）选用合适抗生素，积极防治感染，完全肠外营养，积极改善患者营养状况。

（6）补充凝血物质，纠正凝血功能紊乱。

（周　健）

第四节　心肺脑复苏术

【场景一】患者张某，男性，72 岁，73 kg，因胃癌在硬膜外腔阻滞麻醉下行剖腹探查、胃癌根治术。术前有高血压病史十余年，最高血压 180/93 mmHg，心电图示窦性心动过缓、偶发室性期前收缩（室早）。术前药常规为肌注苯巴比妥钠 0.1 mg、阿托品 0.5 mg。入室后监测血压、心率、心电图、血氧饱和度。选 $T_7 \sim T_8$ 间隙穿刺成功，顺利置入硬膜外导管。改平卧位后给予 2% 利多卡因 5 mL。5 分钟后测麻醉平面未见蛛网膜下腔阻滞征象，追加 2% 利多卡因 10 mL。15 分钟后测麻醉平面为 $T_3 \sim L_3$，给予吸氧并静注咪达唑仑 3 mg 及氟芬合剂 2 mL。患者入睡，术者开始手术，术中血压 $90 \sim 112 / 45 \sim 90$ mmHg、心率 $75 \sim 88$ 次/分、呼吸频率 $12 \sim 18$ 次/分、血氧饱和度 98%。入腹腔探查时，患者诉腹痛、恶心。追加氟芬合剂 1 mL 后，患者入睡，手术过程顺利，术中出血约 400 mL。关腹时，患者再次诉腹痛、恶心，术者觉腹肌紧，腹膜缝合困难，遂静脉注射氟芬合剂 1 mL，经硬膜外导管注入 2% 利多卡因 8 mL + 吗啡 2 mg。10 分钟后术毕，患者处于深睡状态。拔除硬膜外腔导管，抬离手术床后，发现患者出现叹气样呼吸，随即呼叫患者发现意识丧失，心电图显示心率 8 次/分，血压测不到，血氧饱和度波形消失，全身发绀，随即呼吸停止，颈动脉搏动消失。

提问：

（1）患者出现了什么麻醉并发症？

（2）可能的原因是什么？

（3）如何急救？

（一）基础知识

将局麻药注入硬脊膜外间隙，阻滞脊神经根，使其支配的区域产生暂时性麻痹，称为硬膜外腔阻滞麻醉。

硬膜外腔阻滞麻醉术中常见的并发症包括血压下降和呼吸抑制。①血压下降。其原因为交感神经被阻滞后，引起血管扩张，导致血压下降。尤其是上腹部手术时，胸腰段交感神经广泛阻滞导致容量血管扩张，同时心交感神经阻滞引起心动过缓，更易引起剧烈的血流动力学变化，发生低血压。②呼吸抑制。硬膜外腔阻滞麻醉可阻断运动神经传导，影响肋间肌及膈肌的运动，导致呼吸储备功能降低，通气量减少。由于硬膜外腔阻滞麻醉难以消除

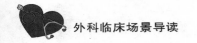

腹腔的牵拉反应，平面不够时存在镇痛不全，术中常需要辅以镇痛、镇静药物，进一步加重呼吸、循环抑制，甚至发生呼吸心搏骤停。

老年、妊娠、贫血、高血压、心脏病低血容量等患者，应非常谨慎实施硬膜外腔阻滞麻醉，术中应减少用药剂量，加强患者管理。

（二）解答及分析

本例心搏骤停属麻醉严重并发症，主要原因有以下几点。①患者高龄、术前有十余年高血压病史，心肺储备功能差，实施上腹部手术，选择硬膜外腔阻滞麻醉欠妥。②为完善麻醉效果，本例手术中麻醉辅助用药量偏大，术终硬膜外腔增加局麻药，与吗啡合用用量偏大，药理作用叠加，造成麻醉阻滞平面进一步扩大，出现较深的中枢抑制和剧烈的血流动力学变化，导致血压骤降，直至诱发心搏骤停。③术毕患者处于深度抑制状态。拔除硬膜外导管、抬离手术床等体位变化，加剧血流动力学变化，加重血压下降，最终导致心搏骤停。

心跳呼吸骤停是指心脏因一过性急性原因突然丧失有效的排血功能而致循环和呼吸停顿的临床危急状态。严重心脏病终末期或其他慢性病晚期发生的心跳停止均不属此范围，也非心肺脑复苏的对象。

心跳呼吸骤停的诊断：①原来清醒的患者神志突然丧失，呼之不应；②摸不到大动脉（颈动脉和股动脉）搏动，心音消失；③自主呼吸停止；④瞳孔散大，对光反射消失。

患者发生心跳呼吸骤停，医护人员应沉着冷静，切忌慌乱地反复量血压、听心音、匆忙更换血压计或听诊器，更不要离开患者，寻找上级医师或请会诊或寻找仪器记录心电图等，应立即实施有效的现场心肺复苏救治措施。

一旦发生心跳呼吸骤停，应立即实施现场救治措施——标准心肺复苏（cardio-pulmonary resuscitation，CPR）。①去除呼吸道梗阻物，用仰头抬颏法、托下颌方法开放气道，保持上呼吸道通畅。②人工呼吸。立即实施口对口、口对鼻或球囊面罩装置人工呼吸。③人工胸外按压。给予正确有效的胸外心脏按压。

在人工气道建立之前，无论是单人 CPR，还是双人 CPR，按压/通气比率都要求为 15∶2。

本例患者尚未离开手术室，立即给予气管内插管，呼吸机人工呼吸，胸外心脏按压，静注肾上腺素，纠正酸中毒等措施后，患者呼吸、心跳恢复。

【场景二】给患者实施胸外心脏按压，气管内插管借助呼吸机进行人工呼吸，反复静注肾上腺素等心肺复苏措施。10 分钟后，患者自主心跳恢复。血压 112 ～ 135/72 ～ 90 mmHg，瞳孔直径 5 mm，对光反射迟钝。心脏复跳 1.5 小时后，自主呼吸恢复，潮气量约 180 mL，意识仍处于昏迷状态，同时可见颜面部肌肉、上肢抽搐，下肢未见明显活动。

提问：

（1）患者目前诊断是什么？

（2）下一步如何处理？

（3）可能有哪些预后？

（一）基础知识

心脏停搏使全身组织细胞失去血流灌注，各组织器官发生缺血缺氧损害，初期复苏及时（4 分钟内）、有效者，其预后较好，无需特殊治疗，但必须加强监测以防再次发生呼吸循环骤停。但脑细胞若经历 4 ～ 6 分钟完全性缺血缺氧，即可引起不可逆性损伤，其循环功能即使初步恢复，神志仍难以恢复，脑、心、肾、肺等重要器官的病理生理改变不仅难以恢复，而且可能会继续恶化。防治多器官功能衰竭和缺氧性脑损伤是复苏后治疗的主要内容。

（二）解答及分析

1. 患者目前诊断

心跳呼吸骤停，CRP 术后，缺血、缺氧性脑损伤。

2. 心肺脑复苏（cardiopulmonary cerebral resuscitation，CPCR）后期处理

（1）继续稳定循环功能，保证组织灌注和氧供。

（2）维护呼吸功能，纠正缺氧。

（3）调整酸碱、水电解质平衡，维持内环境稳定。

（4）稳定、保护其他脏器功能，防治多器官功能障碍综合征。

（5）行脑复苏措施。①维持呼吸、循环功能，保证脑组织灌注和氧供。②及早、充分降温，降低脑代谢。③给予皮质激素、适当脱水，减轻脑水肿；④控制抽搐和寒战，减低氧耗。⑤循环、呼吸稳定后，及早进行高压氧治疗。⑥防治并发症。

3. 脑复苏过程中并发症和后遗症

并发症与后遗症有：①癫痫、大抽搐；②尿崩、垂体功能紊乱；③肺部

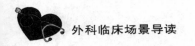

感染、消化道出血、尿路感染、褥疮；④偏瘫、失明、失语；⑤神经、精神障碍。

4. 脑复苏的结局

可按照 Glasgow – Pittsburg（GPS）分级。

GPS – 1 级。脑及总体情况优良。患者清醒、健康，思维清晰，能从事工作和正常生活，可能有轻度神经及精神障碍。

GPS – 2 级。轻度脑和总体残废。患者清醒，可自理生活，能在有保护的环境下参加工作，或伴有其他系统的中度功能残废，不能参加竞争性工作。

GPS – 3 级。中度脑和总体残废。患者清醒，但有脑功能障碍，依赖旁人料理生活，轻者可自行走动，重者痴呆或瘫痪。

GPS – 4 级。植物状态。患者昏迷，无神志，对外界无反应，可自动睁眼或发声，无大脑反应，呈角弓反张状。

GPS – 5 级。脑死亡。患者无呼吸，无任何反射，脑电图呈平线。

（周　健）

参考文献

[1] 庄心良，曾因明，陈伯銮. 现代麻醉学［M］. 3 版. 北京：人民卫生出版社，2006.

[2] 吴在得，吴肇汉. 外科学［M］. 7 版. 北京：人民卫生出版社，2006.

[3] 肖正伦. 危重症监护医学与 ICU 培训教材［M］. 广州：广东人民出版社，2004.

[4] 曾因明，邓小明. 危重病医学［M］. 北京：人民卫生出版社，2008.

第二章 神经外科

第一节 颅脑损伤

【场景一】 患者陈某，男，29 岁，1 小时前在建筑工地作业时由 2 m 高处坠落，头部着地，当即昏迷不醒，头部未见创面及出血。约 20 分钟后醒转，但神智淡漠，无呕吐，无抽搐，无口吐白沫，无大小便失禁。鼻腔有血性液体流出，约 15 分钟后自行停止。外耳道无出血。被同事送至本院就诊，由急诊科收治入院。入院查体：体温 36.0 ℃，脉搏 76 次/分，呼吸 22 次/分，血压 120/80 mmHg。心肺听诊未听及异常，腹部平软，未触及包块，肠鸣音不亢进，四肢未见畸形及异常，各关节活动良好。意识模糊，痛刺激能睁眼并呻吟。右顶枕部可触及头皮肿块 3 cm×4 cm。左侧瞳孔直径 4 mm，对光反射迟钝，右侧瞳孔直径 3 mm，对光反射灵敏。角膜反射存在。额纹对称，鼻唇沟对称。四肢痛刺激有逃避动作，双侧肱二头肌反射、肱三头肌反射、膝腱反射、跟腱反射存在。双侧 Babinski 征未引出。颈有抵抗。余神经系统检查因患者无法配合不能完成。

提问：

（1）该患者的诊断？

（2）为明确诊断需进一步行哪些检查？

（一）基础知识

颅脑损伤是各种原因造成的头部的伤害，常与其他部位损伤复合存在。颅脑损伤可分为头皮损伤，颅骨损伤和脑损伤。

1. 头皮损伤

分为头皮血肿、头皮裂伤和头皮撕脱伤。

2. 颅骨损伤

分为颅骨线性骨折和凹陷性骨折。颅骨线性骨折主要靠 X 光片或 CT 片确定。各部位骨折对应有典型的临床体征：①前颅窝骨折－熊猫眼；②中颅

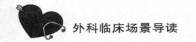

窝骨折 – 脑脊液鼻漏、脑脊液耳漏；③后颅窝骨折 – Battle 征。

3. 脑损伤

分为原发性脑损伤和继发性脑损伤。

（1）原发性脑损伤分为脑震荡、弥散性轴索损伤、脑挫裂伤、原发性脑干损伤和下丘脑损伤。

（2）继发性脑损伤为各种类型的颅内血肿。

（二）解答及分析

该患者诊断为颅脑损伤比较明确，有明确的外伤史，伴有意识改变，要考虑颅内损伤。为明确诊断，需行 CT 检查。从症状看有鼻腔出血，要高度怀疑中颅窝骨折。但是，X 光片对颅底的线性骨折诊断比较困难，主要还是注重临床症状，必要时行鼻腔血性液体的葡萄糖定性分析和扩散试验，以明确是否含有脑脊液。颅脑损伤患者往往合并其他部位的损伤，可以行颈部 X 射线或 CT 检查、胸片检查和腹部超声检查，了解胸腹腔有无合并伤。当然，胸腹部的体格检查也是至关重要的。四肢的复合伤主要靠体格检查。快速、全面的系统体格检查是入院检查最重要的环节，不可忽略。

【场景二】该患者入院后急查胸部 X 光片和腹部超声，未有异常发现，四肢体格检查无异常发现，颈部 CT 检查无异常，行头部 CT 检查见图 2 –1～图 2 –2。

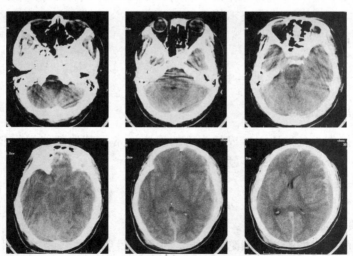

图 2 –1　患者头颅 CT 平扫影像

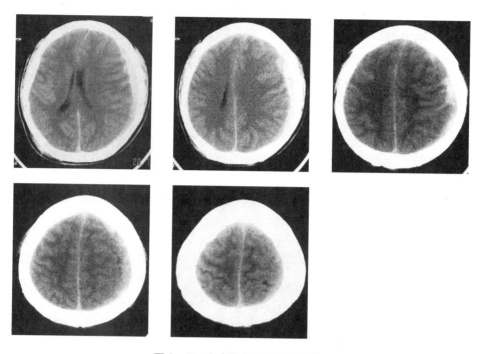

图 2-2 患者头颅 CT 平扫影像

提问：

（1）该患者的受伤机制？

（2）该患者 GCS 评分？

（3）该患者的损伤分型？

（4）进一步如何治疗？

（一）基础知识

闭合性颅脑损伤的机制比较复杂，可简化概括为由两种作用力所造成。①接触力。物体与头部直接碰撞，由于冲击、凹陷骨折或颅骨的急速内凹和弹回，而导致局部脑损伤；②惯性力。受伤瞬间头部的减速或加速运动，使脑在颅内急速移位，与颅壁相撞，与颅底摩擦及受大脑镰、小脑幕牵扯，而导致多处或弥散性脑损伤。接触力造成的脑损伤范围较为固定和局限，惯性力引起的脑损伤则较分散和广泛。通常将受力侧的脑损伤称为冲击伤，其对侧称为对冲伤。由于颅前窝和颅中窝凹凸不平，各种不同部位和方式的头部外伤均极易在额极及其底面发生惯性力的脑损伤。

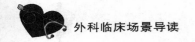

Glasgow 昏迷评分法广泛应用于临床。该法从睁眼、语言和运动 3 个方面分别定出标准（表 2 - 1）。

表 2 - 1　Glasgow 昏迷评分法

指令内容	反应情况	积分
睁眼反应	自动睁眼	4
	呼叫睁眼	3
	刺痛睁眼	2
	无反应	1
语言反应	正确回答	5
	回答错误	4
	语无伦次	3
	含混发音	2
	无反应	1
运动反应	可按指令动作	6
	能确定疼痛部位	5
	对疼痛刺激有肢体退缩反应	4
	对疼痛刺激有肢体屈曲	3
	对疼痛刺激肢体过伸	2
	对疼痛刺激无反应	1
总分		

颅脑损伤分型有 4 种。①轻型。脑震荡、昏迷 30 分钟以内、临床症状轻，GCS 13 - 15。②中型。轻度脑挫裂伤、颅内小血肿、颅骨骨折、昏迷 12 小时以内，轻度神经系统阳性体征，GCS 9 - 12。③重型。广泛颅骨骨折、广泛脑挫裂伤、脑干伤、颅内血肿、昏迷 12 小时以上，GCS 6 - 8。④特重型。伤后持续昏迷，有去大脑强直或脑疝晚期，GCS 3 - 5。临床颅脑损伤患者症状往往比较复杂，单纯依靠一个标准如昏迷时间、GCS 评分等进行评定是不科学的，要动态地观察病情，结合受伤机制、患者的个体差异等因素综合把握患者的病情变化，及时处理。

颅内血肿按部位分为硬膜外血肿、硬膜下血肿和脑内血肿。硬膜外血肿主要因为损伤硬脑膜动脉或静脉窦，多见于颅盖部，以颞部硬脑膜中动脉出血最为多见，典型硬膜外血肿的 CT 检查结果为凸透镜样高密度影。急性硬膜下血肿大多由对冲性脑挫裂伤所致，好发于额极、颞极及其底面，典型急性硬膜下血肿 CT 表现为新月形高密度影。脑挫裂伤引发的脑内血肿往往位于伤灶附近，脑室内血肿多见于临近脑室的脑内血肿破入脑室，可引起脑脊液循环障碍，加重颅高压症状。

颅脑损伤的治疗分非手术治疗和手术治疗。非手术治疗包括抗感染、脱水、激素、促苏醒、预防脑血管痉挛、预防消化道出血、预防外伤性癫痫、维持内环境稳定。手术治疗的围手术期也包括上述治疗。这些原则和具体的应用需要神经外科医师经过反复的临床实践熟练掌握和运用，是处理颅脑损伤患者的临床基本功。颅内血肿手术治疗指征有 5 点。①意识障碍程度逐渐加深；②颅内压高于 270 mmHg，并进行性升高；③有局灶性脑损害体征；④幕上血肿 >30 mL，幕下血肿 >10 mL，或中线移位 >0.5 cm；⑤病情进行性加重。重型颅脑损伤合并脑水肿手术指征有 3 点。①意识障碍进行性加重或已有一侧瞳孔散大的脑疝表现；②CT 检查发现中线结构明显移位，脑室受压变形；③在脱水治疗过程中病情恶化。手术方式有开颅血肿清除术、去骨瓣减压术、脑室外引流术、和颅内血肿钻孔引流术。临床工作中可根据患者的病情选择一种或同时行几种手术治疗。

（二）解答及分析

该患者属于头部减速性损伤，从 CT 可以看到右侧顶枕部的头皮血肿，左侧额颞部的硬膜下血肿属于典型的对冲伤。根据评分表，GCS 评分 8 分，$E_2V_2M_4$。从该患者的昏迷时间、神经系统查体，结合 GCS 评分，考虑诊断为重型颅脑损伤。患者有外伤性蛛网膜下腔出血，环池积血，中线结构明显移位，脑室受压明显。患者出现了单侧瞳孔散大，预示脑疝形成，应立即行手术治疗。手术方式首选开颅血肿清除，根据术中患者脑损伤的具体情况决定是否行去骨瓣减压术。在手术准备期要使用脱水剂和激素。不排除脑脊液鼻漏，需预防性使用抗生素。

【场景三】该患者经术前准备，立即在全麻下行左额颞部血肿清除术。术中见局部脑组织挫裂伤严重。部分失活脑组织已清除，脑搏动尚可。决定行去骨瓣减压术，术后留置硬膜下引流管，引流通畅。术后第一天，患者无恶心、呕吐。体温 38.1 ℃，脉搏 92 次/分，呼吸 21 次/分，血压 110/70 mmHg。触摸减压窗压力不高，神志嗜睡，双侧瞳孔等大等圆，对光反射灵敏，角膜反射灵敏，双侧咽反射灵敏。患者头部 CT 检查结果见图 2-3。

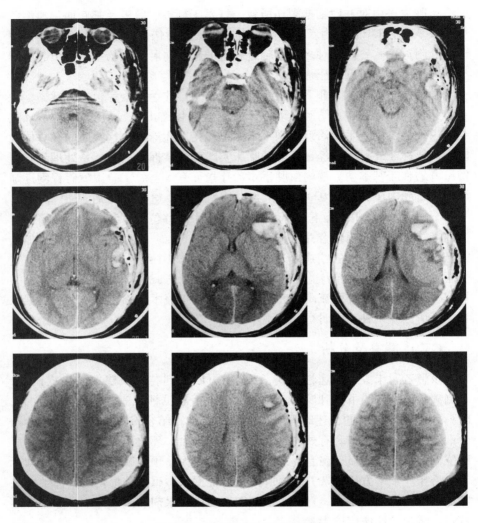

图2-3　患者头颅CT平扫影像

提问：
（1）简单评价该手术效果。
（2）该患者术后出现哪种并发症？
（3）出现这种并发症最可能的原因是什么？
（4）目前需要如何处理？

（一） 基础知识

颅脑损伤较常见的并发症如下。

1. 术后的复发性血肿以及迟发性血肿

随着院前急救的完善，伤后首次 CT 检查时间的缩短，颅内迟发性血肿的发生率有所上升，其发生部位主要位于头部受力点和对冲部位，多系车祸和高处坠落伤所致的减速性损伤，以受力点的硬膜外血肿和对冲部位的硬膜下血肿多见。究其原因可能为：①迟发性硬膜外血肿多为着力点处颅骨骨折所致板障静脉出血和（或）硬膜静脉窦损伤出血；②迟发性硬膜下血肿多为颅内对冲部位脑皮质血管出血；③迟发性脑内血肿多为脑挫裂伤出血。颅内迟发性血肿的发生机制可能为：①填塞效应。由于伤后脑组织水肿、血肿等因素首先引起颅内压增高，造成填塞效应而对颅骨骨折渗血、硬膜表面渗血、静脉窦破裂、脑挫伤皮质血管破裂及脑挫裂伤灶等产生压迫作用而暂时不出血，但在手术清除颅内血肿、去骨瓣减压，及应用强力脱水药物、过度换气或外引流等措施使颅内压迅速降低，突然失去填塞压迫效应，从而诱发颅内迟发性血肿；②创伤性颅内动脉瘤。颅脑创伤时，脑动脉壁部分受损变薄、变弱，以后膨出成为动脉瘤，或脑动脉全层破裂，周围形成血肿，血肿外层机化形成假性动脉瘤。血压和颅内压急剧改变时即会发生颅内迟发性出血；③高血压病。既往有高血压病患者多伴有较为严重的动脉粥样硬化，加之脑损伤时血管舒缩功能障碍，毛细血管和微血管丧失自主调节功能，当血压或颅内压急剧升高时亦会造成损伤血管出血而发生颅内迟发性血肿；④受损伤的脑组织启动凝血和纤溶系统，引起局部消耗性凝血障碍，亦是造成颅内迟发性血肿的原因之一。对于颅脑创伤患者，无论伤情轻重，均应严密观察，尤其是合并颅骨骨折、脑挫裂伤的患者，不论临床症状及颅内压是否加重，均应在 24 小时内常规复查 CT，这是及时发现颅内迟发性血肿的关键步骤。对手术中清除血肿、坏死的脑组织后颅内压一度降低，之后又出现不明原因的颅内压增高、脑膨出者，应考虑其他部位发生迟发性血肿的可能性。其处理原则按脑内血肿原则处理。

2. 继发性脑肿胀和脑水肿

脑出血术后继发性脑水肿是造成脑出血患者神经功能严重缺损，脑疝甚至死亡的主要原因之一。对其发生机制，考虑有如下原因：①血肿占位效应导致局部微循环功能障碍；②局部出血后的血红蛋白作为一种神经毒性介质物引起神经毒性作用和脑组织的广泛损伤。其处理原则按脑水肿和颅高压的原则处理。

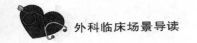

3. 外伤性癫痫

任何部位的脑损伤均可发生癫痫，其中以大脑皮层运动区、额叶、顶叶皮层受损发生率最高。早期（外伤后 4 周内）癫痫发作的原因常是颅骨凹陷性骨折、蛛网膜下腔出血、颅内血肿和脑挫裂伤；晚期癫痫（伤后 4 周以上）发作主要是由脑瘢痕、脑萎缩、脑内囊肿、蛛网膜炎、感染及异物等引起。外伤性癫痫如有明确的病因如异物、血肿、凹陷的骨折片等应考虑在病情允许的情况下早期解除病因。病因不易处理或病情不允许可以先考虑行内科治疗。对药物难治性癫痫仍可以考虑手术治疗。但要充分进行术前评估和检查，严格把握手术指征。

另外，下丘脑、脑干损伤容易导致高热、消化道出血、尿崩和急性神经源性肺水肿；长期昏迷的患者容易发生肺部感染、营养障碍、内环境紊乱等并发症。其治疗原则以对症治疗和促进神经功能恢复为主。

（二）解答及分析

患者术后生命体征相对平稳，意识情况好转，脑疝症状消失。对比术前CT 片，蛛网膜下腔出血明显好转，中线回位，手术达到了解除神经压迫、解除颅内压增高的目的。手术效果理想。

患者术后的 CT 片提示原左侧挫伤区有迟发性血肿形成。考虑其最可能的原因是由于颅内压增高而对脑挫伤皮质血管破裂及脑挫裂伤灶等产生压迫作用，但在手术清除颅内血肿、去骨瓣减压，及应用强力脱水药物、过度换气及向外引流等措施使颅内压迅速降低，突然失去填塞压迫效应，从而诱发颅内迟发性血肿。由于血肿量不大，目前患者意识较术前好转，在硬膜下留有引流管，可以考虑暂时保守治疗，行抗感染、脱水、止血、保护消化道黏膜、激素、改善脑循环功能、促进神经功能恢复、预防外伤性癫痫等治疗。

（周振军　王向宇）

参考文献

[1] 徐如祥，王伟民. 现代颅脑损伤救治策略［M］. 长春：吉林科学技术出版社，1998.

[2] 王忠诚，张玉琪. 王忠诚神经外科学［M］. 2 版. 武汉：湖北科学技术出版社，2015.

[3] 陈孝平，汪建平. 外科学［M］. 8 版. 北京：人民卫生出版社，2013.

[4] 封志纯，兰和魁. 儿科临床场景导读［M］. 北京：军事医学科学出版社，2006.

［5］段国升，朱诚. 神经外科手术学［M］. 2 版. 北京：人民军医出版社，2004.

［6］Mckee AC, Daneshvar DH. The neuropathology of traumatic brain injury［J］. Handb Clin Neurol, 2015, 127（12）：45 – 66.

［7］Ling H, Hardy J, Zetterberg H. Neurological consequences of traumatic brain injuries in sports［J］. Mol Cell Neurosci, 2015, 66（5）：114 – 122.

［8］Sandsmark DK. Clinical Outcomes after Traumatic Brain Injury［J］. Curr Neurol Neurosci Rep, 2016, 16（6）：52.

［9］胡明军，徐如祥，姜晓丹，等. 交通事故性重型颅脑损伤院内急救后效果分析（附 1107 例报告）［J］. 中华神经医学杂志，2012，11（9）：916 – 919.

第二节　幕上脑胶质瘤

【场景一】患者宁某，男，26 岁，半年前某日傍晚，无明显诱因突发意识丧失，四肢抽搐，大约 10 分钟后恢复，自觉头痛、头晕，无大小便失禁，当时未引起重视，没有进一步诊治。本次入院前 1 周，患者于下午再次出现上述症状，约 30 分钟后意识逐渐恢复，觉头晕不适，到当地某医院就诊，行头颅 CT 检查（图 2 – 4）。检查发现左侧额叶低密度病灶，遂来本院就诊，并住院治疗。神志清楚，对答流利。计算力、定向力、理解力正常。生命体征平稳。胸腹部检查无明显异常。视、嗅觉粗测正常。双侧瞳孔等大等圆，直径 3 mm，对光反射灵敏。角膜、睫毛反射存在。对照法测视野无明显异常。额纹对称，鼻唇沟对称。双侧上下肢肌力 V 级，肌张力正常。双侧腹壁反射对称，双侧肱二头肌反射、肱三头肌反射、膝腱反射、跟腱反射存在，双侧躯干及肢体感觉正常。双侧 Hoffman 征及 Babinski 征未引出，余神经系统检查无异常。

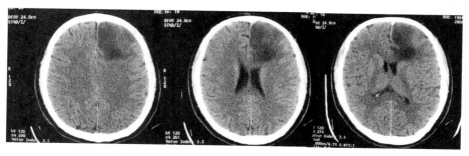

图 2 – 4　头颅 CT 平扫影像

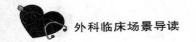

提问：

（1）该患者可能的诊断？

（2）为明确诊断需进一步行那些检查？

（一）基础知识

额叶肿瘤发生率居幕上各部位肿瘤的首位，约占颅内肿瘤总数的20%，常以胶质瘤为最多，超过颅内胶质瘤总数的25%。其次为脑膜瘤，约占颅内肿瘤总数的11%。各型胶质瘤中，以星形细胞瘤最多，其后依次为髓母细胞瘤、室管膜瘤、少枝胶质细胞瘤、松果体瘤、脉络丛乳头状瘤及神经元–胶质细胞混合性肿瘤。各型胶质瘤的好发部位不同，如星形细胞瘤成人多见于大脑半球，儿童则多发在小脑；胶质母细胞瘤几乎均发生于大脑半球；髓母细胞瘤发生于小脑蚓部；室管膜瘤多见于脑室；少枝胶质瘤大多发生于大脑半球。

大脑半球星形细胞瘤多见于成人，性别方面无明显差异。一般病史较长。恶性程度高者，病史相对较短。其主要症状有以下表现。

（1）癫痫。约为1/3患者的首发症状。癫痫发生的主要原因为肿瘤对大脑皮质的刺激及颅内压增高。多数属于无先兆的癫痫大发作，少数属于局限性发作。

（2）神经系统局灶症状。因肿瘤生长部位不同，肿瘤患者出现与该部位功能损伤后相应的神经系统局灶症状。如肿瘤生长在额叶中央前回附近常出现不同程度的对侧偏瘫，顶叶角回和缘上回附近肿瘤，常有失算、失读、失用及Gerstmann综合征。

（3）精神症状。常在肿瘤广泛侵犯额叶、胼胝体或颅内高压时出现。表现为淡漠、迟钝，对周围事物不关心，理解力和判断力差、记忆力减退等。

（4）颅内压增高症状。随着肿瘤的生长，多有颅内压增高症状，一般出现较晚。位于大脑半球非重要功能区的肿瘤，该症状可为首发症状。主要表现为：①头痛，多由于颅内压增高或肿瘤直接压迫、刺激颅内疼痛的敏感结构如硬脑膜、脑血管和颅神经等引起；②呕吐，颅内压增高刺激延髓呕吐中枢或迷走神经核引起呕吐，也可见于后颅窝脑膜受刺激产生；③视神经及视盘水肿及视力障碍，主要由于眼静脉回流受阻，压力增高。早期表现为视盘充血、发红，生理凹陷欠清。进一步发展为视盘边界消失，静脉怒张，甚至出现放射状或斑片状出血。另外尤需注意的是当发生脑肿瘤卒中与脑出血，患者可突然出现急性颅内高压症状。

（二）解答及分析

该患者既往无外伤史。突发意识障碍及肢体抽搐为癫痫发作表现，CT检查发现左侧额叶低密度病灶。因此初步诊断为左侧额叶占位。该占位可能为胶质瘤，但应注意与脑软化灶、脑脓肿、脑膜瘤、脑转移瘤等鉴别。

为明确诊断，需行进一步检查，常用主要检查包括以下方面。

1. 神经系统检查

神经系统检查内容包括：精神状态、运动、感觉、颅神经及反射的改变等，还有视力、视野及眼底的检查，失语、失用、植物神经系统、听力、前庭功能等检查。应详细全面地进行，认真分析判断，注重每一个阳性体征对临床诊断的意义。

2. 腰椎穿刺

可通过腰椎穿刺行颅内压测定及脑脊液成分检查。但有颅内压明显增高或怀疑幕下肿瘤的患者，腰椎穿刺可诱发脑疝或加重已有的慢性脑疝而危及生命，因此，该类患者一般应避免腰椎穿刺。

3. 头颅 X 射线检查

长期颅内压增高患者可表现为脑回压迹增多鞍背及后床突骨质吸收，萎缩，蝶鞍扩大，颅缝分离等。另外，70%～90%颅咽管瘤患者有钙化斑，少枝胶质细胞瘤、脑膜瘤、脉络丛乳头状瘤、松果体瘤、畸胎瘤等也常有钙化表现。

4. CT 及 MRI 检查

CT 及 MRI 检查为脑肿瘤患者最为重要的检查手段，可达到 3 个目的：①确定有无肿瘤；②确定肿瘤具体位置；③显示肿瘤影像特征。CT 和 MRI 造影剂对肿瘤增强原理相仿，多数恶性肿瘤有血脑屏障破坏。因此，如果肿瘤供血丰富，静脉注射造影剂后，大量造影剂外溢到肿瘤组织，使肿瘤增强。

【场景二】该患者入院后行血尿便常规、血生化等实验室检查及胸部 X 光片、心电等检查均未见明显异常。行头部 MRI 平扫及增强检查见图 2 - 5。

提问：

（1）该患者 MRI 特点？

（2）进一步如何治疗？

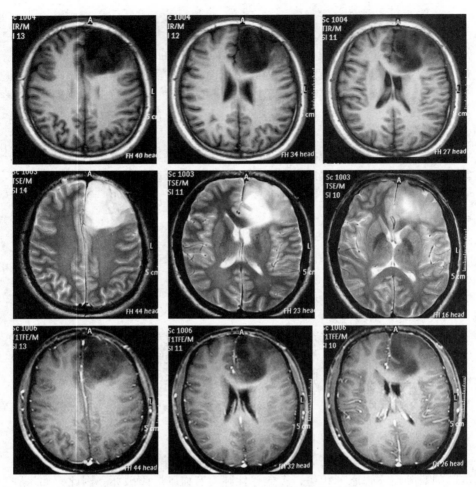

图 2-5　患者头颅 MR 平扫 T_1、T_2 及增强影像加权

（一）基础知识

星形胶质瘤含水较多或肿瘤大部分或全部发生囊变的 CT 图像多为均匀低密度、等密度或以低、等密度为主的混合密度病灶，边界不清。增强后，肿瘤多为不均匀增强。多数胶质瘤周围伴低密度水肿，程度轻重不一。一般恶性程度较高，水肿较重。位于大脑半球表面的肿瘤因压迫静脉回流，水肿一般较重。位于颅底肿瘤对静脉回流影响较小，水肿较轻。

MRI 星形胶质瘤在 T_1 加权表现为略低信号，T_2 加权图像上表现为明显高信号病灶。肿瘤内出血的信号因出血时间而变化。注射 GD-DTPA 增强后，多数良性及偏良性肿瘤无增强，恶性程度较高的肿瘤出现均匀或不均匀增强。

胶质瘤的治疗需要以神经外科手术为主、放射疗法和化疗药物为辅等一系列综合治疗，强调规范化和个体化。有手术适应证者均应手术，在保全神经功能的前提下，尽可能彻底切除肿瘤以减轻瘤负荷，同时获得病理组织学诊断，进行放疗、化疗敏感性试验和基因表达的检测，为术后进一步辅助治疗提供参考和创造有利条件。术后放疗时应考虑肿瘤的放射敏感性。术后化疗方案的制定应根据肿瘤患者各自的临床特点，以及肿瘤生物学行为、基因遗传学背景不同，进行治疗决策及疗效预判。

（二）解答及分析

该患者行头颅 MRI 平扫及增强后，平扫 T_1 加权示该占位呈不均匀低信号，T_2 加权示该占位呈不均匀高信号，提示该病变水肿明显。增强扫描后示该病灶无明显强化，提示该病灶可能为脑脓肿早期或低级别胶质瘤。但脑脓肿患者多有发热或感染病史，血象一般呈感染征象，与该患者病史不符，故考虑低级别胶质瘤可能较大。

为进一步治疗，需明确该占位的病理性质并决定是否全部切除该病变。因此，拟进行手术治疗。

【场景三】经与患者本人及家属协商后，选择开颅手术。完善术前准备后，患者择期在全麻下行冠状瓣开颅，左额叶占位切除。术中冰冻病理为胶质瘤。与患者家属协商后，扩大行左侧额极非功能哑区脑叶切除。术后石蜡切片病理结果为星形细胞瘤Ⅱ级。患者恢复顺利，并行头颅 CT 复查，见图 2-6。

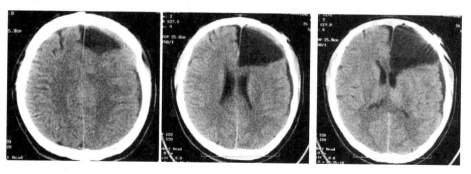

图 2-6 患者术后头颅 CT 平扫影像

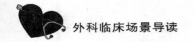

　　至术后 1 月，患者精神及运动功能完全正常，无癫痫症状发作。复查头颅 MRI 平扫及增强见图 2 - 7。

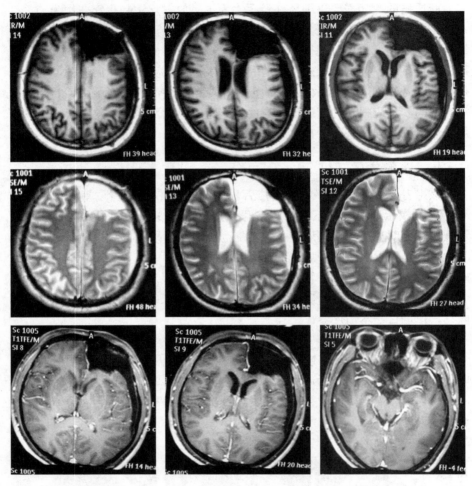

图 2 - 7　患者术后 1 月复查头颅 MR 平扫 T₁、T₂ 加权及增强扫描影像

　　提问：

（1）术后该患者是否需进一步治疗？

（2）胶质瘤患者预后情况如何？

（一）　基础知识

　　目前国内外对于胶质瘤的治疗普遍为手术、放疗、化疗等综合治疗。因

胶质瘤呈浸润性生长的特点，理论上手术不可能完全切除，生长在脑干等重要部位的肿瘤有的则根本不能手术，所以手术的治疗目的只能局限于以下5个方面：①明确病理诊断；②降低瘤负荷，改善辅助放化疗效果；③改善症状，缓解高颅压症状；④延长无进展生存期及总生存期，为随后的其他综合治疗创造时机；⑤获得肿瘤细胞动力学资料，为寻找有效治疗提供依据。但对于一些无明确功能的哑区，为尽可能全切肿瘤，可采取局部脑叶切除。放射治疗应用范围包括：颅内肿瘤切除术后防止肿瘤复发或中枢神经系统内播散及未能全切的肿瘤；脑深部或累及重要结构，预计手术不能切除或手术可使原有症状加重的肿瘤；存在手术禁忌或拒绝手术治疗的患者。放射治疗对不同类型胶质瘤疗效不一，除对放疗高度敏感的肿瘤如生殖细胞瘤、髓母细胞瘤、恶性淋巴瘤或神经母细胞瘤等，通常还需辅助化疗。替莫唑胺化疗联合同步放疗已成为新诊断高级别胶质瘤的标准辅助治疗方案。此外，近年国内外已开展分子靶向治疗及免疫治疗研究，但尚未进入大规模临床试验。

世界卫生组织（World Health Organization，WHO）针对中枢神经系统肿瘤进行病理分级。对于低级别胶质瘤的患者，手术切除彻底、神经系统肿瘤 WHO Ⅰ级，术后可仅用一般辅助治疗，严密随访；手术切除彻底、神经系统肿瘤 WHO Ⅱ级，术后可根据肿瘤对放射线敏感性辅以放疗，体外药敏试验发现有敏感药物者还应辅以化疗；手术有残留，肿瘤均有复发可能，均应推荐术后常规放疗，并依据药敏试验和基因表达行个体化的化疗。

（二）解答及分析

该患者术后病理为星形细胞胶质瘤Ⅱ级，增殖活性虽低，但可复发并具有进展为更高级别恶性肿瘤的倾向，故术后应辅以放化疗。

目前，脑胶质瘤仍无法彻底治愈。成人低级别胶质瘤全切除后五年生存率达80%，而部分切除者仅50%；高级别胶质瘤全切后患者生存期明显长于近全切除和部分切除的，并且有助于神经功能障碍的恢复。幕上低级别星形细胞肿瘤的预后较好。分化不良的高级别星形细胞肿瘤预后差，90%的患者于确诊后两年内死亡，尽管应用了放疗、化疗等综合治疗手段，临床上对此类肿瘤的治疗效果仍不理想。

（王建奇）

参考文献

［1］王忠诚，张玉琪. 王忠诚神经外科学［M］. 2 版. 武汉：湖北科学技术出版社，

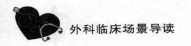
2015.

[2] 金法，柯以铨，姜晓丹，等. NAD（P）H 氧化酶与胶质瘤恶性程度相关性研究
[J]. 中华神经医学杂志，2012，11（7）：667－671.

[3] 鱼博浪. 中枢神经系统 CT 和 MR 鉴别诊断[M]. 3 版. 西安：陕西科学技术出版
社，2014.

[7] Hamza MA，Kamiya-Matsuoka C，Liu D，et al. Outcome of patients with malignant glio-
ma and synchronous or metachronous non-central nervous system primary neoplasms [J]. J
Neurooncol，2016，126（3）：527－533.

[8] Diamond EL，Corner GW，De Rosa A，et al. Prognostic awareness and communication
of prognostic information in malignant glioma：a systematic review [J]. J Neurooncol，
2014，119（2）：227－234.

[9] Nakano I，Saya H. Cancer stem cells in malignant glioma-the mechanism of cancer initia-
tion and the therapeutic development [J]. No Shinkei Geka，2010，38（10）：879－889.

[10] Swanson KD，Lok E，Wong ET. An Overview of Alternating Electric Fields Therapy
（NovoTTF Therapy）for the Treatment of Malignant Glioma [J]. Curr Neurol Neurosci
Rep，2016，16（1）：8.

[11] Ladomersky E，Genet M，Zhai L，et al. Improving vaccine efficacy against malignant
glioma [J]. Oncoimmunology，2016，5（8）：e1196311.

[12] Dietrich PY，Dutoit V，Tran Thang NN，et al. T-cell immunotherapy for malignant glio-
ma：toward a combined approach [J]. Curr Opin Oncol，2010，22（6）：604－610.

[13] Nagane M. Anti-angiogenic therapy for malignant glioma [J]. Gan To Kagaku Ryoho，
2014，41（2）：141－147.

[14] Gedeon PC，Riccione KA，Fecci PE，et al. Antibody-based immunotherapy for malig-
nant glioma [J]. Semin Oncol，2014，41（4）：496－510.

[15] Oh T，Sayegh ET，Fakurnejad S，et al. Vaccine therapies in malignant glioma [J].
Curr Neurol Neurosci Rep，2015，15（1）：508.

[16] Louis DN，Perry A，Reifenberger G，et al. The 2016 World Health Organization Classi-
fication of Tumors of the Central Nervous System：a summary [J]. Acta Neuropathol，
2016，131（6）：803－820.

第三节　室管膜瘤

【场景一】患者王某，女，5 岁。1 月前无明显诱因开始出现频繁呕吐，
有时呈喷射性，呕吐物为胃内容物。2 周前出现头痛，为间歇性胀痛，偶伴
头晕，症状呈进行性发展。曾在当地医院以胃肠功能紊乱治疗效果不佳，为

进一步检查治疗入院。体温 36.0 ℃，脉搏 96 次/分，呼吸 17 次/分，血压 98/65 mmHg。神志清楚，精神差，自动体位，查体合作。心、肺、腹部检查无异常。双侧瞳孔等大等圆，直径约 3 mm，对光反射灵敏。双侧视盘轻度水肿，余颅神经检查未见明确异常。四肢肌力、肌张力正常，步态不稳，指鼻试验、跟膝胫试验、快复轮替试验稍差，闭目难立征阳性。四肢腱反射正常，颈无抵抗，病理征未引出。

提问：

（1）根据病史及体检结果，推测患者的定位诊断是什么？

（2）为明确诊断需进一步行哪些检查？

（一）基础知识

后颅窝空间狭小，代偿能力有限，又是脑脊液循环的必经之路，肿瘤患者常早期出现颅内压增高。临床特点是呕吐较头痛突出，步态不稳和共济失调是主要的神经系统症状体征。原因是小脑蚓部与脊髓和前庭之间的联系受不同程度的损害或小脑半球受损。

后颅窝解剖结构复杂，肿瘤类型多样，然而不同的肿瘤其发生部位有一定的特点。脑桥小脑三角区肿瘤，以听神经瘤居多，其次是脑膜瘤；小脑半球肿瘤主要为星形细胞瘤、血管网状细胞瘤及转移瘤；小脑蚓部则以髓母细胞瘤、星形细胞瘤占多数；第四脑室肿瘤主要为室管膜瘤、血管网状母细胞瘤和髓母细胞瘤、脉络丛乳头状瘤等；脑干肿瘤常见星形细胞瘤、胶质母细胞瘤、海绵状血管瘤。儿童颅内肿瘤较多发生于后颅窝，肿瘤性质以髓母细胞瘤、星形细胞瘤、室管膜瘤为多见。

小儿后颅窝肿瘤起病较为隐匿，临床表现不典型，早期诊断困难，容易造成误诊。小儿后颅窝肿瘤有以下特点。

（1）颅内高压征多呈渐进性，早期症状不明显，或时轻时重，就诊时多有较长病程。患儿常无典型颅高压三联征表现，多以头痛和（或）呕吐为主要就诊原因，且头痛、头晕为主观描述症状，婴幼儿不能准确表达，不易考虑为颅内病变。

（2）呕吐易与多种消化道疾病相混淆，如急性胃肠炎、胃肠型感冒、胃肠功能紊乱等，早期诊断较困难。

（3）肿瘤侵犯小脑半球和小脑蚓部可导致躯体和（或）四肢共济失调，学龄儿以步态不稳、易跌倒为主要表现，但学龄儿活动范围较大，症状常发现较晚。

（4）婴儿囟门未闭，学龄儿及幼儿颅缝闭合不紧，肿瘤生长迅速或引起脑积水时常以颅腔代偿性扩大来缓冲颅内压的增高，临床以头围异常增大为主要体征，易被家长忽视而延误就诊。

（5）小儿神经系统发育不完善，小脑损害征、颅神经损害征等不易察觉，且不能配合体查，即使出现阳性体征亦不易被发现，临床表现无特异性，易与病毒性脑炎、急性脑脊髓膜炎、结核性脑膜炎等神经系统感染相混淆。

（二）解答及分析

患者病史不长，头痛、呕吐等颅高压症状呈进行性加重，首先考虑为颅内占位性病变。查体阳性体征主要是小脑共济失调，因此考虑为后颅窝占位性病变可能性大。为明确诊断，首先考虑行 CT 检查，必要时行 MR 检查。

【场景二】该患者入院后头痛、呕吐症状进一步加重，急查头部 CT 见图 2－8。

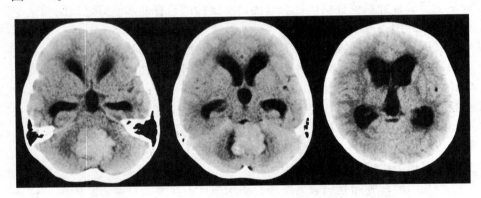

图 2－8　患者头颅 CT 平扫影像

提问：

（1）该患者的诊断？

（2）该患者需不需要进行紧急处理？

（一）基础知识

室管膜瘤起源于室管膜，发病率约占颅内肿瘤的 2%～9%，占神经上皮性肿瘤的 10%～18.2%。发病率方面男性与女性之比为 1.9：1。多见于儿童及青年，60% 发生在 5 岁以下，肿瘤的 75% 位于幕下，25% 位于幕上，儿童幕下型占绝大多数。肿瘤多位于脑室内，少数肿瘤的主体位于脑组织内。幕上肿瘤多见于侧脑室，可起源于侧脑室各部位，常向脑实质内浸润。发生于第三脑室者少见，位于其前部者可通过室间孔向两侧脑室延伸，肿瘤位于第四脑室者大多起于脑室底延髓的部分。肿瘤的增长可占据第四脑室而造成梗阻性脑积水，有时肿瘤可通过中间孔向枕大池延伸，少数可压迫甚至包绕延髓或突入椎管而压迫上颈髓。

1. 病理表现

肿瘤常位于脑室周围或脑实质内，多呈实性，囊性变常见，44%～50%的肿瘤内有钙化，肿瘤细胞脱落可随脑脊液向他处转移种植。发生于脑室内室管膜瘤最显著的特征是肿瘤沿脑室通路突入邻近脑室或蔓延到蛛网膜下腔生长。2016 年 WHO 新分类将室管膜肿瘤分为：①室管膜瘤。包括 3 个亚型，即乳头型、上皮型、脑室膜细胞（伸长细胞）型；②间变型室管膜瘤。肿瘤细胞致密成片，细胞及核形态各异，核分裂活跃，常伴小灶状坏死及巨细胞存在；③黏液乳头型室管膜瘤。肿瘤细胞围绕血管黏液样间质为轴心，排列成乳头状结构为特点；④室管膜下瘤。为位于脑室的生长缓慢的肿瘤，丛状的胶质细胞包埋在丰富的纤维基质中；⑤室管膜瘤，RELA 融合阳性。

2. 影像学表现

（1）CT 表现。①平扫示肿瘤呈菜花状的等密度或混杂密度肿块；②肿瘤位于第四脑室时，一般在瘤周可见残存的脑室，呈带状或新月形局限性脑脊液密度区。幕上肿瘤常发生在脑室周围，多位于顶、枕叶；③部分肿瘤有钙化，呈单发或多发点状，幕下者多见，幕上少见；④肿瘤常有囊性变，增强扫描肿瘤呈中等不均匀强化；⑤可发生阻塞性脑积水；⑥发生室管膜下转移时，侧脑室周边可见局灶性密度增高块状影或条状密度增高影。

（2）MR 表现。①呈脑室内或以脑室为中心的占位性病变，T_1 加权为略低信号，T_2 加权为高信号；②脑室内的病变边缘光滑，周围水肿轻微；③常见大片样囊变和钙化；④大多数病变强化明显，少数轻微强化；⑤可沿脑脊液途径种植转移；⑥局限性阻塞性脑积水。

3. 鉴别诊断

室管膜瘤需与髓母细胞瘤、间变性星形细胞瘤和脑转移瘤等鉴别。

胶质瘤发生于后颅窝者多位于小脑半球，Ⅰ级星形细胞瘤 CT 常表现为边界清晰低密度灶，无明显强化，占位效应不明显，而Ⅱ～Ⅲ级星形细胞瘤常表现为混杂低、等密度影，边界不清，周围水肿明显，呈不规则强化或瘤壁出现强化肿瘤结节。少枝胶质细胞瘤内常出现条状或团块状变化，诊断不难，但发生在四脑室内比较少见。

髓母细胞瘤一般认为起源于后髓帆室管膜增殖中心的原始细胞，是儿童

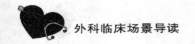

最常见的后颅窝肿瘤，好发于小脑蚓部，平扫为略高密度，增强扫描呈均一强化肿块影，术前诊断不难。

脉络丛乳头状瘤发病率较低，在儿童多位于侧脑室，成人多位于第四脑室，影像学表现与室管膜瘤类似，但肿瘤呈桑葚状，边缘粗糙，且少见囊变及钙化。

转移瘤多发生于中年以上，80%位于大脑半球皮质或皮质下区，好发于顶枕叶。发生于小脑者少见，有原发瘤史且多发者易于诊断，而单发者诊断较难。

胆脂瘤又称表皮样囊肿，是起源于外胚层的先天性肿瘤，常发生于脑外，多位于脑桥小脑三角和中颅窝，CT 显示为无增强的囊性低于脑脊液密度影，周围一般无水肿。

4. 治疗

后颅窝肿瘤一旦确诊，应及早手术。对显著颅内高压者先予脑室外引流后再行肿瘤切除手术，术前可以有效逐渐降低颅内压，防止脑疝形成，利于肿瘤手术显露，减少出血及损伤。引流时需防止颅内压剧降引起脑室出血或其他部位血肿。小脑半球侧肿瘤可大胆切除，脑干侧肿瘤应小心操作，结合电生理密切注意呼吸及心率变化，必要时可残余少许瘤体以减少脑干损伤，保证手术安全。

（二）解答及分析

头颅 CT 示第四脑室内类圆形略高密度占位病变，占位呈分叶状，与正常脑组织边界较清楚，侧脑室及三脑室明显扩大。梗阻性脑积水的诊断非常明确。根据占位病变的影像学特点，首先考虑为室管膜瘤，但仍需与髓母细胞瘤、脉络丛乳头状瘤、星形细胞瘤等鉴别。

由于患者脑积水症状明显，因此解决脑积水、缓解颅高压，防止脑疝形成是当务之急。采取的措施首先是甘露醇快速脱水，应用碳酸酐酶抑制剂减少脑脊液分泌，并急诊行脑室外引流术。而对占位性病变的处理可再进行充分的准备工作（包括详细的术前检查、手术禁忌的排除以及与家属进行充分的沟通）后限期施行。

【场景三】该患者在快速脱水并经术前准备后立即在全麻下行脑室外引流术。术中见脑脊液压力较高，术后留置外引流管，引流通畅。术后患者神志清楚，精神好，生命体征正常，无恶心、呕吐。复查头颅 CT 并行 MR 检查见图 2-9。

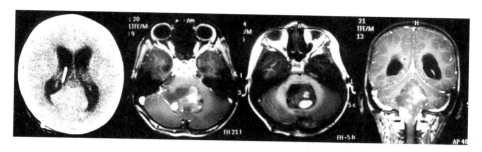

图 2 - 9　患者术后头颅 CT 平扫及 MR 增强扫描

提问：

（1）该患者下一步的治疗方案？

（2）如进行手术治疗，手术中及手术后注意事项是什么？

（一）基础知识

1. 手术治疗

手术切除是治疗室管膜瘤的主要方法，可以明确诊断，消除占位效应，同时打通脑脊液循环通路。由于多数室管膜瘤恶性程度较低，故根治性手术可以获得良好治疗效果，并减少肿瘤种植转移的机会。术后复发常发生在肿瘤生长点局部，与肿瘤残留密切相关。肿瘤切除越完全，患者生存时间越长。

肿瘤位于第四脑室者经后颅窝中线入路，注意保护脑干，如肿瘤从第四脑室底部长出者切除肿瘤时可在脑干上留一薄层，至少要做到能解除脑脊液循环梗阻。应减少对脑干的损伤，当肿瘤与脑干粘连紧密时，术中尽量不电灼，必须电灼时应减少功率同时冲水降温，避免热效应损伤脑干。麻醉应保留自主呼吸，若术中出现呼吸、心率、血压变化，应暂停手术，待好转后再进行。肿瘤切除时还应时刻注意避免损伤周围重要结构如齿状核、第四脑室底、小脑后下动脉等，以减少术后严重的神经功能障碍如共济失调、小脑缄默、辨距不良等。第四脑室肿瘤多主张充分减压，但若病情允许应尽量缝合硬脑膜，必要时用自体筋膜或人工脑膜修补，并严密缝合各层组织，以防脑脊液漏及假性囊肿形成。

侧脑室肿瘤者选邻近肿瘤部分的非重要功能区，切开皮层进入脑室切除肿瘤。若肿瘤较大，可部分切除皮层以利肿瘤暴露，深部肿瘤应注意防止加重丘脑及基底神经节等主要结构的损伤。

术后 72 小时内复查头颅 MRI，了解肿瘤切除情况，如为室管膜瘤、髓

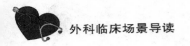

母细胞瘤患者。术后 2～3 周还需行常规全脊髓 MRI 扫描，了解有无脑脊液播撒转移。

2. 放疗及化疗

室管膜瘤是对放疗中度敏感的肿瘤之一。多数学者认为，术后放疗有助于改善患者的预后，不论肿瘤是否全部切除均应进行放疗。目前对放疗的范围尚有争议，低度恶性可选择局部宽野照射，对室管膜母细胞瘤多数人主张全脑脊髓轴放疗。但也有学者认为，对无椎管内种植性扩散证据的患者，不论肿瘤良恶性与否均不行预防性脊髓照射。有的学者认为全脑和脊髓轴放疗对总的存活率并无明显的好处，亦未见原发灶向脊髓播散的证据，即使用常用的照射剂量亦难达到治疗的目的，尚存在增加放疗并发症之虞。

近年来有学者认为对于不同患者应该给予个性化的治疗。对于存在高危复发危险的人群，如术前已存在转移病灶的患者，病理表现为间变型的室管膜瘤的患者，术后存在肿瘤残余的患者，均可给予相应的辅助治疗。而对于手术全切且没有以上高危因素的患者，术后不必给予放射或化学药物辅助治疗。化疗是颅内肿瘤治疗的辅助手段之一，目前尽管已进行了广泛研究，但仍处于探索阶段，疗效不十分肯定。

（二）解答及分析

患者脑室外引流术后生命体征相对平稳，颅高压症状好转，脑疝风险暂时解除。下一步需行开颅手术切除肿瘤，打通脑脊液循环。并根据术后病理结果考虑是否行放疗及化疗。

小儿血容量较少，术前需要充分备血。手术中应争取肿瘤全切除，同时需保护好脑干、小脑蚓部、小脑后下动脉等重要结构。术中尽量缝合或修补硬脑膜，严密缝合肌肉，防止脑脊液漏。促进神经功能恢复、预防癫痫等治疗。

（郭燕舞）

参考文献

［1］王忠诚，张玉琪．王忠诚神经外科学［M］．2 版．武汉：湖北科学技术出版社，2015.

［2］吴在德，吴肇汉．外科学［M］．6 版．北京：人民卫生出版社，2004.

［3］封志纯，兰和魁．儿科临床场景导读［M］．北京：军事医学科学出版社，2006.

［4］段国升，朱诚．神经外科手术学［M］．2 版．北京：人民军医出版社，2004.

［5］黄健聪，王向宇，黄全，等. 第四脑室肿瘤显微手术治疗 11 例临床分析［J］. 中国当代医药，2011，18（11）：157.

［6］马玲，吴靖雯，于昊，等. 脑实质内室管膜瘤的影像学诊断［J］. 山东医药，2016，56（43）：7－10.

［7］Dorfer C, Tonn J, Rutka JT. Ependymoma：a heterogeneous tumor of uncertain origin and limited therapeutic options［J］. Handb Clin Neurol, 2016, 134（10）：417－431.

［8］Asaid M, Preece PD, Rosenthal MA, et al. Ependymoma in adults：Local experience with an uncommon tumour［J］. J Clin Neurosci, 2015, 22（9）：1392－1396.

［9］Kim JH, Huang Y, Griffin AS, et al. Ependymoma in children：molecular considerations and therapeutic insights［J］. Clin Transl Oncol, 2013, 15（10）：759－765.

［10］Louis DN, Perry A, Reifenberger G, et al. The 2016 World Health Organization Classification of Tumors of the Central Nervous System：a summary［J］. Acta Neuropathol, 2016, 131（6）：803－820.

第四节　脑膜瘤

【**场景一**】患者张某，男，68 岁，检查发现左顶枕叶肿物 5 年，右耳鸣、头晕 1 月，呕吐 2 天入院。患者缘于 5 年前因头部外伤检查时发现左顶枕叶肿物，因无症状，未行治疗，一直无特殊不适而未诊治。近一月出现右侧耳鸣、头晕，无天旋地转，无踩棉花感，无视物不清等，曾到广州中医药大学第一附属医院住院治疗，症状无好转，自行出院。近 2 天头晕加重，伴天旋地转、恶心，呕吐数次，为胃内容物，非咖啡样。为做进一步诊治来本院就诊。起病以来，精神一般，胃纳可，大小便正常，体重减轻不明显。

既往史：19 年前曾诊断梅尼尔氏综合征，致右耳听力减退。余无特殊病史。

入院查体：体温 36.5 ℃，脉搏 70 次/分，呼吸 20 次/分，血压 130/85 mmHg。神志清楚，言语清晰，理解力、记忆力、定向力、计算力正常。嗅、视觉未见异常，双侧瞳孔等大等圆，直径 3 mm，对光反射灵敏。双眼睑无下垂，双眼各方向运动不受限，未见眼球震颤。双侧颜面痛、触觉对称存在，角膜反射灵敏，张口下颌无偏斜。双侧额纹、鼻唇沟对称，口角无偏斜。舌前 2/3 的味觉正常存在。右耳听觉粗测减退，韦伯氏实验左偏。悬雍垂居中，双软腭上举有力，咽反射灵敏。转颈、耸肩对称有力。伸舌居中，未见舌肌纤颤。心、肺、腹未见异常，四肢未见畸形及异常，各关节活动良好。双侧肢体肌张力、肌容积对称，肌力 5 级。双侧躯干、肢体痛触觉

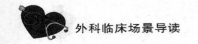

对称，关节位置觉、音叉震动觉正常。共济运动准确。双侧腹壁反射、提睾反射正常存在。双侧肱二头肌反射、肱三头肌反射、膝腱反射、跟腱反射存在。双上肢 Hoffmann 征阴性，双下肢 Babinski 征、Chaddock 征、Oppenheim 征、Gordon 征均阴性。颈软，Brudzinski 征、Kernig 征阴性。

头颅 CT 提示左顶枕叶大脑镰旁占位病变，患脑膜瘤的可能性大。

提问：

（1）该患者的诊断？

（2）为明确诊断需进一步行哪些检查？

（一）基础知识

脑膜瘤是起源于脑膜及脑膜间隙的衍生物。它们可能来自硬膜成纤维细胞和软脑膜细胞，但大部分来自蛛网膜细胞，也可以发生在任何含有蛛网膜成分的地方，如脑室内脑膜瘤来自于脑室内的脉络丛组织。

（1）发病率。脑膜瘤的人群发生率为 2/10 万，仅次于脑胶质瘤，约占颅内肿瘤总数的 1/5。

（2）病原学。脑膜瘤的发生可能与一定的内环境改变和基因变异有关，并非由单一因素造成。

（3）病理类型。病理类型主要有内皮型、成纤维型、血管型、砂粒型、混合型或移行型、恶性脑膜瘤、脑膜肉瘤等。

（4）临床表现。①局灶性症状。以头疼和癫痫为首发症状。根据肿瘤部位不同，还可以出现视力、视野、嗅觉或听觉障碍及肢体运动障碍等。②颅内压增高症状。颅内压增高症状多不明显，尤其是高龄患者。在 CT 检查日益普及的情况下，许多患者仅有轻微的头痛，经 CT 扫描偶然发现。因肿瘤生长缓慢，所以肿瘤往往长得很大，而临床症状并不严重。需要注意的是，哑区的肿瘤长得很大，而脑组织无法代偿时，患者才出现颅内压增高的表现，病情会突然恶化，甚至会在短期内出现脑疝。

（5）脑膜瘤的好发部位。与蛛网膜纤毛的分布情况相平行的，以大脑半球矢状窦旁为最多，其次为鞍结节、筛板、海绵窦、脑桥小脑三角、小脑幕等，偶尔可见于颅外组织，为异位的脑膜瘤。

（二）解答及分析

该患者诊断为左枕叶大脑镰旁占位病变比较明确，轻型脑外伤后检查发现颅内肿物病史，因无不适，患者未曾治疗；近期出现右耳鸣、头晕 1 月，呕吐 2 天，要考虑颅内肿物逐渐长大，出现颅内压增高症状。为明确诊断，

CT 增强扫描是必行的检查。如条件许可，最好行头颅 MRI 平扫 + 增强及 MRA + MRV 检查，进一步了解肿瘤的影像特征及肿瘤的供血动脉及引流静脉，尤其与静脉窦的关系，以便确定手术方案。

　　并行胸片、心电图及腹部超声检查了解心肺及腹部脏器功能情况，排除手术禁忌证。当然，全身体格检查包括神经系统检查也是至关重要的。

　　【场景二】该患者入院后行胸片、心电图及腹部超声检查未有异常发现，颅神经系统及四肢体格检查无异常发现，头部 MR + MRV 检查结果见图 2 - 10。

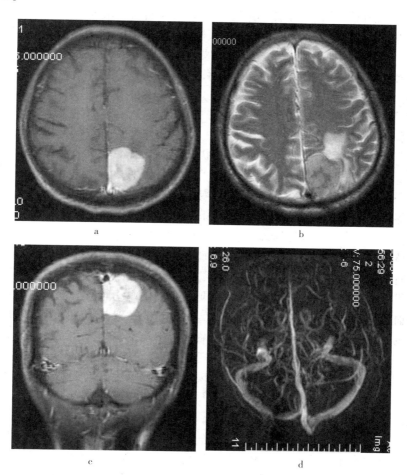

a、b：头部横断位（轴位）MR 检查；c：头部冠状位 MR 检查；d：头部 MRV 检查

图 2 - 10　头部 MR + MRV 检查

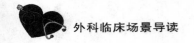

提问：

（1）该患者的肿瘤 MRI 影像学特征？

（2）该患者的颅内占位病变的定性论断？

（3）该患者的手术适应证？

（4）如何做好术前准备？

（一）基础知识

典型脑膜瘤，在 CT 平扫中呈现孤立的等信号或高信号占位病变。其信号均匀一致，边缘清晰。增强后可见肿瘤明显强化。在 MR 影像表现中多数边缘有一条低信号边，呈弧形或环形。肿瘤四周的脑水肿对判断肿瘤的生长速度是有帮助的。肿瘤生长缓慢，水肿可能很轻，甚至没有水肿。血管丰富的脑膜瘤周围水肿多较广泛，偶尔脑膜瘤四周合并大片水肿，与肿瘤压迫回流静脉有关，需与恶性脑膜瘤或脑转移瘤鉴别。

（二）解答及分析

本病例患者左侧顶枕叶肿物依据影像学资料可明确定性为脑膜瘤。

一经考虑为脑膜瘤，不论有无症状，均应及时治疗。手术切除脑膜瘤是最有效的治疗手段。随着显微手术技术的发展，手术器械的不断改进，脑膜瘤的手术效果不断提高，大多数患者得以治愈。

脑膜瘤手术前准备按开颅手术准备。应注意三点。①影像学资料应尽量齐全，除一般的 CT 脑扫描外，还应行 MRI 扫描，对肿瘤的定位有清晰的空间立体图像，了解肿瘤周围脑组织的毗邻关系，对术后可能发生的神经功能损害有所估计。血运丰富的脑膜瘤，脑血管造影也时必不可少的，可了解肿瘤血供及相邻大静脉窦有无闭塞，必要时栓塞供血动脉，对术中可能涉及的主要血管做到心中有数，减少损伤。②对患者的一般状态及主要脏器功能有充分的了解，尤其是老年患者，尽量减少术中及术后的合并症发生。③有癫痫发作的患者，要在术前服用抗癫痫药，以有效控制癫痫发作。

本病例患者轻型脑外伤后检查发现颅内肿物病史。因无不适，患者未曾治疗，与当地接诊医生对肿瘤的认识及患者的重视度不够有关。肿瘤随着时间而逐渐增长，5 年后肿瘤增大明显，出现颅内压增高症状：耳鸣、头晕、呕吐。又因患者 19 年前曾诊断患梅尼尔氏综合征，误判当前病情，肿瘤增大后，颅内高压，不得不手术治疗。尽管手术全切效果极佳，如早期就诊，肿瘤直径在 3 cm 以下，也可行伽马刀或光子刀立体定向放射治疗，可抑制肿瘤生长甚至治愈。

【场景三】该患者经术前准备择期在全麻下行左顶枕瓣入路脑膜瘤切除术，术中见肿瘤起源于左枕大脑镰，累及矢状窦，与周围脑组织分界清楚，出血量中等，显微镜下分块切除肿瘤，术后留置瘤腔引流管，引流通畅。术后患者神志清醒，无恶心、呕吐，恢复顺利，术后病理诊断、头部 CT 检查及 MRI 复查见图 2 - 11 ～ 图 2 - 13。

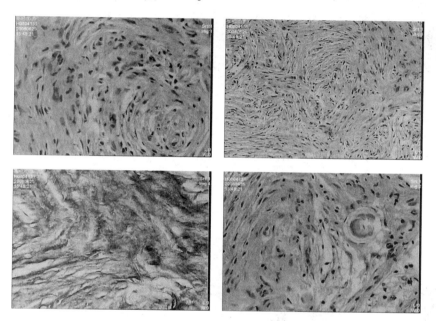

图 2 - 11　肿瘤病理切片镜下影像

提问：

（1）简单评价该手术效果？

（2）脑膜瘤的病理学特点？

（一）基础知识

脑膜瘤组织学特点分为以下 7 个类型。

（1）内皮型。内皮型是最常见的类型。多见于大脑镰、蝶骨嵴和嗅沟。肿瘤由蛛网膜上皮细胞组成。细胞的大小形状变异很大，有的细胞很小呈梭形，排列紧密；有的细胞则很大，胞核圆形，染色质细而少，可有 1 ～ 2 个核仁，胞质丰富均匀。瘤细胞呈向心性排列成团状或呈条索状，瘤细胞之间血管很少，无胶原纤维。

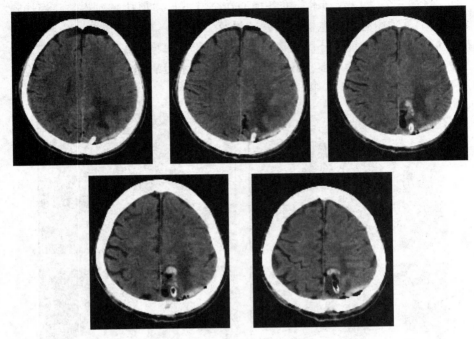

图2-12　术后头部CT平扫

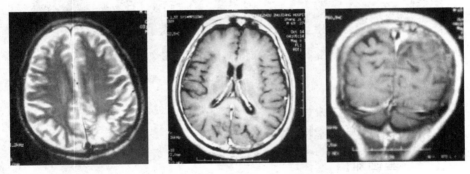

图2-13　术后颅脑MR的T_1、T_2加权及增强所见

（2）成纤维型。成纤维型脑膜瘤由成纤维细胞和胶原纤维组成，瘤细胞成纵形排列，偶呈栅栏状。细胞间有大量粗大的胶原纤维，常见砂粒小体。

（3）血管型。血管型的瘤内有丰富的血管及许多血窦，血管外壁或间质中的蛛网膜上皮细胞呈条索状排列，胶原纤维很少。肿瘤生长快时，血管内皮细胞较多，分化不成熟，常可导致血管管腔变小闭塞。血管周围常有类似血管内皮的多角形细胞。

（4）砂粒型。砂粒型的瘤内含有大量砂粒体，细胞排列成漩涡状，血管内皮肿胀，玻璃样变后钙化。

（5）混合型或移行型。此型脑膜瘤中含有上述 4 型成分，但不能肯定以哪种成分为主时，可称为混合型脑膜瘤。

（6）恶性脑膜瘤。有些脑膜瘤的生长特性、细胞形态具有恶性肿瘤的特点，而且可以发生转移。这类肿瘤开始可能属良性，以后出现恶性特点，特别是对一些多次复发的脑膜瘤应想到恶性变的可能。恶性脑膜瘤生长较快，向周围组织内生长，瘤细胞常有核分裂象，易恶变为肉瘤。在上述的良性脑膜瘤中，以血管型脑膜瘤最常发生恶变。另外，恶性脑膜瘤可发生颅外转移，多向肺转移，也可以经脑脊液在颅内种植。

（7）脑膜肉瘤。肿瘤从一开始就是恶性，具有肉瘤的形态特点，临床较少见，多见于 10 岁以下儿童。病情发展快，术后迅速复发，可见远处转移。肿瘤位于脑组织中，有浸润、形状不规则、边界不清、质地软、易碎等特点，瘤内常有坏死、出血及囊变等变化。瘤细胞有 3 种类型，即纤维型、梭状细胞型、多形细胞型，其中以纤维型恶性程度最高。

（二）解答及分析

本病例术后头颅 CT 复查示原肿瘤位置已成低密度区，未见术前肿瘤影像。三月后门诊复查，患者精神、饮食佳，一般情况良好，查体无异常体征。头颅 MRI 平扫＋增强扫描示肿瘤切除彻底，无肿瘤残留。说明手术很成功，既保全功能，又完全切除肿瘤。

【场景三】患者叶某，女，45 岁，因反复头痛、头晕 1 年，加重伴四肢乏力 1 周入院。患者于 1 年前开始反复出现头痛、头晕，呈胀痛，无恶心、呕吐，无四肢抽搐，因头痛、头晕可耐受，一直未就诊。近 1 周来，患者头痛、头晕加重，并伴发四肢乏力，步态不稳，记忆力下降，到湛江市人民医院就诊。头颅 MRI 提示脑内多发占位病变。予以对症治疗后，症状未见缓解。为进一步治疗就诊本院。门诊以"右额颞多发占位病变"收入院。近一周来，患者精神、食欲差，体重未见明显变化，大小便正常。

既往史：无特殊病史。

入院查体：体温 36.8 ℃，脉搏 85 次/分，呼吸 17 次/分，血压 130/75 mmHg。神志清楚，言语清晰，理解力、记忆力、定向力、计算力正常。嗅觉未见异

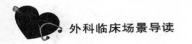

常，双眼视力眼前 1 m 指数，双侧瞳孔等大等圆，直径 3 mm，对光反射灵敏。双眼睑无下垂，双眼各方向运动不受限，未见眼球震颤。双侧颜面痛、触觉对称存在，角膜反射灵敏，张口下颌无偏斜。双侧额纹、鼻唇沟对称，口角无偏斜。舌前 2/3 味觉正常。双耳听觉粗测正常，韦伯氏实验居中。悬雍垂居中，双软腭上举有力，咽反射灵敏。转颈、耸肩对称有力。伸舌居中，未见舌肌纤颤。心、肺、腹未见异常，四肢未见畸形及异常，各关节活动良好。双侧肢体肌张力、肌容积对称，肌力 4 级。双侧躯干、肢体痛触觉对称，关节位置觉、音叉震动觉正常。共济运动准确。双侧腹壁反射存在。双侧肱二头肌反射、肱三头肌反射、膝腱反射、跟腱反射存在。双上肢 Hoffmann 征阴性，双下肢 Babinski 征、Chaddock 征、Oppenheim 征、Gordon 征均阴性。颈软，Brudzinski 征及 Kernig 征阴性。

头颅CT（图 2 - 14）及 MRI（图 2 - 15）提示右额、颞、顶及鸡冠根部多发占位病变，脑膜瘤的可能性大。

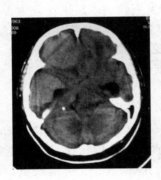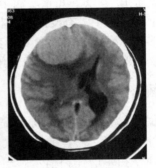

图 2 - 14　CT 平扫

提问：
（1）该患者的诊断？
（2）请作出治疗方案。

（一）基础知识

脑膜瘤大多数为单发，偶见多发。多发性脑膜瘤占脑膜瘤的 0.9% ～ 8.9%，多散发于同一部位，也可同时生长在脑表与脑室，幕上与幕下，硬膜外与硬膜下。多发性脑膜瘤的治疗以手术为主，手术应主要依据多发性脑膜瘤的数目、大小、分布和临床表现等进行综合设计，争取一期或二期全切除。但对年老体弱、部位分散、手术切除困难的肿瘤，应对其中较大的、威

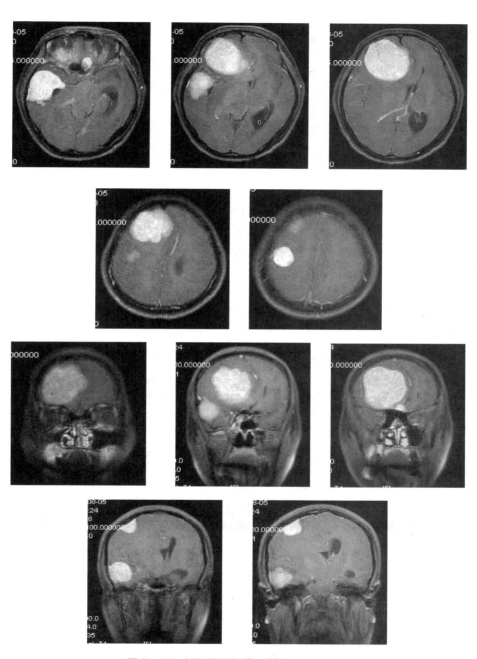

图 2 -15　MR 增强扫描（轴位及冠状位）

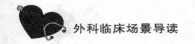

胁生命的肿瘤予以切除。遗留的较小肿瘤可行伽马刀或光子刀治疗，或利用 CT、MRI 影像随访观察肿瘤的变化，再酌情处理，也可分期手术。多发性脑膜瘤的切除次序一般是先大后小、先幕上后幕下、先浅表后深层，目的在于更好地显露术野与保护脑功能。对位于同一半球或两侧半球的多发肿瘤，单一切除相邻或相近的肿瘤，而遗留相距较远或较大肿瘤时术后较易诱发各种脑疝或残腔出血，这主要是由于肿瘤切除后颅内出现压力差致脑移位或移位过程中脑实质小血管受牵张破裂所致。应引起术者高度警惕。

（二）解答及分析

该患者诊断为多发性脑膜瘤。在有 CT 及 MRI 对比情况下较容易得出上述诊断。但对同一脑叶相距不远的多发性脑膜瘤 CT 难发现，本例 CT 只发现 3 个，对鸡冠根部的小脑膜瘤未发现，而 MRI 比 CT 更能清晰显示肿瘤，对多发性脑膜瘤的诊断更有帮助。

本病例我们选用扩大额颞瓣开颅，一次全切 4 个肿瘤。

本病例术后头颅 CT 复查示原 4 个肿瘤位置已成低密度水肿区，未见术前肿瘤影像（图 2－16）。术后患者精神、饮食佳，一般情况良好，查体无异常体征。说明手术很成功，达到既保全功能，又完全切除了多发性肿瘤。

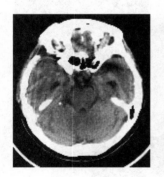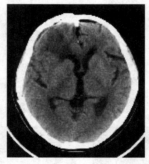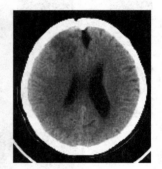

图 2－16　术后 CT 平扫

（黄柒金）

参考文献

［1］王忠诚，张玉琪．王忠诚神经外科学［M］．2 版．武汉：湖北科学技术出版社，2015.

［2］吴在德，吴肇汉．外科学［M］．6 版．北京：人民卫生出版社，2004.

［3］封志纯，兰和魁. 儿科临床场景导读［M］. 北京：军事医学科学出版社，2006.

［4］段国升，朱诚. 神经外科手术学［M］. 2 版. 北京：人民军医出版社，2004.

［5］谢韬，金法，姜晓丹，等. 120 例脑膜瘤病理表型与肿瘤分级及预后的相关性研究［J］. 东南大学学报（医学版），2016，35（5）：688 – 691.

［6］Hundsberger T，Surbeck W，Hader C，et al. Meningioma：management of the most common brain tumour［J］. Praxis（Bern 1994），2016，105（8）：445 – 451.

［7］Niedermaier T，Behrens G，Schmid D，et al. Body mass index，physical activity，and risk of adult meningioma and glioma：A meta – analysis［J］. Neurology，2015，85（15）：1342 – 1350.

［8］Pinzi V，Caldiera V，Schembri L，et al. Spontaneous resolution of visual loss due to optic pathway meningioma：A case report and a review of the literature［J］. Brain Inj，2016，30（2）：225 – 229.

［9］Louis DN，Perry A，Reifenberger G，et al. The 2016 World Health Organization Classification of Tumors of the Central Nervous System：a summary. Acta Neuropathol［J］. 2016，131（6）：803 – 820.

第五节　垂体腺瘤

【场景一】患者李某，女，39 岁，于 10 余年前产后一直泌乳，当时未予重视。6 年前，患者开始出现闭经，曾到当地诊所多次行药物治疗，效果不明显。入院前一月患者再次到当地医院妇产科检查，妇科 B 超提示子宫及附件无明显异常。起病以来，患者睡眠、食欲良好，无腹胀、腹痛，大小便正常，体重无明显改变。入院查体：体温 36.0 ℃，脉搏 76 次/分，呼吸 22 次/分，血压 120/80 mmHg。心肺听诊未及异常，腹部平软，未触及包块，肠鸣音不亢进，四肢未见畸形及异常，各关节活动良好。神志清楚，言语流利，反应灵敏。双眼视力、视野粗测正常，双侧瞳孔直径 2 mm，对光反射灵敏。角膜反射存在。额纹对称，鼻唇沟对称。双侧肱二头肌反射、肱三头肌反射、膝腱反射、跟腱反射正常。双侧 Babinski 征未引出。余神经系统检查未发现异常。

提问：

（1）该患者的可能诊断？

（2）为明确诊断需进一步行哪些检查？

（一）基础知识

垂体瘤是一种常见的颅内良性肿瘤。发病率约为 1/10 万人，占颅内肿

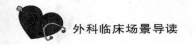

瘤的 10%。根据垂体腺瘤组织化学、电镜形态及临床表现，可以将垂体腺瘤分为以下 8 类。

(1) 泌乳素细胞腺瘤。

(2) 生长激素细胞腺瘤。

(3) 促肾上腺皮质激素细胞腺瘤。

(4) 促甲状腺素细胞腺瘤。

(5) 促性腺激素腺瘤。

(6) 多分泌功能细胞腺瘤。

(7) 无内分泌功能细胞腺瘤。

(8) 恶性垂体腺瘤。

（二）解答及分析

垂体腺瘤是一类常见的颅内肿瘤。目前，垂体腺瘤的诊断主要根据患者的病史、临床表现、视力视野障碍及其他神经系统损害，结合内分泌学检查和放射学检查等。该患者有典型的闭经、泌乳表现，是垂体腺瘤的突出临床表现之一。因此，对这一类患者，要首先检查患者的内分泌状况，对患者血液中泌乳素等激素水平进行检测，以了解患者体内各项激素的变化。除此之外，患者的影像学检查也是极其重要的。一般说来，除垂体大腺瘤破坏蝶鞍骨结构外，普通头颅 X 射线检查缺乏较高的特异性和敏感度，目前已被一些先进技术所取代。MRI 可以发现直径 3 毫米的垂体微腺瘤，同时还可以显示肿瘤周边的下丘脑结构等，对垂体和肿瘤成像良好，对于临床判断这类病变有肯定价值。但 MRI 在了解蝶鞍区骨质的变化方面，不如 CT。因此，如果需要了解蝶鞍区或蝶窦内骨质的解剖结构及病理变化，还需要行 CT 检查。冠状面薄层 CT 扫描及矢状位重建对于显示蝶窦内骨性分隔的解剖结构及进行手术计划具有重要的临床意义。

【场景二】该患者入院后查患者血清泌乳素水平为大于 200 ng/mL。其余激素水平大致正常。MRI 显示垂体前叶左侧局限向下隆起，局部高约 0.7 cm，对侧高约 0.4 cm，T_1 加权示垂体左侧下缘隆起处信号稍减低，T_2 加权示信号无明显改变，增强后局部强化减低，垂体后叶高信号存在。

提问：

(1) 该患者的诊断？

(2) 该患者肿瘤类别？

(3) 进一步如何治疗？

（一）基础知识

垂体瘤，尤其是具有分泌功能的腺瘤可有两种临床表现：一个是肿瘤本身的占位效应；二是激素的分泌异常所导致的内分泌功能紊乱。其临床表现可以有一些垂体腺瘤的共同特征，包括：①头痛，早期 2/3 患者有头痛症状，程度轻、间歇性发作；②视力视野障碍；③肿瘤向后压迫垂体柄和下丘脑，可表现为尿崩症，下丘脑功能障碍；累及第三脑室、室间孔、导水管可引起颅内压增高症状；累及额叶可引起精神症状、癫痫、嗅觉障碍等。

泌乳素腺瘤可以使血清泌乳素增高，雌激素减少，可致闭经、泌乳、不育；垂体功能低下可表现为乏力，嗜睡，性功能减退，精神异常，毛发脱落，肥胖等。泌乳素 >300 μg/L 需考虑泌乳素腺瘤（正常男性 <20 μg/L，女性 <30 μg/L）。

生长激素腺瘤可以出现血清生长激素增高，进而导致患者肢端肥大，巨人症；垂体功能低下则表现出性功能减退，闭经、不育；由于睡眠时肥厚的舌和咽喉等塌陷可引起睡眠呼吸暂停综合征，90% 该型患者生长激素高于 10 μg/L（正常 2～4 μg/L）。

促肾上腺皮质激素腺瘤主要表现为库欣综合征，出现向心性肥胖，满月脸，水牛背，性功能减退或不育等症状，尿游离皮质醇 >100 μg 有诊断意义（正常 20～80 μg/24h）。

甲状腺刺激素细胞腺瘤由于促甲状腺激素分泌增高，表现为甲亢症状。

促性腺激素腺瘤可以出现性功能失调，如性欲减低、阳痿等。

无分泌功能细胞腺瘤，早期无症状，当瘤体长大压迫视交叉和垂体组织表现为头痛，视功能障碍和垂体功能低下（依次为性腺、甲状腺、肾上腺功能减低或混合性症状体征）。

恶性垂体腺瘤与周围邻近组织浸润性生长，有远处转移，其表现如功能性垂体腺瘤。

垂体瘤的诊断主要根据临床表现，结合内分泌学检查和影像学检查来综合进行。在大体形态上，垂体腺瘤可分为微腺瘤（直径 <1 cm），大腺瘤（直径 >1 cm）和巨大腺瘤（直径 >3 cm）。

目前垂体瘤的治疗方法主要包括以下内容。

1. 外科手术

垂体瘤的手术途径大体可分为经颅垂体瘤切除和经蝶垂体瘤切除两种。与经颅手术相比，经鼻蝶垂体瘤手术既能切除肿瘤又能完好保存垂体功能，手术和麻醉时间短、并发症少、不良反应少、恢复快、死亡率低，能够避免

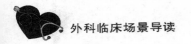

开颅手术时对额叶、嗅神经、视神经的损伤。目前，随着手术技术的进步，完全神经内镜下的微侵袭经鼻蝶垂体瘤切除术正得到广泛认可及应用。与传统的显微镜下垂体瘤切除术相比，完全神经内镜下的经鼻蝶手术具有暴露好、切除肿瘤彻底、创伤小、损伤轻、手术效果佳、术后反应少、住院时间短及费用大为降低等优点。垂体腺瘤手术效果良好率为60%～90%，但部分患者可能复发，国外资料在7%～35%。其复发与以下因素有关：①手术切除不彻底，肿瘤组织残瘤；②肿瘤侵蚀性生长，累及硬膜，海绵窦或骨组织；③多发性垂体微腺瘤；④垂体细胞增生。垂体瘤复发后仍可再次手术。

2. 内科药物

药物治疗仅对部分的病例有一定的疗效。如溴隐亭治疗泌乳素腺瘤、生长激素腺瘤、促肾上腺皮质激素腺瘤，生长抑制素或雌激素治疗生长激素腺瘤，赛庚啶、甲吡酮治疗促肾上腺皮质激素腺瘤，无功能腺瘤及垂体功能低下者，采用各种激素替代治疗等。这些药物治疗均为姑息性治疗，可不同程度缓解症状，但难以根本治愈，停药后易复发。

3. 放射治疗

起效缓慢，远期疗效多不确定，主要用于手术不彻底或可能复发的垂体腺瘤及恶性垂体腺瘤的辅助治疗。

（二）解答及分析

垂体泌乳素细胞分泌泌乳素受下丘脑调节，可受多种因素影响。泌乳素最大正常值女性为30 μg/L，男性20 μg/L，相当于800 mIU。如泌乳素 > 100 μg/L，则可能患有垂体瘤；泌乳素 > 300 μg/L，则较肯定患有泌乳素腺瘤；如泌乳素在30 μg/L 至100 μg/L 之间，则需检查有无药物（如：吩噻嗪类抗精神病药物、三环类抗抑郁药物、甲基多巴、雌激素等）的作用，原发性甲状腺功能减退症、慢性肾衰竭和下丘脑病变等。

该患者血清泌乳素水平 > 200 ng/mL。MRI 显示垂体前叶左侧局限向下隆起，局部高约0.7 cm，对侧高约0.4 cm，T_1 加权示垂体左侧下缘隆起处信号稍减低，T_2 加权示信号无明显改变，增强后局部强化减低，垂体后叶高信号存在。结合患者临床表现、内分泌学检查及影像学结果，可以诊断为垂体泌乳素型微腺瘤。在治疗上，外科手术为根治垂体瘤的首选方法。但在围手术期需要合理运用激素，密切观察患者术后尿量的变化，同时积极防治可能出现的脑脊液漏等。该患者经过内镜辅助下的微侵袭经鼻蝶垂体瘤切除术后，闭经泌乳症状已完全缓解，泌乳素水平显著下降至正常水平。

（陈祎招）

参考文献

［1］段国升，朱诚．神经外科手术学［M］．2 版．北京：人民军医出版社，2004.

［2］Rengachary S S. Principles of Neurosurgery［M］．2nd. New York：Elsevier Mosby，2005.

［3］王忠诚．王忠诚神经外科学［M］．2 版．武汉：湖北科学技术出版社，2015.

［4］Wu X，Wen M. CT finding of ectopic pituitary adenoma：Case report and review of literature［J］．Head Neck，2015，37（10）：E120 - E124.

［5］Chanson P，Raverot G，Castinetti F，et al. Management of clinically non - functioning pituitary adenoma［J］．Ann Endocrinol（Paris），2015，76（3）：239 - 247.

［6］Louis DN，Perry A，Reifenberger G，et al. The 2016 World Health Organization Classification of Tumors of the Central Nervous System：a summary［J］．Acta Neuropathol，2016，131（6）：803 - 820.

第六节　听神经瘤

【场景一】患者李某，女，45 岁。患者于 3 年前开始出现耳鸣，能忍受，对工作和生活无影响，未予诊治。半年前开始出现右侧听力下降，有时前额部头痛，胀痛性质，无呕吐，无肢体抽搐，行走时有时向右歪。门诊 CT 提示（图 2 - 17）：右侧脑桥小脑三角处可见一椭圆形低密度病灶，蛋壳样强化，分界清，内耳孔扩大。入院查体：体温 36.0 ℃，脉搏 76 次/分，呼吸 22 次/分，血压 120/80 mmHg。心肺听诊无异常，腹部平软，未触及包块，肠鸣音无亢进。神志清楚，双侧瞳孔直径 3 mm，对光反射灵敏；角膜反射右侧迟

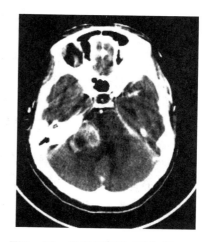

图 2 - 17　患者后颅窝 CT 扫描影像

钝、左侧正常；右侧额纹减少、鼻唇沟稍变浅，左侧正常；听力右侧下降，左侧正常，余颅神经检查正常。全身感觉正常，四肢未见畸形及异常，肌力 V 级，闭目站立征阳性。腹壁反射、双侧肱二头肌反射正常。左侧 Babinski 征阳性，右侧阴性；颈软，Kernig 征阴性。

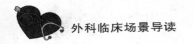

提问：

（1）该患者的定位及定性诊断考虑什么？

（2）主要应与什么疾病进行鉴别？

（3）为明确病情需做哪些检验检查？

（一）基础知识

1. 脑桥小脑三角的解剖

临床上把延髓、脑桥与后方小脑的交角处称为脑桥小脑三角，前庭神经恰位于此。当前庭神经的神经鞘发生病变，患者除听力和小脑损伤的症状外，可压迫Ⅴ、Ⅵ、Ⅶ、Ⅷ对颅神经并产生相应的临床表现，因此具有重要的临床意义。听神经瘤多数来源于位听神经的前庭支，约占脑桥小脑三角肿瘤的80%。充分了解该区域重要结构的解剖关系对术中准确辨认和保护血管、神经及听力器官具有重要的实用价值。

脑桥小脑三角的前界为颞骨岩部后面，后界为小脑前面，上界是脑桥和小脑中脚，下界是小脑二腹小叶。

（1）骨性结构。骨性结构主要是由颞骨岩部后面组成，从外向内有外下方的前庭水管外口，外上方的弓状下窝、内听道、内耳门内侧的岩尖和斜坡侧缘。

（2）神经结构。脑桥小脑三角内有面神经、蜗神经、前庭上、下神经和中间神经通过，三叉神经位于上述神经的头端，后组颅神经位于尾端，展神经位于内侧。三叉神经后根位于小脑幕附着缘下方，向前外侧走行，长约6.91 mm，直径约4.17 mm，位于展神经外上方约5.65 mm，面神经、前庭蜗神经内上方7.94 mm。

外展神经起于脑桥下缘的桥延沟，发出后向前上方越过岩下窦后穿Dorello管进入海绵窦后部。展神经脑池段长约5.76 mm，距外侧的面、听神经约6.84 mm，进入Dorello管处距中线约3.45 mm。

面神经在桥延沟的外端起自脑干，中间神经、前庭神经和蜗神经依次在其下方进入或离开脑干。面神经与前庭蜗神经进入脑干处相距约2.31 mm。在脑桥小脑池内面神经走行在前庭蜗神经前上方，前庭蜗神经在后下方，中间神经在两者之间。前庭蜗神经脑池段长度约11.27 mm，内听道口处直径约3.26 mm。

中间神经是面神经的感觉根，可分为三部分：起始段为听神经的一部分，在内耳道入口处，面神经运动根贴在前庭蜗神经前上方的凹槽内，中间神经夹于前庭蜗神经及面神经运动根之间；中间游离段长度平均6.21 mm，完全在内听道内者占 15%，在脑桥小脑三角池内者占 85%；第三段与面神经合并走至内听道底，平均长约 4.72 mm。中间神经单根占 70%，最多者由 3 条根丝组成，走行于前庭上神经前方。

面神经起点与舌咽神经起点的距离 2.7 mm ± 1.2 mm，在内耳道口水平两神经相距 3.9 mm ± 1.5 mm。舌咽、迷走神经从延髓发出后向后下方走行，舌咽神经脑池游离段长度 17.7 mm ± 1.9 mm，进入颈静脉孔的舌咽通道，舌咽神经在颈静脉孔处口径 1.2 mm ± 0.5 mm。迷走神经游离段长度 18.5 mm ± 2.6 mm，进入颈静脉孔的迷走通道，迷走神经颈静脉孔处口径 0.8 mm ± 0.6 mm。

舌咽、迷走神经根起始端的上方，沿橄榄上窝解剖可达第四脑室外侧孔。这里是小脑延髓外侧池的起始处，也是椎基底动脉汇合点水平的标志，脉络丛经第四脑室外侧孔突出，位于面神经和前庭蜗神经下方，舌咽神经背面，外侧为小脑绒球，恰好位于面神经和前庭蜗神经起点水平，是术中寻找面、前庭蜗神经脑干端的重要标志。

（3）血管结构。小脑下前动脉绝大多数发自基底动脉，主要从下 1/3 段发出，起点与基底动脉形成一个向下开放的 45°角，通常两侧对称。发出后向外侧斜行，在小脑中脚处形成桥臂襻，至绒球外上方弯向下内侧，还发支至脑桥、延髓及第 Ⅵ、Ⅶ、Ⅷ 对颅神经根及齿状核。

迷路动脉细长，通常为小脑下前动脉的分支，也可发自基底动脉下段、小脑下后动脉。从内耳门前内方与面神经之间入内听道，在内耳道前内侧壁与面神经之间向道内行进，然后经面神经深面潜入前庭蜗神经前上面的凹槽中。在此，除发出分支到神经外，主支继续向内耳道底方向行进，穿内耳道底入内耳。

小脑下后动脉起自椎动脉占 90%，10% 起自基底动脉，多数单支。与第 Ⅸ、Ⅹ、Ⅺ 对颅神经的位置关系密切，可分三型：背侧型，即动脉的前段和外侧段位于神经根的背侧，约占 25%；腹侧型，即动脉位于神经根的腹侧，约占 15%；穿神经根型，即尾襻穿行于第 Ⅸ、Ⅹ、Ⅺ 对颅神经根之间，约占 60%。

脑桥小脑三角区多数静脉回流至岩上窦。岩静脉又称 Dandy 静脉，是一粗短干，起源脑桥小脑三角池，由来自脑桥、小脑半球、脑干和第四脑室的许多属支汇合而成。汇合点位于三叉神经感觉根背侧者占 65%，位于绒球外侧者占 25%，位于小脑水平裂者占 10%。通常在三叉神经下方向前外走行，正好在内耳门上方、三叉神经节的外侧注入岩上窦。乙状窦从横窦沟外端沿颞骨乳突部延伸到颈静脉孔，岩下窦从颞骨岩部尖向下沿岩枕裂延伸到

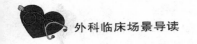

颈静脉孔。颈静脉球位于内耳道的后下方，颈静脉孔外侧，至内耳到的距离变异较大 5.1 mm±3.7 mm。

2. 听神经瘤的临床表现

听神经瘤进展缓慢，从发病到住院平均时间 3.5～5 年。首发症状主要是前庭耳蜗神经症状，包括头昏、眩晕、单侧耳鸣和耳聋等，占 70%，其他首发症状有颅内压增高、三叉神经症状、小脑功能障碍、肢体乏力和精神异常。头昏、眩晕一般不剧烈，不伴恶心、呕吐，多在早期出现，之后因前庭神经被破坏而消失；耳鸣多为连续性高音调，类似蝉鸣或汽笛声，可伴听力下降，大多不严重，不影响生活或学习，易被患者或医生忽视；耳聋比较突出，几乎发生于所有病例，而耳鸣侧发生于 60% 的病例，如单侧耳聋不伴明显的耳鸣多不为患者所察觉，不少患者是在听电话时才发现一侧耳聋，或伴有其他症状才被发现。

听神经瘤主要引起脑桥小脑三角综合征，包括听神经及临近颅神经的刺激或麻痹症状、小脑症状、脑干症状和颅内压增高等症状。其症状的演变取决于肿瘤的生长部位和速度及是否囊变、出血等。肿瘤较大时，前极影响三叉神经可引起患侧面部疼痛、麻木、角膜反射迟钝或消失及咀嚼肌和颞肌的萎缩等，侵及外展神经，可出现复视，该侧眼球内收。肿瘤累及幕上，可有同侧动眼神经麻痹的症状。肿瘤压迫面神经可引起该侧面肌抽搐、周围性面瘫。肿瘤向内侧扩张可压迫脑干，出现对侧肢体的轻瘫和锥体束征，小脑角受压可引起同侧的小脑性共济失调。肿瘤向下可压迫舌咽、迷走、副神经而产生吞咽困难、进食呛咳、呃逆、声音嘶哑等，舌下神经影响较少。肿瘤压迫第四脑室或中脑导水管可导致慢性脑积水，长期慢性的颅内压增高可使视盘继发性萎缩而引起视力减退甚至失明。

3. 听神经瘤的鉴别诊断

早期听神经瘤应与内耳性眩晕病、前庭神经元炎、迷路炎及各种药物性前庭神经损害鉴别，并与耳硬化症、药物性耳聋鉴别，鉴别要点是，听神经瘤有进行性耳聋、无复聪现象、多同时有临近的神经如三叉神经、面神经的症状和体征，伴内听道扩大，脑脊液蛋白质增高，CT 及 MRI 均有相应表现。

听神经瘤还必须与脑桥小脑三角部位其他肿瘤进行区别。

（1）脑膜瘤。脑膜瘤多以颅内压增高为主要表现，可伴有面部感觉减退和听力下降，常不以前庭神经损害为首发症状，CT 及 MRI 可见肿瘤边界清，肿瘤多呈均匀强化，沿岩骨嵴的肿瘤基底较宽，可有临近硬脑膜强化的"鼠尾征"，可见岩骨嵴及岩尖骨质吸收。

（2）表皮样囊肿。表皮样囊肿病程较长，多以三叉神经刺激症状为首发症状，且多累及第三支，面听神经损害不明显，多无骨质变化，CT 为无明显强化的低密度影，MRI 可见 T_1 为低或高信号，T_2 为高信号。

（3）胶质瘤。与听神经瘤不易鉴别的胶质瘤多来源于脑干或小脑，长向脑桥小脑三角，一般以颅内压增高及脑干和小脑症状为首发，病变发展快，多无骨质变化，内听道无扩大，CT 和 MRI 可见肿瘤内侧面与脑干和小脑多无明显边界。

（4）与脑桥小脑三角处的其他病变鉴别。脑桥小脑三角的血管畸形、动脉瘤、蛛网膜囊肿、粘连性蛛网膜炎、脑脓肿等均较罕见，其病史、临床表现各有特殊性，且与听神经瘤有明显不同，CT、MRI 及 DSA 均有特征性的影像表现。

（二）解答及分析

1. 诊断
定位诊断为脑桥小脑三角肿瘤，定性诊断为听神经瘤。

2. 鉴别诊断
肿瘤位于脑桥小脑三角，边界清楚，需与脑膜瘤鉴别，但脑膜瘤通常不以听力下降起病，MR 均匀强化，有"鼠尾征"，内听道无扩大。

3. 进一步检查
该患者有手术指征，入院后需检查心电图、胸片等了解心肺情况，查血尿便常规，凝血功能、血生化，肝炎及 HIV 抗体，血型等，以全面了解是否存在禁忌证，进行术前准备。查头颅 MRI 平扫加增强以了解肿瘤与周围结构的关系。

【场景二】该患者入院后查心电图、胸片、三大常规、凝血功能、血生化正常，无手术禁忌。头颅 MRI 提示：右侧脑桥小脑三角处可见一椭圆形混杂信号影，长径 3 cm，边界尚清，内有囊变，蛋壳样强化，向后推挤小脑，向内压迫脑干稍向左侧移位，幕上脑室稍扩大（图 2 - 18）。

提问：

（1）从表现及影像学资料看该听神经瘤属哪几期？

（2）该患者的治疗方法是什么？

（3）如果手术，你选择什么入路？

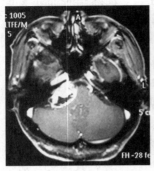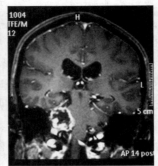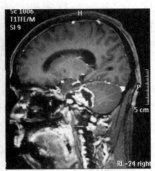

图 2-18　患者头颅 MR 增强扫描

（一）基础知识

1. 听神经瘤临床分期

听神经瘤的发展有一定规律，通常是：①前庭蜗神经的症状，如听力下降、耳鸣、眩晕、平衡障碍等。②颞枕部疼痛及病侧枕大孔区的不适。③邻近颅神经（常见于Ⅴ、Ⅶ）的受损症状，可有患侧面部疼痛和感觉减退、面肌抽搐、周围性轻面瘫等。④小脑共济失调、眼震。⑤颅内压增高症状，如视盘水肿、呕吐、头痛和复视。⑥晚期症状如吞咽困难、进食呛咳等。

由于听神经瘤的病情演变与其大小的发展有关，故根据其表现分为四期。

第一期，内听道内阶段。肿瘤直径 <1 cm，仅有听神经受损的表现，除耳鸣、听力下降、眩晕外，无其他症状。故常被患者忽视或在耳鼻喉科求诊，临床上需与听神经炎进行鉴别。

第二期，脑池内阶段。肿瘤直径 <2 cm，肿瘤突出内听道压迫三叉神经及面神经引起相应症状，内听道可扩大。

第三期，脑干及邻近颅神经受压阶段。肿瘤可达 3 cm 左右，除上述症状外可有后组颅神经（Ⅸ、Ⅹ、Ⅺ）、小脑及脑干功能的损害症状，如饮水呛咳、声音嘶哑及共济失调，并有不同程度的颅内压增高，脑脊液蛋白含量增高，内听道扩大并有骨质吸收。临床诊断已无困难。

第四期，脑积水阶段。肿瘤直径 >3 cm，上述症状更趋严重，步态不稳，头痛加重，视力下降，可有对侧颅神经症状，小脑症状及后组颅神经损害更为明显，有严重的梗阻性脑积水，可发生小脑扁桃体疝导致呼吸停止。

上述临床分期可作为听神经瘤的诊断、预后估计、手术方案的制定及临床治疗效果的比较等方面的参考。由于个体差异，肿瘤部位、生长速度的不同，临床症状与肿瘤的大小并不如上述分期典型，临床上要灵活掌握。

2. 听神经瘤的治疗原则

听神经瘤是良性肿瘤，治疗原则首先是手术治疗，尽可能完全、彻底地切除肿瘤，避免周围组织的损伤。多数学者认为，在达到肿瘤完全切除后可获得根治。其次随着伽马刀临床应用的普及，部分小型肿瘤（<2.5 cm）和大型肿瘤术后残留者均可使用伽马刀治疗。近年来放疗剂量的调整明显减少了颅神经损害的发病率，但对肿瘤长期控制方面还有待长期随访观察。因此，如患者高龄、有系统性严重疾患或肿瘤巨大、与脑干粘连紧密等情况下，不应强求肿瘤的全切除而可次全切除或囊内切除，残余肿瘤用伽马刀照射。随着显微解剖和显微外科手术技术及方法的不断进展，包括面神经术中监护及术中脑干诱发电位监测等技术的使用，听神经瘤的手术切除率和面、听神经的保留率均显著提高，因此在手术切除和伽马刀治疗、肿瘤全切和神经保留等问题上可以综合考虑，谨慎选择。但从最佳治疗角度来看，仍应争取肿瘤的全切，避免肿瘤残余造成复发。

3. 手术入路

（1）内听道内阶段，宜用经颞下硬膜外中颅窝入路，如听力丧失可用经乳突迷路入路。

（2）肿瘤向脑桥小脑三角生长者，选择枕下经乙状窦后入路（神经外科常用标准入路）。

（3）肿瘤体积巨大，已向中线和经小脑幕裂孔向前上生长入中颅窝，或一侧枕下乙状窦后入路难以达到完全切除，可选择经幕上下联合入路、乙状窦前入路。

（二）解答及分析

（1）根据临床表现及影像学资料诊断该听神经瘤属第三期。

（2）该患者的治疗方法手术，尽可能全切，如有残余术后给予放射治疗。

（3）如果手术，选择右侧枕下乙状窦后入路。

【场景三】术后24小时复查头颅CT颅内无出血，引流管通畅，无引流液流出，拔除引流管。术后第3天，换药时发现，手术区稍隆，质软，无压痛。

提问：

（1）该症状属什么并发症？

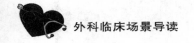

（2）如何预防该并发症？

（3）该并发症如何处理？

（一）基础知识

听神经瘤术后的并发症包括如下几点。

1. 面、听神经的损伤

正常面神经 2 cm，切除听神经瘤后，面神经可能被拉长 4 ～ 5 cm；面神经损伤是听神经瘤术后最常见的并发症。House – Brackmann 将面神经功能分为六级：Ⅰ级正常，Ⅱ轻瘫，Ⅲ级轻 – 中瘫，Ⅳ级中瘫，Ⅴ级重瘫，Ⅵ级全瘫。

听神经瘤术中，面神经损伤的原因如下。

（1）在内听道内，面听神经都位于肿瘤的腹侧，面神经位于内听道的前上壁，听神经位于前下壁。肿瘤与神经无明显粘连时，可在直视下分离肿瘤，并保全神经的完全性。磨除内听道后壁时，如长度或宽度不足，肿瘤在内听道的终末端难以找到，切除肿瘤时，容易损伤面听神经。

（2）在内耳门处，面听神经都位于腹侧，常被压扁呈扇形，变得宽薄，并且与蛛网膜粘连最紧，如肿瘤侵入，则更难以分离，因此此处面听神经最容易被损伤。

（3）在脑桥小脑三角处，肿瘤位于蛛网膜外，面听神经位于蛛网膜下，且面神经常位于肿瘤腹侧。当无法严格遵守在蛛网膜外操作，或将肿瘤壁向前内压挤，侧面听神经很容易在内听到部位受到撕拉、断裂，造成损伤。

预防面神经损伤的措施和处理方法包括：先在肿瘤背侧做囊内大部分切除，之后寻找面神经。从与肿瘤无明显粘连的面神经脑干端和内听道端开始，向肿瘤腹侧底面锐性分离，对面神经进行解剖。如无法确定面神经在肿瘤腹侧面走行，可用面神经检测仪刺激腹侧肿瘤壁，勾画出面神经的走行，然后将肿瘤壁向外侧翻转、分离、切除；如无法分离，则留下少许肿瘤包膜在神经上，以保留面神经功能不受损伤。术中发现面神经已经断裂，可以在无张力条件下用 10 – 0 的针线做端端吻合 2 针。对永久性面瘫，1 年后可行面 – 副神经或面舌下神经吻合术。

保留听力是目前对听神经瘤手术的更高要求。保护迷路动脉，不能损伤迷路、内淋巴管、内淋巴囊。术中对蜗神经进行监测，可预测蜗神经将会遭受损害的情况。磨除内听道后最好用骨蜡和脂肪封闭气房，不要用肌肉封闭，因为肌肉萎缩可能压迫蜗神经产生迟发性听力损害。

2. 其他颅神经损伤

大型听神经瘤中，三叉神经位于肿瘤上极，被压扁，有时呈纸样，宽可达 4 mm 以上，分离切除肿瘤上极时，可能损伤到三叉神经。但在脑桥小脑三角处，三叉神经最粗最宽，易于识别，神经与肿瘤及周围组织粘连并不严重，小心操作，一般可保留。

三、四期听神经瘤，舌咽神经、迷走神经位于肿瘤下极，分离肿瘤下极时可能伤及。如神经与肿瘤和周围组织粘连不严重，在肿瘤下极抬起肿瘤，沿神经行走方向，将它们自肿瘤表面分离开，如粘连严重，留下少许肿瘤壁，保护神经。如有损伤，可行高压氧、神经营养、血管扩张药物等治疗。

听神经瘤巨大，其内上极可达小脑幕缘，进入四叠体、环池和脚间池，使动眼神经、滑车神经、外展神经移位。由于这三对神经细小，直径仅 1～3 mm，容易受损。因此当切除侵及中脑旁环池及其周围肿瘤时，动作要轻巧，吸引力要弱，在显微镜下直视操作。

3. 暴露性角膜炎

如果面神经和三叉神经同时受损，术后出现周围性面瘫和/或面部麻木，肿瘤侧眼睑闭合不全、角膜反射消失，会引起暴露性角膜炎，严重者不仅影响视力还有可能导致失明。预防方法是用眼药水、眼药膏保护，暂时缝合患侧上下眼睑，使其闭合，待神经功能有所恢复时拆除缝线。

4. 面部带状疱疹

有三叉神经受刺激或损伤所致，给予对症治疗，2 周内可消失。

5. 小脑损伤

切开硬脑膜后，常常需要牵开小脑才能显露肿瘤。如颅内压高，切开硬脑膜后，小脑外侧组织有时发生疝出，造成小脑的损伤；也有可能是牵拉过度而引起。因此，在完全切开硬脑膜之前，降低颅内压，常用的方法如下。

（1）快速静脉点滴甘露醇 125～250 mL 或呋喃苯胺酸（速尿）20～40 mg，还可加地塞米松 10 mg，有时也可单独或联用过度换气来降低颅内压。

（2）如有幕上脑积水，术前行脑室外引流；不伴幕上脑积水，也可术前放置腰大池引流管，暂时夹闭。切开硬脑膜前，开放引流管，适当放出脑脊液，达到减压目的。

（3）先在骨窗内下角近枕骨大孔处的硬脑膜上切一小口，然后向枕大池伸入窄脑压板，显微镜下撕开或剪开枕大池处的蛛网膜，慢慢吸出脑脊液，使小脑缓慢下塌。

（4）牵开小脑时，在脑压板上套上橡皮指套或在脑压板下垫吸收性明胶海绵加棉片，由于明胶海绵紧贴小脑表面，可以预防脑压板对小脑的损伤。

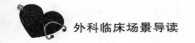

6. 脑干损伤

大型听神经瘤有时与脑干粘连较紧，甚至嵌入脑干内。分离脑干旁的瘤组织时，可能伤及脑干。为避免损伤脑干，必须做到以下几点。

（1）先大部分切除肿瘤组织，待术野够大，无明显出血，才进行脑干旁肿瘤组织的切除。

（2）熟练辨认脑干组织。

（3）严格在蛛网膜外操作，把蛛网膜留在脑干上，并且行分块切除。

（4）避免牵拉脑干。

（5）如难以切除，宁可留下少许肿瘤。

7. 术后术野血肿

患者术后神志从麻醉状态逐渐清醒，随后嗜睡进入昏迷；或者出现血压增高，脉搏、呼吸变慢，要想到颅内血肿的可能，应立即复查头颅 CT。一旦确诊，立即开颅清除血肿。术后血肿的原因可能有以下几点。

（1）残存肿瘤的渗血，瘤床组织止血未彻底。因此手术要尽可能全切肿瘤。关闭切口前，仔细止血，冲洗术野至清亮为止。在可疑渗血处可覆盖止血纱布，观察 3 ～ 5 分钟，无渗血后才关闭切口。

（2）硬脑膜出血，常为硬脑膜切口边缘或其外面小出血点未被发现，或者是骨缘下静脉渗血，逐渐导致瘤床内或硬脑膜外血肿。预防的方法是在骨窗边缘悬吊硬脑膜，关闭硬脑膜时要仔细检查其切开的边缘，紧密缝合。

（3）切除肿瘤壁时，遇到较大的血管出血，如果看不清出血点，不要盲目填塞止血，这样容易使血液流入小脑内、脑干旁，关闭切口时术野似乎无血液渗出，但术后不久会出现危害更大的脑内血肿。面对大的出血，用吸引器吸引找到出血点，显微镜下彻底止血。

8. 血管损伤

听神经瘤一般血运欠丰富，肿瘤内没有粗大的血管，其表面粗大的血管可能是被推移、挤压的正常血管。这些血管可能有小分支供血肿瘤，处理这些分支时要紧贴肿瘤表面，降低电流，双极电凝后切断，主干必须保留，以免造成损伤，阻断正常脑组织的供血。

9. 脑脊液漏

出现脑脊液漏的常见原因，是开放的气房或/和抹除内听道骨质后的气房，用骨蜡封闭不严密所致。预防的方法是在用骨蜡严密封闭后，再覆盖一层脂肪、肌肉或筋膜，并用生物胶固定。

10. 颅内感染

出现脑脊液漏或气颅时，如未及时有效处理，常常会并发颅内感染。处理的办法是，积极妥善处理脑脊液漏或气颅，同时合理使用抗生素，必要时鞘内给药控制感染，补充营养，增加机体抵抗力。

11. 皮瓣下积液

皮瓣下积液往往是由于硬脑膜或/和肌肉缝合不严密所致。处理的办法可在无菌条件下局部穿刺抽液，加压包扎，反复数次，一般 1～2 周可治愈。如果不行，也可行腰大池置管引流。预防的方法是，关闭切口时，严密缝合硬脑膜，最好连续缝合。如果硬脑膜有缺损可用筋膜或人工硬脑膜修补。

（二）解答及分析

1. 诊断

该并发症为皮瓣下积液。

2. 预防方法

严密缝合硬脑膜，最好连续缝合；修补缺损的硬脑膜。如放置瘤腔或硬膜下引流管，拔除后即加压包扎。

3. 处理方法

首先选择无菌下穿刺抽液，绷带或弹力绷带加压包扎，可反复多次进行。如无效，则可放置腰大池引流管，改变脑脊液流动方向、减轻压力，促进硬脑膜缺口愈合。

（罗成义）

参考文献

［1］赵继宗. 神经外科手术精要与并发症［M］. 北京：北京大学医学出版社，2004.

［2］周良辅. 现代神经外科学［M］. 上海：复旦大学出版社，2001.

［3］王忠诚. 颅脑外科临床解剖学［M］. 济南：山东科学技术出版社，2001.

［4］张良，徐如祥，张洪钿，等. 乙状窦后入路显微手术切除大型听神经瘤的临床研究［J］. 中华神经医学杂志，2009，8（6）：592-594.

［5］Marchioni D，Carner M，Rubini A，et al. The Fully Endoscopic Acoustic Neuroma Surgery［J］. Otolaryngol Clin North Am，2016，49（5）：1227-1236.

［6］Togashi S，Maruya J，Nerome C，et al. Contralateral hearing loss after acoustic neuroma surgery［J］. J Clin Neurosci，2014，21（5）：863-865.

［7］McDonald R. Acoustic neuroma：what the evidence says about evaluation and treatment［J］. J Fam Pract，2011，60（6）：E1-E4.

［8］Provenzano MJ，Choo DI. What is the best method to treat CSF leaks following resection

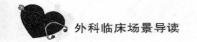

of an acoustic neuroma？［J］．Laryngoscope，2014，124（12）：2651－2652.

［9］王忠诚．王忠诚神经外科学（彩图版）［M］．湖北科学技术出版社，2015.

第七节　动脉瘤性蛛网膜下腔出血

【场景一】患者陈某，男，42 岁，突发神志不清 15 小时入院。

患者于入院当日凌晨 5 时无明显诱因突发神志不清，呼之不应，无肢体抽搐，无呕吐，无出冷汗，由家人即送当地医院。行头部 CT 检查提示"蛛网膜下腔出血"。予止血、镇静等处理。家属要求转本院进一步治疗。近来无头晕、头痛，无发热，无胸闷、胸痛。既往体健，无高血压、心脏病等病史。家属诉其为右利手者。入院查体：体温 36.5 ℃，脉搏 98 次/分，呼吸 23 次/分，血压 117/67 mmHg。心肺腹查体未见异常。神志呈浅昏迷，无睁眼，无言语，肢体刺痛有定位动作，肌力约 5 级。头部未见头皮血肿及伤口。双侧瞳孔等大等圆，直径约 2.5 mm，对光反射迟钝。双侧额纹、鼻唇沟对称。双侧腹壁反射、提睾反射对称存在。双侧肱二头肌反射、肱三头肌反射、膝腱反射、跟腱反射存在。双侧 Babinski 征阴性。颈抵抗，胸前 2 横指。Brudzinski 征及 Kerning 征阳性。余神经系统检查因患者无法配合不能完成。外院 CT 提示"广泛蛛网膜下腔出血，脑肿胀，脑室扩张"（图 2 – 19）。

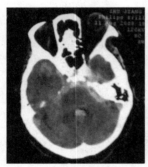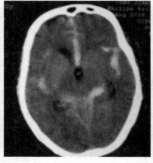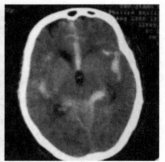

图 2 – 19　头颅 CT 平扫影像

提问：

（1）该患者的诊断及鉴别诊断？

（2）为明确诊断还需进行哪些检查？

（3）该患者目前应给予哪些治疗？

（一）基础知识

自发性脑出血是临床上常见的引起患者意识障碍的原因。根据出血的部位，自发性脑出血包括脑实质出血，硬膜下及硬膜外出血、蛛网膜下腔出血、脑室出血。这几种出血可单独存在，亦可合并存在。目前由于 CT 检查的普及，对于这几种出血不难判断。

自发性蛛网膜下腔出血的原因主要有以下几种：①颅内动脉瘤破裂，约占 75%～80%；②脑动静脉畸形，约占 4%～5%；③中枢神经系统受累的血管性疾病；④肿瘤。

蛛网膜下腔出血的症状包括：剧烈头痛（急性发作性剧烈头痛 25% 的病因为蛛网膜下腔出血），常合并呕吐、晕厥、颈部疼痛、畏光。有的患者伴有颅神经功能障碍，最常累及第Ⅲ颅神经，可引起复视或上睑下垂。体征包括：脑膜刺激征、高血压、局灶性神经功能丧失、迟钝或昏迷、眼出血。临床表现与出血速度、出血量有关，也与原发疾病性质有关。颅内动脉瘤引起者脑膜刺激征和颅神经损害明显高于动静脉畸形者。

怀疑蛛网膜下腔出血的诊断步骤如下。

（1）诊断蛛网膜下腔出血的检查。①非强化的高分辨 CT 扫描。②如果 CT 检查阴性结果，对可疑患者可进行腰椎穿刺。

（2）对确诊蛛网膜下腔出血或高度怀疑的患者行脑血管造影。

（3）如果血管造影阴性，但不能完全排除动脉瘤，可考虑再次行血管造影，并行其他检查（如 MRI、MRA、凝血功能检查、肿瘤标记物检查等）查找引起蛛网膜下腔出血的原因。

蛛网膜下腔出血的 Hunt – Hess 分级如下。

（1）Ⅰ级，无症状，或轻度头痛和颈强直。

（2）Ⅱ级，颅神经麻痹（如Ⅲ、Ⅳ），中至重度头痛、颈强直。

（3）Ⅲ级，轻度局灶性神经功能缺失，嗜睡或意识模糊。

（4）Ⅳ级，或者，中至重度偏瘫不全麻痹，早期去脑强直。

（5）Ⅴ级，深昏迷，去脑强直，濒死状态。

蛛网膜下腔出血患者的初期表现及处理如下。

（1）再出血。尽快明确出血原因，针对病因积极治疗。并给予适当的镇静、止血等处理，防止再次出血。再次出血的死亡率约 40%～65%，多发生在第一次出血 3 周内，尤其是 3 天内。

（2）脑积水。急性脑积水通常为梗阻性（由于血块阻塞脑脊液循环通路）。如发生急性脑积水应积极的行脑室外引流术，抢救患者生命。

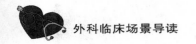

（3）迟发性缺血性神经功能缺失。迟发性缺血性神经功能缺失通常由于血管痉挛引起，蛛网膜下腔出血3天后开始出现，高峰期在蛛网膜下腔出血后6～8天，通常需要3～4周缓慢消失。在蛛网膜下腔出血后7天时造影有30%～70%表现有血管痉挛。导致血管痉挛的主要原因多数观点认为是血红蛋白的分解产物刺激血管壁所致。

在基本消除了再出血的风险后可以使用高动力疗法（即3H疗法）进行治疗：扩充血容量、升高血压和稀释血液。

（4）水电解质酸碱平衡紊乱。蛛网膜下腔出血后体内抗利尿激素分泌失衡，心房利钠因子、心房利尿钠肽和脑利尿钠肽等因子升高，以及医源性因素如脱水、3H疗法，激素治疗等都可能导致患者的水电解质及酸碱平衡紊乱。

（5）癫痫发作。部分患者蛛网膜下腔出血时或蛛网膜下腔出血后会出现癫痫发作，需采取有针对性的抗癫痫治疗。

（6）采取防治各种全身并发症的措施。应激性溃疡、心肺功能不全等并发症临床上亦不鲜见，需密切关注，并采取必要的措施。

（二）解答及分析

1. 诊断及鉴别诊断

（1）蛛网膜下腔出血。可能由颅内动脉瘤破裂、脑动静脉畸形、高血压或烟雾病等引起。

（2）脑积水。该患者诊断上首先考虑动脉瘤破裂引起蛛网膜下腔出血，这也是蛛网膜下腔出血的最常见原因。

脑动静脉畸形发病年龄以20～40岁多见，平时多有头晕、头痛，部分患者有癫痫病史。大部分脑动静脉畸形CT可见。出血以脑实质出血为主。

高血压病引起的脑出血多引起脑实质出血，以基底节区、小脑及脑干出血常见，极少单独存在蛛网膜下腔出血。患者多有高血压病史。

烟雾病是一种原因不明的血管发育异常，不多见，平时多有脑缺血的病史，特点是反复发作的脑出血和脑缺血。血管造影能明确诊断。

2. 为明确诊断需进行的检查

全脑血管造影（digital subtraction angiography，DSA）是诊断颅内动脉瘤的金标准，可对动脉瘤的位置、形态、大小、载瘤动脉条件、瘤颈大小等都有全面的了解，根据血管造影情况可对不同的治疗方案进行比较，选择最适宜的方案。如进行充分的准备，在血管造影的同时满足条件的患者还可进行血管内栓塞治疗。

另外对于未破裂动脉瘤可选择无创性的检查如 CT 血管造影（computed tomography angiography，CTA）、MRA 等。

针对本病例进行血管造影检查是必要的。

3. 目前治疗

积极的术前准备，尽早行血管造影明确诊断，如条件允许（家属同意、病情允许、医院诊疗条件合适）同期行血管内栓塞治疗。药物治疗上给予止血、抗纤溶、镇静、适度脱水、预防癫痫、保护胃黏膜等药物。

【**场景二**】患者于入院后第 2 日在静脉全麻下行全脑血管造影术，术中见左侧后交通动脉起始部一囊状动脉瘤，大小约 4 mm × 3.5 mm，朝向前下，造影片见图 2 – 20。

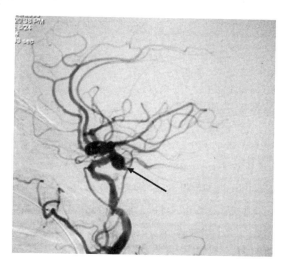

箭头所指为肇事动脉瘤

图 2 – 20　患者全脑血管造影

向患者家属讲明病情后，家属要求行血管内栓塞术，用电解可脱弹簧圈 3 枚致密栓塞动脉瘤。手术顺利，术中患者病情平稳。术后给予缓解血管痉挛的药物，采取 3H 治疗，并行腰椎穿刺留置腰大池引流管持续引流血性脑脊液。患者神志渐改善，1 周后神志转为嗜睡状，但此后神志未再进一步改善。右侧肢体肌力下降，右上肢 4 级，右下肢 2$^+$级。小便失禁。复查 CT 如图 2 – 21。

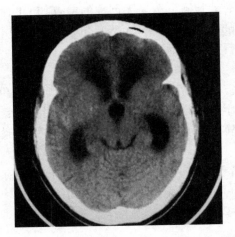

图 2-21　复查头颅 CT 平扫

提问：

（1）该患者的目前诊断？

（2）造成目前情况的原因？

（3）该如何进一步处理？

（一）　基础知识

影响蛛网膜下腔出血中后期意识情况的原因主要有：①颅高压、血性脑脊液刺激引起的意识障碍。②迟发性缺血性神经功能障碍。通常由血管痉挛引起，可用血管造影或 CTA 等证实。引起的意识障碍常为渐进性，可随着血管痉挛的改善而改善。通常采取药物治疗，如钙离子拮抗剂、Rho 激酶抑制剂等。③脑积水。不全梗阻的脑积水常缓慢出现，它引起的意识障碍也是缓慢、渐进性的，除引起意识障碍外常造成肢体肌力下降（可不对称，以下肢明显），小便失禁等。④其他原因，如癫痫反复发作，合并颅内出血、梗死等均可引起意识障碍。

蛛网膜下腔出血亚急性期引起脑积水的原因为血性液体堵塞蛛网膜颗粒造成脑脊液吸收障碍，常为不完全性。按脑积水分类，此类脑积水属交通性脑积水。

脑积水造成脑室内压力变高，脑室体积增大，脑脊液渗出至脑室周围组织，引起意识障碍，肢体肌力下降，小便失禁等。

脑积水的治疗方法如下。

1. 内科治疗

可应用抑制脑脊液分泌的药物如乙酰唑胺，另可加用呋喃苯胺酸、激素等药物。内科治疗期间每周复查 CT，如脑室进行性扩大可行分流手术。如脑积水继续缓慢发展，可继续治疗 3～4 个月。

2. 脑脊液引流

蛛网膜下腔出血早期引流血性脑脊液可以减少蛛网膜颗粒阻塞粘连的机会，可待脑脊液基本正常后尝试拔除引流管。但注意引流管留置的管理，避免发生感染。

3. 外科治疗

通常经过一定时间的内科治疗效果不明显者均须选择外科治疗。

（二）解答

1. 诊断

脑积水。

2. 引起目前情况的原因

血性液体阻塞脑脊液循环通路导致脑积水，脑积水使脑室扩大，压迫脑室周围组织引起意识障碍，下肢活动差及小便失禁。

3. 进一步处理

给予一段时间的内科治疗，药物上应用乙酰唑胺、呋喃苯胺酸及激素治疗，每周复查 CT，根据情况选择是否继续内科治疗还是手术。

【场景三】经内科治疗 2 周后，患者意识无明显改善，左侧肢体肌力进一步下降，右上肢Ⅲ级，右下肢Ⅱ级。伴有精神症状，时常大声喊叫，言语混乱、脾气暴躁。复查 CT 如图 2－22。

脑积水较前明显加重。经家属同意后拟行手术治疗。

提问：

（1）该患者适合选择哪种手术方式？

（2）手术前还需做哪些准备？

（3）术中术后应注意哪些问题？

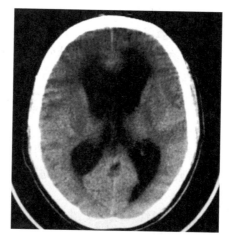

图 2－22　治疗后复查头颅 CT 平扫

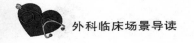

（一）基础知识

脑积水的外科治疗方法有以下几种。

1. 脉络丛切除术

可开颅手术切除或经内镜下电凝脉络丛，以减少脑脊液分泌。手术创伤较大，且效果欠满意，已较少单独应用。

2. 第三脑室底造瘘术

主要用于治疗中脑导水管梗阻的脑积水。

3. 脑脊液分流术

脑脊液分流术有以下几种。

（1）侧脑室－腹腔分流术。侧脑室－腹腔分流术为现在最常用的分流术式，可选择侧脑室额角、枕角或三角部为穿刺部位，穿刺点选择上各家医院习惯不同，各有利弊，但没有哪个穿刺点有绝对优势。

（2）侧脑室－心房分流术。脑室分流管经颈静脉，至上腔静脉，导管尖端位于右心房。通常用于不能行脑室腹腔分流手术的患者。因其分流管较脑室－腹腔分流管短，虹吸作用比脑室－腹腔分流术弱，但心房端可干扰心脏生理环境，存在心血管并发症的危险。

（3）其他分流术。如腰大池－腹腔分流，而脑室－胸膜腔分流，脑室－胆囊分流、脑室－输尿管或膀胱分流等已证实无临床应用价值，已弃用。

分流术的主要并发症有以下6种。

（1）分流管阻塞。分流管阻塞是分流手术失败最常见的原因。分流管的脑室端、腹腔端、分流泵都可发生阻塞。原因有：①脑脊液中含有可能阻塞分流装置的物质，如血性脑脊液、感染的脑脊液、脑脊液蛋白数过高等；②周围组织包绕或阻塞分流管，如脑室端可能有脉络丛包绕、分流管触壁脑组织包绕，腹腔端可能有大网膜、脂肪组织、胃肠壁等包绕；③分流管周围形成囊肿，包裹分流管致分流不畅。

（2）连接部位或其他位置断裂偶见连接部位或其他位置断裂。

（3）感染。感染是分流手术失败的重要原因之一，年长或年幼，体质较弱者，颅内有隐性的感染灶，局部皮肤破溃，肠道细菌逆行，身体其他部位感染都是引起分流管感染的原因。

（4）分流过度或不足。①分流过度，在儿童多见，出现典型的体位性头痛。②慢性硬膜下血肿或积液，多见于正压性脑积水患者术后，多为低阻抗分流管导致脑脊液引流过度、低颅压有关。③分流不足，与分流管阀门压力不当有关。

（5）裂隙脑室综合征。裂隙脑室综合征发生率约 0.9%～55%。发生机制是由于脑脊液长期过度引流导致脑室端阻塞及脑室顺应性减少。

（6）癫痫。穿刺位置脑组织损伤、分流后颅内压力的改变、原有的脑损伤都可能导致癫痫的发生，发生率约 5%。

脑室－腹腔分流术的特有并发症包括以下几种。

（1）腹股沟疝。腹股沟疝以儿童多见，在鞘膜突未闭前放置者更易发生。身高增长须更换分流管。

（2）腹腔端阻塞。网膜包裹、腹腔囊肿、腹腔粘连、分流管位置不当等都可引起腹腔端阻塞。

（3）分流管感染或腹膜炎。

（4）腹水、肠梗阻、肠扭转或绞窄等。

（5）腹腔脏器穿孔。

（二）解答及分析

1. 手术方式

该患者一般情况较好，无腹部疾患病史，脑积水系由蛛网膜下腔出血所致，属交通性脑积水，故首选侧脑室－腹腔分流术。

2. 术前需做的准备工作

术前 1 周内行腰穿测量脑脊液压力，了解目前压力情况，便于术前设定可调压分流管初始值。脑脊液同时送检行常规、生化检查，如白细胞数、蛋白过高均近期不宜行分流术。

行各项术前常规检查，不应有一般常规手术的禁忌证。腹部 B 超了解腹部情况。

改善患者一般状况，增加营养、纠正贫血等。

3. 术中术后注意的问题

患者系左侧后交通动脉动脉瘤，且为右利手，手术穿刺点宜选择右侧。

（1）术中注意。穿刺的位置要尽量准确；穿刺成功后需测压了解压力情况，与腰椎穿刺结果是否相符；术中勿流失太多脑脊液，应待其术后缓慢引流；皮下部分引流管通道应位于真皮层下，表面皮肤过薄易引起感染或皮肤破损；腹腔端应相对固定，但不能固定过死，腹腔端预留合适的长度（约 15 cm），U 型返折固定于肝脏膈面下，这样不易被大网膜包绕。

（2）术后注意。早期复查 CT 了解分流管的位置，1 周左右复查 CT 了解分流情况；应用广谱抗生素预防感染，切口及时换药；早期勿挤压分流泵；如术前有癫痫发作，应用抗癫痫药物。

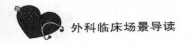

【场景四】患者于入院 4 周后在全麻下行右侧侧脑室－腹腔分流术，手术顺利。术后第 2 天复查 CT 了解引流管位置，结果如图 2－23a。

术后患者意识逐渐清醒，左侧肢体肌力逐渐改善，恢复至 5 级。术后 2 周再次复查 CT，结果如图 2－23b。

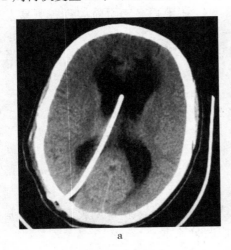 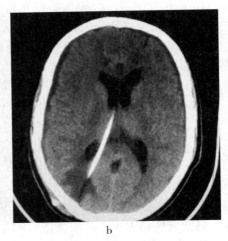

a：术后每 2 天检查 CT；b：术后 2 周复查 CT

图 2－23　术后 CT 复查

患者可自行行走，言语清楚，四肢肌力 V 级，自主进食后出院，共住院 49 天。

提问：

该患者出院后的注意事项是什么？

（一）基础知识

动脉瘤栓塞术后的患者应做到严格随访：一般在术后 3 个月、半年、1 年、2 年的时间点进行随访。有条件的患者随访时应做 DSA 了解动脉瘤的情况。

脑室－腹腔分流术后的患者随访时间多在术后 1 个月、3 个月、6 个月、1 年、2 年进行，随访的内容包括检查引流管是否通畅，有无高颅压或低颅压的症状，智力改善情况，脑室形态的变化等项目。

（二）解答

出院的注意事项：①定期随访。②因有一定的癫痫发生率，应注意不应从事驾驶等工作。③如出现急性胃肠炎、感染性腹泻、腹膜炎等情况应及时就诊，为防逆行感染，有时需暂时拔除引流管。

（柳晓秋）

参考文献

[1] Greenberg MS. 神经外科手册[M]. 赵继宗. 济南：山东科学技术出版社，2004.

[2] 封志纯，兰和魁. 儿科临床场景导读[M]. 北京：军事医学科学出版社，2006.

[3] 王忠诚. 王忠诚神经外科学（彩图版）[M]. 武汉：湖北科学技术出版社，2015.

[4] 权涛，何旭英，李西锋，等. 多发动脉瘤并发蛛网膜下腔出血患者预后相关因素分析[J]. 中华神经医学杂志，2012，11（2）：152－155.

[5] 饶强，段传志，刘晓平，等. 脑动静脉畸形合并出血相关影响因素分析[J]. 中华神经医学杂志，2011，10（4）：397－401.

[6] 李辉，段传志，李西锋，等. 支架辅助栓塞治疗椎基底夹层动脉瘤复发的危险因素分析[J]. 中华神经医学杂志，2015，14（6）：567－571.

[7] Cohen－Gadol AA, Bohnstedt BN. Recognition and evaluation of nontraumatic subarachnoid hemorrhage and ruptured cerebral aneurysm [J]. Am Fam Physician, 2013, 88 (7): 451－456.

[8] Lima SJ, Azevedo Filho HR, Silva HJ. Methods of evaluation of smell in victims of subarachnoid hemorrhage patients: a systematic review [J]. Codas, 2016, 28 (1): 81－88.

[9] Szikora I, Marosföi M, Berentei Z, et al. Interventional neuroradiology: current options [J]. Orv Hetil, 2015, 156 (17): 680－686.

[10] Waurick K. Pitfalls of anesthesiologic management in operative or interventional securing of aneurysm [J]. Anasthesiol Intensivmed Notfallmed Schmerzther, 2014, 49 (11－12): 648－653.

第三章　普通外科

第一节　甲状腺包块

【场景一】患者张某，女性，35 岁。入院前 1 年发现左侧颈部包块，约 3 cm×2 cm，无伴随症状，未诊治。近 3 个月自觉包块有所增大，无声嘶，无呼吸困难及吞咽困难，无体重下降。门诊查甲功五项未见异常。甲状腺核素扫描示甲状腺左叶冷结节。入院查体：体温 36.5 ℃，脉搏 80 次/分，呼吸 20 次/分，血压 102/74 mmHg，体重 53 kg。神志清楚，查体合作。心、肺、腹部查体无异常。专科情况：气管右偏。左颈部触及一约4 cm×3 cm 质硬包块，与周围组织分界欠清，活动度欠佳，表面欠光滑，可随吞咽动作上下活动。甲状腺右叶未见异常。颈部未触及肿大淋巴结。颈部未闻及血管杂音。

提问：

（1）在病史采集时，应关注哪些内容？

（2）为协助诊断，还应行哪些辅助检查？

（一）基础知识

据资料统计，甲状腺结节在人群中的发生率为 19%～67%，其中甲状腺癌约占 5%～10%，而且近 10 年发病率明显上升。因此，甲状腺结节的诊治受到越来越多的重视，许多国家为此制定了相关的诊治指南。根据美国《甲状腺结节和分化型甲状腺癌诊治指南（2015）》（后文简称《指南》），对于单结节来说，直径 >1 cm 的结节都有可能是有临床意义的肿瘤，均需要进行评估。直径≤1 cm 的结节，如超声提示有可疑癌征象或有头颈部放射线暴露史或甲状腺癌家族史时，也需要进行评估。评估的内容包括全面的病史采集和体格检查，以及实验室、影像学和细胞学检查。具体如下。

1. 病史采集和体格检查

重点关注有无头颈部放射线暴露史、骨髓移植前的全身照射史、一级亲属甲状腺癌家族史、14 岁前的核暴露史，甲状腺结节是否生长迅速，有无声音嘶哑，同侧颈淋巴结是否肿大、固定等。

2. 实验室检查

《指南》建议每例患者均行血清促甲状腺激素测定。若血清促甲状腺激素正常或高于正常，推荐行甲状腺超声检查。若血清 TSH 低于正常，则行甲状腺核素扫描。血清甲状腺球蛋白对甲状腺癌具有高度的敏感性和特异性，特别是在行甲状腺全切术并去除残余病变后。因此，甲状腺球蛋白水平是监测残留或转移病灶的重要方法之一。而血清降钙素在未经刺激的情况的前提下上升至 100 pg/mL 以上，则提示可能存在甲状腺髓样癌。

3. 影像学检查

主要包括甲状腺超声和核素扫描。前者评估结节的大小、位置、性质（囊性、实性、混合性，以及囊性所占比例）、甲状腺的解剖信息和颈部淋巴结的情况，尤其是对颈部淋巴结的评估，B 超有着不可替代的作用。后者倾向于了解结节的功能状态。其他影像学检查还有 CT、MRI 等，但它们对甲状腺肿瘤的定性诊断不如超声，故不作为常规检查项目。

4. 细胞学检查

即细针穿刺活检，诊断正确率可达 80% 以上。对核素扫描提示有功能的甲状腺结节无需进行细胞学检查。对囊性或囊实性结节，建议在超声引导下进行穿刺。

虽然甲状腺多发结节一般为良性疾病，但仍有 4%～7% 的结节性甲状腺肿发生恶变。总的来说，甲状腺多发结节为恶性的危险性与单发结节为恶性的危险性相同，因此也应行相关评估，若发生结节有微钙化、低回声和结节间丰富的血供，则提示该结节可能为恶性。

（二）解答及分析

在采集患者病史及体格检查中应注意：①有无头颈部放射线暴露史；②有无骨髓移植前的全身照射史；③有无一级亲属甲状腺癌家族史；④有无 14 岁前的核暴露史；⑤甲状腺结节是否生长迅速；⑥有无声音嘶哑；⑦同侧颈淋巴结是否肿大、固定；⑧对侧腺叶是否存在结节。

因患者左颈部触及一大小约 4 cm×3 cm 质硬包块，可随吞咽动作上下活动。考虑为甲状腺左叶结节，且直径超过 1 cm，且促甲状腺激素正常，应行甲状腺超声检查，了解结节的位置、形态、性质（囊性、实性、混合

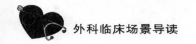

性）、血供。必要时行细针穿刺活检。

【场景二】 经进一步询问，患者否认放射线暴露史及甲状腺癌家族史。B 超提示甲状腺左叶实性病变；左颈部见一大小为 0.5 cm×0.6 cm 淋巴结。考虑患者甲状腺左叶结节有恶性肿瘤的可能，于入院第 4 天在颈丛阻滞麻醉下行甲状腺肿物切除术，术中病理诊断为甲状腺乳头状癌。

提问：

此时应选择何种手术方式？

（一）基础知识

手术治疗，包括甲状腺手术和颈淋巴结清扫，是治疗分化型（乳头状、滤泡状）甲状腺癌最重要的措施。临床上治疗甲状腺癌常见的手术方式有甲状腺单叶切除术、一侧腺叶切除＋对侧腺叶次全切除术、一侧腺叶切除＋峡部切除术、甲状腺近全切除术［切除大部分可见的甲状腺组织，仅保留少量附着在喉返神经进入环甲肌部位周围的组织（约 1 g）］和甲状腺全切术等，而甲状腺次全切除术不适用于甲状腺癌的治疗。目前具体手术方式的选择仍存在争议。国内多数学者主张，对分化型甲状腺癌和甲状腺髓样癌（无论肿瘤大小及是否有外侵）当肿瘤局限于一侧腺叶的，可考虑一侧腺叶加峡部切除，同时行气管食管沟淋巴结清扫，不主张全甲状腺切除或一侧腺叶加对侧次全切除。若肿瘤侵及周围肌肉或软骨膜，可一并切除。国外许多学者则主张行全甲状腺切除，术后应用核素治疗，以消灭潜在微小病灶，并避免原发灶复发后的二次手术。

颈淋巴结清扫是治疗甲状腺癌颈淋巴结转移的有效手段。对于临床检查发现肿大淋巴结者，以及临床检查为阴性，但超声、CT 等影像学检查发现有颈淋巴结肿大者均应行颈淋巴结清扫。常用的术式为中央区颈淋巴结清扫和改良颈淋巴结清扫。前者指清除颈总动脉内侧、甲状腺周围、气管食管沟之间和上纵隔的淋巴结组织。后者指保留胸锁乳突肌、颈内静脉和副神经的颈淋巴结清扫。若病情较晚，颈淋巴结广泛转移者，则应行传统的根治性颈淋巴结清扫。由于区域淋巴结转移对预后无重要意义，且预防性颈清扫和治疗性颈清扫比较，10 年、15 年生存率无明显差别。目前多不主张作预防性颈淋巴结清扫。

（二）解答及分析

患者在术中经甲状腺肿物切除并活检，确诊为甲状腺乳头状癌。因术前相关临床检查和 B 超未发现右侧腺叶异常，但 B 超提示左颈部一肿大淋巴结，考虑存在颈淋巴结转移，转移范围较局限。据此考虑行左侧腺叶加峡部切除，同时行左侧中央区颈淋巴结清扫。

【场景三】行左侧腺叶加峡部切除 + 左侧中央区颈淋巴结清扫术。术中见肿瘤局限于左叶，未侵及周围组织；一枚颈淋巴结肿大，大小约 0.5 cm × 0.6 cm，质硬，包膜尚完整，可活动。术后病理诊断：①甲状腺乳头状癌；②颈淋巴结转移（1/10）。术后患者恢复顺利。

提问：

下一步患者应进行什么治疗？

（一）基础知识

分化型甲状腺癌术后辅助治疗主要是内分泌治疗和放射性碘治疗。与多数恶性肿瘤不同，术后辅助化学治疗并不是分化型甲状腺癌常规的治疗手段。

1. 内分泌治疗

分化型甲状腺癌的肿瘤细胞内有 TSH 受体，对垂体分泌的 TSH 有一定依赖性，因此外源性补充甲状腺素，反馈抑制 TSH 分泌，便可抑制肿瘤的生长和发展，达到预防复发的目的。甲状腺癌术后提倡终身服用干甲状腺素片或左甲状腺素，定期测定血浆甲状腺素和促甲状腺激素，在不出现甲亢的前提下，将促甲状腺激素控制在 1.0 以下，或至少 2.0 以下。

2. 放射性碘治疗

放射性碘治疗是分化型甲状腺癌行双侧甲状腺全切术后治疗和预防复发、转移常用的手段之一。主要适用于 45 岁以上的患者，多发性癌灶、局部侵袭性肿瘤及有远处转移者。

（二）解答及分析

根据分化型甲状腺癌的临床分期，患者年龄在 45 岁以下，未发现远处转移的证据，肿瘤淋巴结转移（tumor node metastasis，TNM）分期为 $T_2N_1M_0$，属 I 期。可建议患者终身口服左甲状腺素片，每天 100 μg，并监测血浆甲状腺素和促甲状腺激素，在不出现甲亢的前提下，使促甲状腺激素维持在 1.0 以下。同时监测甲状腺球蛋白，定期复查甲状腺及区域淋巴结超声。

（黄元媛 黄宗海）

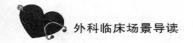

参考文献

[1] 吴阶平，裘法祖. 黄家驷外科学[M]. 6 版. 北京：人民卫生出版社，1996.

[2] 陈灏珠. 实用内科学[M]. 12 版. 北京：人民卫生出版社，2005.

[3] 马庆久，高德明. 普通外科症状鉴别诊断学[M]. 北京：人民军医出版社，2005.

[4] 黄志强，黎鳌，张肇祥. 外科手术学[M]. 2 版. 北京：人民卫生出版社，2003.

[5] 王子明，黎一鸣，李宗芳. 现代外科疾病诊断与治疗[M]. 11 版. 北京：人民卫生出版社，2005.

[6] 吴在德，吴肇汉. 外科学[M]. 6 版. 北京：人民卫生出版社，2004.

[7] 连小兰. 美国《甲状腺结节和分化型甲状腺癌诊治指南（2006）》[J]. 中国实用外科杂志，2007，27（12）：933-936.

[8] 薛绪潮，方国恩. 甲状腺癌的内分泌治疗[J]. 中国实用外科杂志，2004，24（10）：631-632.

第二节　甲状腺功能亢进

　　【场景一】患者吴某，女性，21 岁，发现颈部增粗伴怕热、多汗、心悸 4 年余，在当地医院查三碘甲状腺激素、甲状腺素高，诊断为甲状腺功能亢进（甲亢），口服"他巴唑"（甲巯咪唑）治疗 1 年半，症状缓解。但停药 3 个月后复发，再次服用"他巴唑＋优甲乐"（左甲状腺素纳片）治疗 2 年，仍于停药后 3 个月左右复发。门诊查总三碘甲状腺激素 3.88 ng/mL，总甲状腺激素 15.3 μg/dL，游离三碘甲状腺原氨酸 10.28 pg/mL，游离甲状腺素 4.35 ng/dL，促甲状腺激素无法检出。甲状腺对[131]I 的摄取率，12 小时为 31%，24 小时为 68%，且摄[131]I 高峰前移。入院查体：体温 36.8 ℃，脉搏 120 次/分，呼吸 22 次/分，血压 138/70 mmHg，体重 45 kg。神志清楚，查体合作。双侧眼球突出，Von Grave 征、Moebius 综合征和 Stellwag 征阳性。气管居中。双侧甲状腺Ⅱ度肿大，对称，质软，其内未触及包块。双侧甲状腺上极可闻及血管杂音。颈部未扪及肿大淋巴结。心率 120 次/分，律齐，心界正常，各瓣膜听诊区未闻及杂音。肺部查体未见异常。手震颤阳性。膝跳反射亢进。病理反射未引出。

　　提问：

　　患者的诊断是什么？宜进行什么治疗？

（一）基础知识

　　甲亢是由各种原因导致正常甲状腺素分泌的反馈控制机制丧失，引起循环中甲状腺素异常增多而出现以全身代谢亢进为主要特征的疾病总称。按病因可分为三类，分别是原发性甲亢（Graves 病）、继发性甲亢和自主性高功能甲状腺腺瘤。原发性甲亢是最为常见的甲亢疾病，占全部甲亢患者的80% 以上。它是一种自身免疫性疾病，具有一定的家族倾向，多见于 20～40 岁的女性，甲状腺肿与功能亢进综合征同时出现。甲状腺多呈弥漫性肿大，双侧对称，常伴眼球突出，是这一疾病较为特征性的体征。继发性甲亢和自主性高功能甲状腺腺瘤均为少见病。前者包括多结节性甲状腺肿伴甲亢、滤泡性甲状腺癌、垂体性甲亢等多种疾病，其中以结节性甲状腺肿伴甲亢居多，患病年龄多在 40 岁以上，甲亢症状出现前已有多年甲状腺肿大的病史，不伴眼球突出。后者是甲状腺内单个自主性高功能腺瘤，查体时可触及甲状腺内单个表面光滑，活动度好的肿块，其在放射性碘扫描中显示为"热结节"。

甲亢的治疗主要有 3 种。

1. 抗甲状腺药物治疗

主要有丙基硫氧嘧啶和甲巯咪唑。两者均能通过抑制无机碘向有机碘转化，从而抑制甲状腺素合成，达到治疗甲亢的目的。两者相比，丙基硫氧嘧啶还能抑制外周组织细胞内甲状腺素转化三碘甲状腺激素，甲巯咪唑无此效应，但甲巯咪唑药效强度是丙基硫氧嘧啶的 10 倍，且作用时间长，每日1 次用药，药效即可维持 24 小时，而丙基硫氧嘧啶则必须每 6～8 小时用药1 次才能维持疗效。因此，除严重甲亢患者外，推荐以甲巯咪唑为主要治疗用药，特别是维持期的治疗应选择甲巯咪唑。在治疗过程中，由于垂体前叶的代偿作用，促甲状腺激素分泌增加，可发生甲状腺肿大和血管充血。在治疗同时给予甲状腺素或优甲乐，则能有效避免这一副反应。抗甲状腺药物治疗是原发性甲亢首选的治疗方法，有效率约为 50%～60%。其缺点主要是疗程长（1～2 年），复发率高，可发生过敏和中毒反应，对继发性甲亢和高功能腺瘤疗效差等。一般来说，抗甲状腺药物治疗主要适用于以下病例：①轻度原发性甲亢；②20 岁以下的青少年和儿童；③因其他严重疾病而无法手术者；④术后复发的患者；⑤行术前准备者。有压迫气管症状，胸骨后甲状腺肿及高度突眼的患者不应进行抗甲状腺药物治疗。对妊娠和哺乳期妇女也不推荐该疗法。

2. 放射性碘治疗

是治疗原发性甲亢的有效方法。它的优点是快捷方便，有效率高。副反应主要有：①甲减，治疗后第 1 年发生率约为 5%，此后逐年递增 1%～2%；②可能加重浸润性突眼，但多为暂时性的；③治疗后 10～14 天可诱

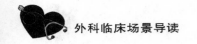

发甲状腺危象或加重甲亢性心脏病。因此应严格掌握适应证，包括：①因其他严重疾病而无法手术者；②术后复发的病例；③40岁以上的原发性甲亢。对于妊娠和哺乳期妇女、青少年和儿童、轻度甲亢应避免进行放射性碘治疗。

3. 手术治疗

能快速、有效地治疗甲亢，且疗效持久，复发率低。手术治愈率为90%～95%，死亡率在1%以下，术后复发率仅为4%～5%。因此，除青少年（一般为20岁以下）、病情轻及伴有其他严重疾病的患者外，均适宜手术治疗，尤其是继发性甲亢、高功能腺瘤和发生甲亢性心脏病等病情较重的患者。具体来说，手术适应证是：①中度以上原发性甲亢；②继发性甲亢或高功能腺瘤；③服药不易控制或停药后复发者；④甲状腺肿大明显并有压迫症状者；⑤妊娠早、中期甲亢药物治疗不能控制者；⑥伴有甲状腺结节不能排除恶性病变者。目前临床上最常用的手术方式是双侧甲状腺次全切除术。其他术式还包括一侧次全切除＋另一侧全切除术、双侧甲状腺全切除术和腔镜手术，这些手术的疗效和术后并发症等情况，仍有待进一步临床验证。

（二）解答及分析

该患者甲亢症状典型，双侧甲状腺弥漫性肿大，对称，无结节及包块，伴眼球突出，三碘甲状腺激素、甲状腺素均显著增高，对^{131}I摄取率明显增加，且摄取高峰前移，可以临床诊断为原发性甲亢。患者两次行正规的抗甲状腺药物治疗，均于停药后3个月左右复发，不再适宜进行抗甲状腺药物治疗。由于患者年龄较轻，未超过40岁，也不适宜放射性碘治疗。所以患者应在充分术前准备的前提下进行手术治疗。术前准备包括以下几个方面。

1. 术前检查

①监测基础代谢率，了解甲亢程度，选择手术时机。基础代谢率的计算公式是：基础代谢率＝（脉率＋脉压）－111。正常值为±10%，+20%～+30%为轻度甲亢，+30%～+60%为中度甲亢，+60%以上为重度甲亢；②行间接喉镜检查，确定声带功能；③检查心脏有无扩大、杂音及心律失常，行心电图检查；④测定血钙、血磷，检查神经肌肉的应激性；⑤行X射线颈部透视或摄片，了解气管是否受压、移位，是否发生软化。如有吞咽困难，则应吞服钡剂，了解食管受压情况；⑥可行甲状腺超声检查，有助于判断疾病性质。

2. 药物准备

①口服复方碘溶液（Lugol溶液），每日3次，每次5～10滴。对不能

耐受碘剂者，从每日 3 次，每次 3 滴开始，逐日增加 1 滴，至每次 16 滴为止，并维持。一般服用碘剂 2～3 周，基础代谢率即下降至 20% 以下，患者情况改善，达到手术要求。对于服碘症状改善不明显者，或中度以上及并发心脏病的患者，改服或加服丙基硫氧嘧啶至基础代谢率基本恢复正常后，停服丙基硫氧嘧啶，单用碘剂 1～2 周。②近年有人主张单用普萘洛尔（心得安）作术前准备，即每次 20～40 mg，每 6 小时给药 1 次。但一般认为，仅适用于不能耐受碘剂或合并服用抗甲状腺药物者，或上述治疗作用不明显，以及高功能腺瘤患者。

3. 其他准备

对精神过度紧张或失眠者，可给予镇静药或安眠药。心力衰竭者，给予洋地黄制剂。心律失常者，行抗心律失常药物治疗等。

【场景二】患者入院后查基础代谢率为 26%，超声检查见典型的"火焰征"，未见结节及包块（图 3-1）。喉镜检查、心电图、X 射线颈部检查均未见异常。血钙、血磷正常。遂开始以复方碘溶液和普萘洛尔进行术前准备。2 周后基础代谢率降至 +8%，心率 80 次/分，体重 46 kg，精神、睡眠好。

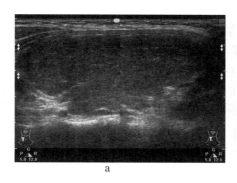 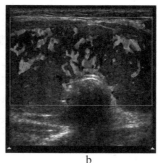

a　　　　　　　　　　　b

a：甲状腺弥漫性、均匀性肿大，左右两侧对称；b：甲状腺血流信号丰富，内径增宽，腺体内血流呈五彩缤纷，称为"火海征"

图 3-1　甲亢的超声图像

提问：
（1）患者何时可进行手术治疗？
（2）甲状腺次全切除术应注意哪些问题？

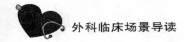

（一）基础知识

一般服用碘剂 2～3 周后，患者基础代谢率可降至 +20% 以下，情绪稳定，睡眠良好，体重增加，脉率 <90 次/分，甲状腺腺体缩小、变硬，血管杂音减小，此时即可进行手术。

甲状腺次全切除术一般在颈丛阻滞麻醉下进行，对巨大的胸骨后甲状腺肿压迫气管，或精神异常紧张者，宜选择气管插管全身麻醉，以保证呼吸道通畅，顺利进行手术。手术时患者为仰卧位，头后仰，肩垫高。切口一般选择在胸骨柄切迹上方两横指处。根据甲状腺功能的情况，决定切除腺体的多少。一般为 70%～90%，每侧残留部分相当于拇指末节大小。也有文献资料报告，术前检查血清抗甲状腺微粒体抗体阳性者，术后甲减的发生率较高，建议术中应适当多保留甲状腺组织。而术前应用抗甲状腺药物不能降低甲状腺刺激性抗体者，术后甲亢复发率较高，术中应少保留甲状腺组织。

（二）解答及分析

患者经药物准备 2 周后，基础代谢率和心率均降至正常，体重有所上升，精神、睡眠好，已达到手术要求，即可进行手术治疗。术中主要注意 3 点。①严格止血，并置通畅引流 24～48 小时，以防术后切口内积血，压迫气管，引起窒息。②避免损伤神经，尤其是喉返神经。在处理甲状腺上下血管时，遵循"上近下远"的原则，即结扎、切断甲状腺上动、静脉时应紧靠甲状腺上极，以避免损伤喉上神经外支；而处理甲状腺下动脉时，应尽量离开腺体背面，靠近颈总动脉结扎其主干，以避免损伤喉返神经。③保留两侧腺体背面部分，在甲状腺下动脉主干进行结扎，使其分支保持咽喉部、气管及食管分支的吻合，以保护甲状旁腺及其血供。

【场景三】患者在颈丛阻滞麻醉下行双侧甲状腺次全切除术。术中双侧各切除约 80% 甲状腺组织。彻底止血后，于切口内留置一乳胶引流片。

提问：

为防治术后并发症，应进行哪些术后处理？

（一）基础知识

甲状腺次全切除术主要有以下术后并发症。

1. 呼吸困难和窒息

一般在术后 24～48 小时内出现。最常见的原因是术后再出血，患者颈部迅速出现肿大、紧张，进而发生呼吸困难，甚至窒息。其他原因还有软化的气管塌陷、喉头水肿等。

2. 喉返神经损伤

发生率约为 0.5%～1%，多为术中操作不慎所致，少数由术后血肿或瘢痕压迫经起。单侧神经损伤多表现为声音嘶哑。双侧神经损伤多表现为失音，并可出现严重的呼吸困难甚至窒息。若为术中挫夹、牵拉引起的喉返神经麻痹，多可能术后 3～6 个月内恢复。若术中结扎或切除神经，则导致神经永久性损伤。单侧喉返神经损伤者，可通过健侧声带过度向患侧内收代偿。双侧喉返神经损伤者则多数需要作气管切开或声带切除。

3. 喉上神经损伤

如果远离甲状腺上极处理甲状腺上血管，连同周围组织一起结扎，易损伤喉上神经运动支，使环甲肌瘫痪，引起声带松弛，声音低沉。分离向上延伸较高的甲状腺上极时，有可能损伤喉上神经感觉支，致喉部黏膜感觉丧失，饮水时易误咽，发生呛咳。

4. 手足抽搐

术中甲状旁腺被误切，或挫伤，或血供受累，均可造成术后甲状旁腺功能不足，引起低血钙。多在术后 1～3 天出现症状。轻者仅有面部或手足麻木感或强直感，2～3 周后，健存的甲状旁腺代偿增生，症状可逐渐消失。重者出现面肌和手足伴有疼痛的持续性痉挛，甚至喉和膈肌痉挛，引起窒息。治疗上主要是补充钙剂、维生素 D_3 和双氢速甾醇。抽搐发作时，立即静脉注射 10% 葡萄糖酸钙或氯化钙 10～20 mL。若发生甲状旁腺永久性损伤，还可进行异体带血管的甲状腺–甲状旁腺移植。

5. 甲状腺危象

一般发生于术后 12～36 小时。临床表现为高热、脉率快速而弱、大汗、烦躁、呕吐、腹泻等。此病为甲亢的严重合并症，死亡率高，约为 20%～30%。治疗措施包括：①给予镇静剂；②静脉输注大量葡萄糖溶液补充能量，吸氧；③降温；④口服大剂量丙基硫氧嘧啶，每次 200～300 mg，每 6 小时给药 1 次；⑤丙基硫氧嘧啶治疗后 1～2 小时应用碘剂，即 10% 葡萄糖溶液 500 mL 内加入碘化钠溶液 0.25g 静滴，每 8～12 小时 1 次，或口服复方碘溶液，首剂 3～5 mL，此后每天 30 滴左右，2 周内停药；⑥应用肾上腺素能受体阻滞剂，如普萘洛尔 10～40 mg，每 4～6 小时口服 1 次，或 0.5～1 mg 静滴；⑦给予大量肾上腺皮质激素，如给予氢化可的松静滴，每天 200～500 mg，或静注地塞米松 2 mg，每 6 小时 1 次；⑧心力衰竭者加用洋地黄制剂。为预防术后甲状腺危象，应注意：①术前作好充分准备；

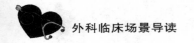
②待基础代谢率接近正常，循环系统改善后进行手术；③术后继续服用碘剂。

6. 甲亢复发

常发生于术后 2～5 年。复发后一般采用非手术治疗，但对病情重、甲状腺较大有压迫症状者，仍考虑手术治疗。

7. 甲状腺功能减退

术后 6 年内发生率逐渐增加，尤其在术后 2 年内，发生率可达 10%～30%。临床表现为怕冷、倦怠、表情淡漠、黏液性水肿等。根据病情给予左甲状腺素片口服。

8. 恶性突眼

多见于 40 岁以上男性患者。临床表现为流泪、畏光、眼内灼痛、复视等。目前尚无特效疗法，治疗上主要是：①保护眼睛，如戴黑眼镜，睡前用油纱布遮眼等；②服用肾上腺糖皮质激素；③服用左甲状腺素片；④可辅以球后或垂体深部 X 射线照射；⑤若上述治疗无效，则应及时行双侧眼眶减压术。

（二）解答及分析

针对甲状腺次全切除术后可能出现的近期并发症，该患者的术后处理主要包括以下几方面：①密切观察体温、脉搏、呼吸、血压等生命体征；②半卧位；③床旁备气管切开包、氧气装置等，备应急之用；④雾化吸入，以利于呼吸道分泌物排出；⑤若无较多渗血、渗液，术后 24～48 小时取出引流片；⑥术后继续服用复方碘溶液，每日递减，至术后 7 天停药；⑦术后 1～2 天内进流质饮食。防止输液反应，以免诱发甲状腺危象。

（黄元媛　黄宗海）

参考文献

[1] 吴阶平，裘法祖. 黄家驷外科学[M]. 6 版，北京：人民卫生出版社，1996.

[2] 陈灏珠. 实用内科学[M]. 12 版，北京：人民卫生出版社，2005.

[3] 黄志强，黎鳌，张肇祥. 外科手术学[M]. 2 版，北京：人民卫生出版社，2003.

[4] 吴在德，吴肇汉. 外科学[M]. 6 版，北京：人民卫生出版社，2004.

[5] 金世鑫. 甲状腺功能亢进的内科治疗[J]. 中国实用外科杂志，2006，26（7）：490-492.

[6] 姜军. 甲状腺功能亢进的术式选择与复发关系[J]. 中国实用外科杂志，2006，26（7）：495-497.

第三节　乳腺癌

【场景一】患者林某，女性，37 岁，1 年前发现右乳一包块，直径约 0.5 cm，可活动，无压痛，无乳痛及乳头溢液，未经诊治。近 3 个月发现该包块明显增大，直径约 3 cm，无胸痛、咯血。患者有多年"乳腺增生"史。11 岁月经初潮，平素月经规律，无痛经史。28 岁生育一女。否认避孕药及女性激素类药物使用史。其母亲因"乳腺癌"死亡。体格检查：体温 36.8 ℃，脉搏 76 次/分，呼吸 16 次/分，血压 113/74 mmHg。神志清楚，查体合作。心肺未见异常。双乳对称，乳头无凹陷，双乳外上象限增厚，可触及多个质韧小结节，无压痛。右乳外上象限可触及一大小约 2.5 cm×2.0 cm 不规则质硬包块，可活动，与周围组织分界欠清，无压痛，与皮肤及胸壁无粘连。右侧腋窝可触及一大小约 1.5 cm×1.0 cm 质硬淋巴结，可活动，无压痛。左侧腋窝及双侧锁骨上区未扪及淋巴结。

提问：

要明确诊断应进行什么检查？

（一）基础知识

1. 乳房疾病常见的症状和体征

（1）乳房肿块。乳房肿块是乳房疾病最常见的症状和体征。其最常见的病因是乳腺囊性增生病。该病引起的乳房肿块常为多发性或双侧性，多伴疼痛和触痛，部分病例肿块大小随月经周期呈周期性变化。患者还常伴有月经前不适等内分泌紊乱的症状。该病也可引起无症状性乳房肿块，需与乳腺癌鉴别。类圆形、光滑、质韧、活动度大的无痛性肿块多见于纤维腺瘤。而质硬、活动度差的不规则无痛性肿块则多见于乳腺癌。

（2）乳房疼痛。单纯的乳房疼痛通常不是严重的疾病，而是乳腺生理性增生所致。伴有弥漫性结节或局部增厚者，多见于乳腺囊性增生病，查体时多有乳房触痛。但一部分乳腺癌患者也可以乳房疼痛为首发症状。

（3）乳头溢液。非泌乳期乳头溢液最常见的原因是恶性肿瘤、乳管内乳头状瘤和伴有导管扩张的乳腺囊性增生病。血性溢液多提示为癌，特别是 45 岁以上的妇女更应注意。但血性溢液也常见于导管内乳头状瘤。鉴别的重点在于前者多有可触及的乳房肿块，而后者则不能扪及肿块。

（4）皮肤改变。局部的红、肿、热、痛通常是炎症的表现。局部皮肤

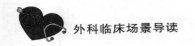

凹陷和乳头回缩提示乳房深部可能存在恶性肿瘤，及一部分良性疾病，如乳腺结核等。

2. 相关辅助检查

（1）乳腺X射线检查。乳腺X射线检查是乳腺癌筛查中最重要的检查之一。聚集在乳腺某一部分的微小钙化灶常提示癌肿的存在，甚至可能仅仅是原位癌。因此，乳腺X射线片上显示有可疑病变，即使临床上未触及肿块，也应进一步行乳房X射线定位穿刺活检。乳腺X射线检查主要的不足之处是它不易显示高密度乳腺内的病变，因而在乳腺癌筛查中不推荐对年轻妇女使用乳腺X射线检查。

（2）超声波检查。超声波检查主要用于鉴别囊性和实性肿块。与乳腺X射线检查联合应用，可提高乳腺癌的检出率。

（3）病理活检。病理活检包括以下几点。①细针抽吸细胞学检查。操作简单，费用低，并发症少，但假阴性率较高。②粗针穿刺活检。可获得组织学的病理诊断，需有经验的医师操作。在相关仪器的辅助下操作，如乳腺X射线，能大大提高定位的准确性，从而提高诊断准确率。③手术切除活检。是诊断乳腺疾病最可靠的检查。

（4）其他检查。其他检查有乳腺CT及MR检查、乳腺近红外线检查等，以及CEA、CA15-3等相关实验室检查。

（二）解答及分析

小结患者病情有以下几个特点：①女性，37岁，病史较长，约1年，近期发现右乳包块生长较快；②右乳外上象限触及一大小约2.5 cm×2.0 cm不规则质硬包块，右侧腋窝触及一肿大且可活动的淋巴结；③有乳腺癌家族史和乳腺良性疾病病史，属乳腺癌的高危人群。根据患者病情分析，其右乳包块有恶性肿瘤的可能，为进一步明确诊断，宜先行乳腺X射线检查，也可与超声波检查联合应用。

【场景二】患者经乳腺X射线检查发现右乳外上象限一高密度阴影，边缘不规则，可见毛刺及细小钙化灶（图3-2）。并在乳腺X射线定位下行粗针穿刺活检，病理证实为浸润性导管癌。

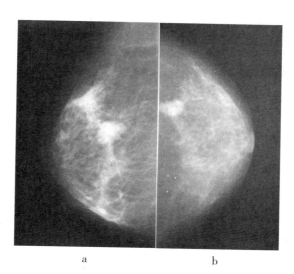

a：斜位片（MLO）；b：轴位片（CC）

图 3-2 乳腺癌的钼靶 X 射线片

提问：

根据该患者的病情，可以选择何种手术方式治疗？

（一）基础知识

乳腺癌根治性手术主要有乳癌根治术、乳癌改良根治术、保乳手术及乳癌扩大根治术。其中乳癌改良根治术已成为大多数乳腺癌的标准治疗方法。若肿瘤较大，侵犯胸大肌者，则考虑行传统的乳癌根治术。随着乳腺癌相关研究的不断发展，目前认为乳腺癌在诊断时已是一种全身性疾病。基于该理论，手术范围的一再扩大并不能真正达到治愈疾病的目的，同时也为保留乳房的治疗提供了相关理论基础。米兰试验和美国乳腺癌大肠癌外科辅助治疗计划组织（National Surgical Adjuvant Breast and Bowel Project，NSABP）的大量随机试验表明，对于早期乳腺癌，乳腺部分切除加腋淋巴结清扫及术后放疗与乳癌改良根治术的无瘤生存率和总生存率相似。目前保乳治疗在我国也逐渐被临床医师和患者接受，并被中国抗癌协会所推荐。根据最新的乳腺癌诊治指南与规范，保乳治疗适合于：①临床Ⅰ期、Ⅱ期中肿瘤最大直径小于3 cm 和临床无明显腋淋巴结转移的患者；大于 3 cm 和Ⅲ期患者经术前化疗降期后也可慎重考虑；②乳房有适当体积，术后能够保持外观效果。其禁忌证为：①既往接受过患侧乳腺或胸壁放疗；②活动性结缔组织病；③妊娠、

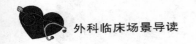

哺乳期患者；④分布在 2 个以上象限的多中心或多灶性病灶；⑤肿瘤经局部广泛切除后切缘阳性，再次切除后仍不能保证病理切缘阴性。

（二）解答及分析

目前对肿瘤最大直径小于 3 cm 伴腋淋巴结转移者是否行保乳治疗的问题尚存在争议，因此建议患者行乳癌改良根治术。若患者强烈要求保留乳房，也可考虑行保乳手术加腋淋巴结清扫术。但术前应与患者及其家属交待保乳术后放疗及费用，局部复发率以及对乳房外形的影响，以及切缘阳性可能仍需切除乳房等，需慎重考虑该术式。

【场景三】 患者在气管内麻醉下行乳癌改良根治术，术后病理诊断右乳外上象限浸润性导管癌，Ⅱ级，雌激素受体（estrogen receptor，ER）（＋），孕激素受体（progesterone receptor，PR）（－），Her－2/neu（＋＋＋）；瘤周脉管内见癌栓；腋窝淋巴结转移（1/14）。

提问：

（1）该患者的临床分期是什么？

（2）如何对患者术后复发风险进行评估？

（3）该患者术后应如何进行全身辅助治疗？

（一）基础知识

1. 乳腺癌临床分期

乳腺癌的分期方法有很多，我国抗癌协会推荐采用的是美国癌症联合委员会（American Joint Committee on Cancer，AJCC）"乳腺癌 TNM 分期第七版（2010 年）"，简要叙述如表 3 - 1～表 3 - 4。

表 3 - 1 T——原发肿瘤

T_x	含义
T_x	原发肿瘤无法评估
T_0	无原发肿瘤证据
T_{is}	原位癌
T_{is}（DCIS）	导管内原位癌
T_{is}（LCIS）	小叶原位癌
T_{is}（Paget's）	乳头 Paget's 病
T_1	肿瘤最大径≤2 cm

（续上表）

T_x		含义
	T_{1mi}	肿瘤的最大径≤0.1 cm
	T_{1a}	肿瘤的最大径>0.1 cm，且≤0.5 cm
	T_{1b}	肿瘤的最大径>0.5 cm，≤1.0 cm
	T_{1c}	肿瘤的最大径>1.0 cm，≤2.0 cm
T_2		肿瘤的最大径>20 cm，≤5.0 cm
T_3		肿瘤的最大径>5.0 cm
T_4		任何体积的肿瘤直接侵犯胸壁和/或皮肤（溃疡或结节）
	T_{4a}	侵犯胸壁，单纯的胸肌受浸润不在此列
	T_{4b}	没有达到炎性乳癌诊断标准的皮肤的溃疡和/或卫星结节和/或水肿（包括橘皮样变）
	T_{4c}	同时有 T_{4a} 和 T_{4b}
	T_{4d}	炎性乳腺癌

表3-2　N——区域淋巴结

N_x		含义
N_x		区域淋巴结无法评估（已切除）
N_0		无区域淋巴结转移
N_1		同侧Ⅰ、Ⅱ级腋窝淋巴结转移，可移动
N_2		同侧Ⅰ、Ⅱ级腋窝淋巴结转移，固定或融合；或有同侧内乳淋巴结转移临床征象*，而没有Ⅰ、Ⅱ级腋窝淋巴结转移临床征象
	N_{2b}	同侧Ⅰ、Ⅱ级腋窝淋巴结转移，淋巴结彼此间或与其他组织结构固定、融合
	N_{2c}	有内乳淋巴结转移临床征象*，而没有Ⅰ、Ⅱ级腋窝淋巴结转移临床征象
N_3		同侧锁骨下淋巴结（Ⅲ级腋窝淋巴结）转移，伴或不伴Ⅰ、Ⅱ腋窝淋巴结转移；或有同侧内乳淋巴结转移临床征象*，并且显示Ⅰ、Ⅱ级腋窝淋巴结转移；或同侧锁骨上淋巴结转移，伴或不伴腋窝或内乳淋巴结转移
	N_{3a}	同侧锁骨下淋巴结转移
	N_{3b}	同侧内乳淋巴结转移伴腋窝淋巴结转移
	N_{3c}	同侧锁骨上淋巴结转移

临床征象*：临床检查或影像学检查发现的淋巴结转移（不包括淋巴闪烁造影术）

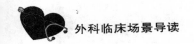

表 3 - 3　M——远处转移

M_x	含义
M_x	远处转移无法评估
M_0	无远处转移的临床或影像学证据
M_1	临床及影像学检查发现远处转移，或组织学发现 >0.2 mm 的转移灶

表 3 - 4　乳腺癌 TNM 分期及预后组别

分期	T_x	N_x	M_x
0 期	T_{is}	N_0	M_0
IA 期	T_1	N_0	M_0
IB 期	T_0	N_{1mi}	M_0
	T_1	N_{1mi}	M_0
IIA 期	T_0	N_1	M_0
	T_1	N_1	M_0
	T_2	N_0	M_0
IIB 期	T_2	N_1	M_0
	T_3	N_0	M_0
IIIA 期	T_0	N_2	M_0
	T_1	N_2	M_0
	T_2	N_2	M_0
	T_3	N_1	M_0
	T_3	N_2	M_0
IIIB 期	T_4	N_0	M_0
	T_4	N_1	M_0
	T_4	N_2	M_0
IIIC 期	任何 T	N_3	M_0
IV 期	任何 T	任何 N	M1

2. 乳腺癌术后全身辅助治疗的选择

乳腺癌术后应对患者进行复发风险的评估（表 3 - 5），再根据评估的结果选择适合患者的全身辅助治疗（表 3 - 6）。

表3-5　乳腺癌术后复发风险的分组

危险度	判别要点	
	转移淋巴结	其他
低度	阴性	同时具备以下5条：标本中病灶大小（pT）≤2 cm，且分级1级且瘤周脉管未见肿瘤侵犯且Her-2/neu基因没有过度表达或扩增且年龄≥35岁
中度	1～3个阳性	以下5条至少具备1条：标本中病灶大小（pT）>2 cm，或分级2～3级或有瘤周脉管未见肿瘤侵犯或Her-2/neu基因没有过度表达或扩增或年龄<35岁，未见Her-2/neu基因过度表达和扩增
高度	≥4个阳性	Her-2/neu基因过度表达或扩增

表3-6　乳腺癌术后全身辅助治疗的选择

危险级别	ER/PR阳性	内分泌治疗反应不确定	ER和PR阴性
低危	内分泌治疗或不用	内分泌治疗或不用	不适用内分泌治疗
中危	单用内分泌治疗或化疗→内分泌治疗	化疗→内分泌治疗	化疗
高危	化疗→内分泌治疗	化疗→内分泌治疗	化疗

（二）解答及分析

　　根据患者临床表现及病理诊断，患者 TNM 分期为 $T_2N_1M_0$，临床分期为 Ⅱ$_B$ 期。其同侧腋窝有 1 个淋巴结阳性，且 Her-2/neu 检测为强阳性，说明 Her-2/neu 基因过度表达或扩增，术后复发风险为高度危险组。因病理显示肿瘤细胞 ER 阳性，提示患者适合进行内分泌治疗，应在化疗结束后开始辅助内分泌治疗。赫赛汀是 Her-2 受体的单克隆抗体。含赫赛汀的全身辅助治疗可以降低 Her-2/neu 基因过度表达的乳腺癌患者的术后复发。

（黄元媛　黄宗海）

参考文献

[1] 马庆久，高德明. 普通外科症状鉴别诊断学[M]. 北京：人民军医出版社，2005.

[2] 黄志强，黎鳌，张肇祥. 外科手术学[M]. 2版北京：人民卫生出版社，2003.

[3] 王子明，黎一鸣，李宗芳. 现代外科疾病诊断与治疗[M]. 11版. 北京：人民卫生出版社，2005.

[4] 吴在德，吴肇汉. 外科学[M]. 6版. 人民卫生出版社，2004.

[5] 张斌. 正确理解乳腺癌的新概念，提高乳腺癌综合治疗水平[J]. 中国实用外科杂志，2006，26 (4)：246 – 247.

[6] Fisher B, Anderson S, Bryant J, et al. Twenty – year follow – up of a randomized trial comparing total mastectomy, lumpectomy, and lumpectomy plus irradiation for the treatment of invasive breast cancer [J]. N Engl J Med, 2002, 347 (16)：1233 – 1241.

[7] Veronesi U, Cascinelli N, Mariani L, et al. Twenty – year follow – up of a randomized study comparing breast – conserving surgery with radical mastectomy for early breast cancer [J]. N Engl J Med, 2002, 347 (16)：1227 – 1232.

[8] 李继光. 与乳腺癌有关的治疗不足与过度治疗问题[J]. 中国实用外科杂志，2006，26 (4)：248 – 250.

[9] 徐兵河. 乳腺癌辅助化疗的新概念[J]. 中国实用外科杂志，2006，26 (4)：251 – 253.

[10] 吴世凯，宋三泰. 乳腺癌内分泌治疗的新概念[J]. 中国实用外科杂志，2006，26 (4)：256 – 258.

第四节　腹外疝

【场景一】患者关某，男，71岁，因右侧腹股沟可复性包块3年余，复发并加重4小时入院。患者3年前无明显诱因右侧腹股沟出现一包块，为鸡蛋大小，多在直立及劳动时出现，平卧后可消失，未做特殊处理，三年来包块逐渐增大，并进入右侧阴囊。4小时前患者骑单车时肿物突然突出进入阴囊，休息后未能回纳入腹腔，伴有阵发性腹痛，恶心、呕吐4次，呕吐物为胃内容物，无发热。入院查体：体温36.5 ℃，脉搏86次/分，呼吸18次/分，血压134/80 mmHg。心肺未见异常，腹部平软，未见肠型及蠕动波，无压痛及反跳痛，肝脾肋下未触及，全腹未触及包块，肠鸣音5次/分。右侧腹股沟区可见一包块，下降至阴囊，约10 cm×8 cm，质中等，无压痛，不能回纳腹腔。

提问：

（1）该患者的诊断及鉴别诊断？

（2）为明确诊断需进一步行哪些检查？

（一）基础知识

凡是腹内脏器或组织通过腹壁先天性或后天性缺损、薄弱区或孔隙向体表突出，在局部形成一肿块者称为腹外疝。

1. 腹外疝病因

（1）腹壁强度减弱。腹壁强度减弱属于解剖结构原因，是疝发生的基础，有先天性和后天性两种情况。先天性的如腹膜鞘状突未闭，腹内斜肌下缘高位，宽大的腹股沟（黑塞尔巴赫）三角，脐环闭锁不全，腹壁白线缺损等。有些正常的解剖现象，如精索或子宫圆韧带穿过腹股沟管，股动静脉穿过股管区，也可造成该处腹壁强度减弱。后天获得性原因有手术切口、引流口愈合不良、外伤、炎症、感染、手术切断腹壁神经，肥胖者过多的脂肪浸润，老龄的肌肉退化萎缩，以及胶原代谢异常，致坚实的筋膜组织为疏松而有微孔的结缔组织层或脂肪所代替的解剖方面原因。

（2）腹内压增加。腹内压增加是一种诱发因素，原因很多，如慢性咳嗽（如吸烟者和老年人支气管炎）、慢性便秘、晚期妊娠、腹水、排尿困难（前列腺肥大、包茎）、婴儿经常号哭、举重、经常呕吐、以及腹内肿瘤等。

2. 临床病理类型

按疝的内容物能否回纳分易复性疝、难复性疝；按疝的内容物有无血循环障碍可分为嵌顿性疝、绞窄性疝。

（1）易复性疝。凡疝内容物很容易回入腹腔的，称为可复性疝。

（2）难复性疝。疝内容物不能完全回入腹腔但并不引起严重症状的，称为难复性疝。常因疝内容物（多数是大网膜，也有小肠）反复疝出，表面受摩擦而损伤，与疝囊发生粘连所致。

（3）嵌顿性疝。疝内容物突然不能回纳，发生疼痛等一系列症状者，称为嵌顿性疝（图3-3）。如嵌顿的内容为小肠，则产生急性肠梗阻症状。嵌顿性疝的主要病理特征是肠腔受压梗阻，但其供应的动静脉血运尚未受阻。嵌顿性疝可造成嵌顿的近端与远端肠袢内腔同时的完全性梗阻，所以属于闭袢性肠梗阻，因而也叫嵌闭性疝。需要提出的是，如果嵌顿的内容物仅为肠壁的一部分，系膜侧肠壁及其系膜并未进入疝囊，称为肠管壁疝，或称瑞契（Richter）疝（图3-4）。如嵌顿的内容物为回肠远端憩室（又名梅克尔憩室），则称为里脱（Littre）疝。

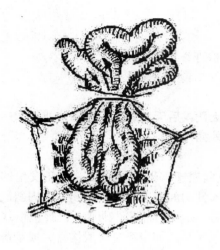

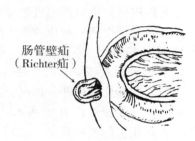

肠管壁疝
（Richter疝）

图3-3　逆行性嵌顿疝　　　　　图3-4　肠管壁疝

（4）绞窄性疝。嵌顿性疝如不及时解除，致使疝内容物因被嵌闭后使内容物发生血循环障碍甚至坏死者，称为绞窄性疝。嵌顿和绞窄常多为一个肠段，但有时嵌顿的内容物为两个以上肠袢使肠袢呈 W 形状者称逆性嵌顿性疝。不仅在疝囊内的，而且在腹腔内的嵌顿肠管均可发生坏死。

腹腔内脏在腹股沟通过腹壁缺损突出者，称为腹股沟疝，是最常见的腹外疝，占全部腹外疝的 90%。根据疝环与腹壁下动脉的关系，腹股沟疝分为腹股沟斜疝和腹股沟直疝两种。斜疝从位于腹壁下动脉外侧的腹股沟管内环突出，向内下，向前斜行经腹股沟管，再穿出腹股沟环，可进入阴囊中，占95%。直疝从腹壁下动脉内侧的腹股沟三角区直接由后向前突出，不经内环，也从不进入阴囊，仅占5%。腹股沟疝发生于男性者占多数。男女发病率之比为15：1，右侧比左侧多见。老年患者中直疝发生率有所上升，但仍以斜疝为多见。

腹股沟斜疝发病机理有先天性和后天性两种。

胚胎早期，睾丸位于腹膜后第 2～3 腰椎旁，以后逐渐下降，同时在未来的腹股沟管内环处带动腹膜、腹横筋膜以及各层肌肉经腹股沟管逐渐下移，并推动皮肤而形成阴囊。随之下移的腹膜形成一鞘状突，而睾丸则紧贴在鞘状突的后壁。鞘状突在婴儿出生后不久，除阴囊部分成为睾丸固有鞘膜外，其余部分即自行萎缩闭锁而遗留一纤维索带。如鞘状突不闭锁或闭锁不完全，就可形成先天性斜疝的疝囊。右侧睾丸下降比左侧略晚，鞘突闭锁也较迟，因此，右侧腹股沟疝较为多见。

　　后天性斜疝较先天性者为多，其发病机理则完全不同。它是因为腹股沟区存在着解剖上的缺陷所致，即腹股沟管区是腹壁薄弱区，又有精索通过而造成局部腹壁强度减弱，但主要是发育不良或腹肌较弱而腹横肌与腹内斜肌对内环括约作用减弱，以及腹横肌弓状下缘（或为联合肌腱）收缩时不能靠拢腹股沟韧带，均诱发后天性斜疝。

　　腹股沟斜疝临床表现如下。

　　临床症状可因疝囊大小或有无并发症而异。基本症状是腹股沟区出现一可复性肿块，开始肿块较小，仅在患者站立、劳动、行走、跑步、剧咳或婴儿啼哭时出现，平卧或用手压时块肿可自行回纳，消失不见。一般无特殊不适，仅偶尔伴局部胀痛和牵涉痛。随着疾病的发展，肿块可逐渐增大，自腹股沟下降至阴囊内或大阴唇，行走不便和影响劳动。肿块呈带蒂柄的梨形，上端狭小，下端宽大。

　　检查时，患者仰卧，肿块可自行消失或用手将包块向外上方轻轻挤推，向腹腔内回纳消失，常因疝内容物为小肠而听到咕噜声。疝块回纳后，检查者可用食指尖轻轻经阴囊皮肤沿精索向上伸入扩大的外环，嘱患者咳嗽，则指尖有冲击感。有的隐匿性腹股沟斜疝，可以通过此试验，确定其存在。检查者用手指紧压腹股沟管内环，然后嘱患者用力咳嗽、斜疝肿块并不出现，倘若移开手指，则可见肿块从腹股沟中点自外上方向内下鼓出。这种压迫内环试验可用来鉴别斜疝和直疝，后者在疝块回纳后，用手指紧压住内环嘱患者咳嗽时，疝块仍可出现。

　　以上为可复性疝的临床特点。其疝内容物如为肠袢，则肿块柔软、表面光滑、叩之呈鼓音。回纳时，常先有阻力；一旦开始回纳，肿块即较快消失，并常在肠袢进入腹腔时发出咕噜声。内容物如为大网膜，则肿块坚韧无弹性，叩之呈浊音，回纳缓慢。

　　难复性斜疝在临床表现方面除胀痛稍重外，其主要特点是疝块不能完全回纳。

　　滑动性斜疝往往表现为较大而不能完全回纳的难复性疝。滑出腹腔的盲肠常与疝囊前壁发生粘连。临床上除了肿块不能完全回纳外，尚有"消化不良"和便秘等症状。滑动性疝多见于右侧，左右发病率之比约为 1∶6。在临床工作中应对这一特殊类型的疝有所认识，否则在手术修补时，滑出的盲肠或乙状结肠可能被误认为疝囊的一部分而被切开。

　　嵌顿性疝常发生在强力劳动或排便等腹内压骤增时，通常都是斜疝。临床上常表现为疝块突然增大，并伴有明显疼痛。平卧或用手推送肿块不能使之回纳。肿块紧张发硬，且有明显触痛。嵌顿的内容物为大网膜，局部疼痛

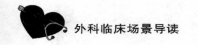

常轻微；如为肠袢，不但局部疼痛明显，还可伴有阵发性腹部绞痛、恶心、呕吐、便秘、腹胀等机械性肠梗阻的病象。疝一旦嵌顿，自行回纳的机会较小；多数患者的症状逐步加重，如不及时处理，终将成为绞窄性疝。肠管壁疝嵌顿时，由于局部肿块不明显，又不一定有肠梗阻表现，容易被忽略。

（二）解答及分析

根据该患者的病史及临床表现结果诊断为右侧腹股沟斜疝（嵌顿疝）；腹股沟斜疝虽是一种比较容易诊断的疾病，但它很易和以下疾病混淆，应注意鉴别。

1. 腹股沟直疝

与斜疝的鉴别见表 3－7。

表 3－7　斜疝和直疝的鉴别

鉴别点	斜疝	直疝
发病年龄	多见于儿童及青壮年	多见于老年
突出途径	经腹股沟管突出，可入阴囊	由直疝三角突出，不入阴囊
疝块外形	椭圆或梨形，上部呈蒂柄状	半球形，基底较宽
回纳疝块后压住内环	疝块不再突出	疝块仍可突出
精索与疝囊的关系	精索在疝囊后方	精索在疝囊前外方
疝囊颈与腹壁下动脉的关系	疝囊颈在腹壁下动脉外侧	疝囊颈在腹壁下动脉内侧
嵌顿机会	较多	极少

2. 睾丸鞘膜积液

完全在阴囊内，肿块上缘可触及，无蒂柄进入腹股沟管内。发病后，从来不能回纳，透光试验检查呈阳性。肿块呈囊性弹性感。睾丸在积液之中，故不能触及，而腹股沟斜疝时，可在肿块后方扪及实质感的睾丸。

3. 精索鞘膜积液

肿块位于腹股沟区睾丸上方，无回纳史，肿块较小，边缘清楚，有囊性感、牵拉睾丸时，可随之而上下移动。但无咳嗽冲击感，透光试验阳性。

4. 交通性鞘膜积液

肿块于每日起床或站立活动后慢慢出现逐渐增大，平卧和睡觉后逐渐缩小，挤压肿块体积也可缩小，透光试验阳性。

5. 隐睾

隐睾多位于腹股沟管内，肿块小，边缘清楚，用手挤压时有一种特殊的睾丸胀痛感，同时，患侧阴囊内摸不到睾丸。

【场景二】该患者入院后查胸部 X 射线片和心电图无异常。右侧腹股沟包块彩超检查示包块内容物为肠管样结构。辅助检查血常规：白细胞计数 16.1 g/L，中性粒细胞所占百分比 88.9%，凝血四项均正常。

提问：

（1）该患者进一步如何治疗？

（2）腹股沟斜疝的手术方法有几种？

（一）基础知识

1. 腹股沟管解剖

腹股沟管在正常情况下为一潜在的管道，位于腹股沟韧带的内上方，大体于腹内斜肌、腹横肌的弓状下缘与腹股沟韧带之间。成人的腹股沟管长 4～5 cm，有内、外两口和上下前后四壁。内口即内环或称腹环，即上文所述腹横筋膜中的卵圆形裂隙；外口即外环，或称皮下环，是腹外斜肌腱膜下方的三角形裂隙。管的前壁是腹外斜肌腱膜，在外侧 1/3 尚有部分腹内斜肌；后壁是腹横筋膜及其深面的腹膜壁层，后壁内、外侧分别尚有腹横肌腱（或联合肌腱）和凹间韧带。上壁为腹横腱膜弓（或联合肌腱），下壁为腹股沟韧带和陷窝韧带。腹股沟管内男性有精索，女性有子宫圆韧带通过，还有髂腹股沟神经和生殖股神经的生殖支。

2. 直疝三角

又称 Hesselbach 三角。亦称腹股沟三角。直疝三角是由腹壁下动脉构成外侧边，腹直肌外缘构成内侧边，腹股沟韧带构成底边的一个三角形区域。此处腹壁缺乏完整的腹肌覆盖，且腹横筋膜又比周围部分薄，所以是腹壁的一个薄弱区。腹股沟直疝即在此由后向前突出，故称直疝三角（图 3 - 5）。直疝三角与腹股沟管内环之间有腹壁下动脉和凹间韧带（腹横筋膜增厚而成）。

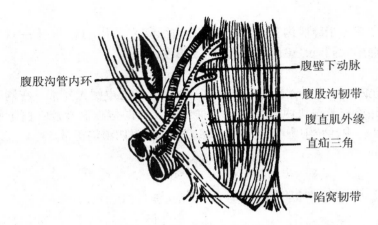

图 3-5　直疝三角（后面观）

左侧标注（从上到下）：腹股沟管内环

右侧标注（从上到下）：腹壁下动脉　腹股沟韧带　腹直肌外缘　直疝三角　陷窝韧带

3. 腹股沟斜疝的治疗

（1）非手术治疗。

1）婴儿在长大过程中，腹肌逐渐强壮，部分有自愈可能，一般主张1周岁内的婴儿，可暂不手术，先用棉线束带或绷带压迫腹股沟管内环，以防疝的突出（图3-6）。

2）对于年老体弱或伴其他严重疾病不宜手术者，可配用疝带。方法是回纳疝内容物后，将疝带一端的软压垫对着疝环顶住，可阻止疝块突出。疝带可以白天佩带，晚间除去。

3）嵌顿性疝手法复位法。嵌顿性疝原则上应紧急手术，以防止肠管坏死。

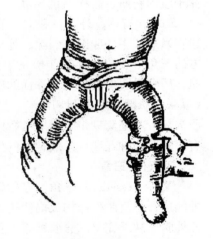

图 3-6　腹股沟管内环压迫法

但在下列少数情况下不必立即施行手术：①嵌顿时间较短（3～5小时内），局部压痛不明显，没有腹部压痛和腹膜刺激症状，估计尚未形成绞窄，尤其是小儿，因其疝环周围组织富于弹性，可以试行复位；②病史长的巨大疝，估计腹壁缺损较大，疝环松弛。手法复位成功后，应反复严密观察24小时，注意有无腹痛、腹肌紧张以及大便带血现象，也须注意肠梗阻现象是否得到解除。手法复位成功，也仅是一种姑息性临时措施，有一定的危险性，须严格控制应用，成功后建议患者尽早进行手术治疗，以防复发。

（2）手术治疗。除部分婴儿外，腹股沟斜疝不能自愈，且随着疝块增大，必将影响劳动和治疗效果，并因常可发生嵌顿和绞窄而威胁患者的生命安全。因此，除少数特殊情况外，均应尽早施行手术修补。

1）高位结扎术。手术在内环处显露斜疝囊颈，在囊颈根部以粗丝线作高位结扎或贯穿缝合术，随即切去疝囊。此手术没有修补腹股沟区的薄弱区，因此仅适用于婴幼儿，因其在发育中腹肌逐渐强壮可使腹壁加强；但对成年人不能预防其复发。疝囊切除高位结扎术也适用于斜疝绞窄发生肠坏死局部有严重感染的病例。因当时不能进行疝的修补手术。

2）疝修补术。疝修补术是治疗腹股沟斜疝最常见的手术。修补在高位切断、结扎疝囊颈后的基础上进行。修补应包括内环修补和腹股沟管壁修补两个主要环节。内环修补只适用于内环扩大、松弛的病例，在疝囊颈高位结扎后，把内环处腹横筋膜间断缝合数针或作一"8"字缝合，以加强因疝内容物经常通过而松弛、扩大了的内环。这是疝修补术中的一个重要步骤，可以减少手术后疝复发；但对于内环区缺损不明显的患者，并无必要。而腹股沟管壁的加强或修补是绝大部分腹股疝手术的主要步骤。但迄今尚无一种术式适用各种情况，故而方法很多，通常行加强腹股沟前壁和后壁两类手术。

（二）解答及分析

1. 治疗方案

该患者为嵌顿性疝，原则上应紧急手术，以防肠管坏死。但包块嵌顿4小时，时间较短，查体腹部无腹膜刺激征，估计尚未形成绞窄，所以在急诊先予试行手法复位。复位方法：注射盐酸哌替啶（又名杜冷丁）以镇静、止痛、松弛腹肌，让患者取头低脚高位，用手托起阴囊，将突出的疝块向外上方的腹股沟管作均匀缓慢、挤压式还纳，左手轻轻按摩嵌顿的疝环处以协助回纳。手法复位，切忌粗暴，以免挤破肠管。该患者经过门诊手术复位未能成功，遂急诊在硬膜外麻醉下行无张力疝修补术。术后予切口压沙袋、止血、因有植入物预防性应用抗生素治疗，术后7天治愈出院。

2. 腹股沟斜疝的手术方法

（1）传统的疝修补术。基本原则是疝囊高位结扎，加强或修补腹股沟管管壁。疝囊高位结扎术，所谓高位，指解剖上应达内环口，术中以腹膜外脂肪为标志。

加强腹股沟前壁的方法有佛格逊（Ferguson）法。在切断疝囊颈作高位结扎后，不游离精索，将腹内斜肌下缘和腹横腱膜弓（或联合肌腱）在精

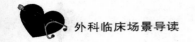

索前面缝至腹股沟韧带上，目的是消灭上述两者间的空隙薄弱区。此法适用于腹横腱膜弓无明显缺损，腹股沟管后壁尚腱健全的儿童和青少年的小型斜疝。

加强腹股沟后壁的方法有4种：①巴西尼（Bassini）法。切断并高位结扎疝囊颈部后，将精索游离提起，在精索后面将腹内斜肌下缘和腹横腱膜弓（或联合肌腱）缝至腹股沟韧带上，以加强腹股沟管后壁。经此手术后，精索移位，处于腹内斜肌和腹外斜肌腱膜之间。此法应用最广，适用于成人腹股沟斜疝，腹壁一般性薄弱者。②赫尔斯坦（Halsted）法。此法也是加强腹股沟管后壁。不同之处，在于精索称位于皮下，在其深面先和腹内斜肌，腹横腱膜弓（或联合肌腱）与腹股沟韧带的对合缝合，再做腹外斜肌腱膜缝合。此法也适用于腹壁肌肉重度薄弱的斜疝，但由于精索移位较高，可能影响其发育，不适用于儿童与青少年患者，适于老年人大斜疝。③麦克凡（McVay）法。此法与巴西尼氏法唯一区别处，是将腹内斜肌下缘、腹横腱膜弓（或联合肌腱）缝于耻骨梳韧带上，以达到加强腹股沟管后壁的目的。此法如同Bassini手术，将精索移位于腹内斜肌和腹外斜肌腱膜之间。此式适用于腹壁肌肉重度薄弱的成人大疝、老年人和复发性斜疝。加强后壁的方法亦宜于不同情况的腹股沟直疝修补术。④Shouldice法。将腹横筋膜自耻骨结节处向上切开，直至内环，然后将切开的两叶予以重叠缝合，先将外下叶缝合于内上叶的深面，再将内上叶的边缘缝合于髂耻束上，以再造合适的内环，然后按Bassini法将腹内斜肌下缘和耻合腱缝于腹股沟韧带深面，这样既加强了内环，又修补了腹股沟管的后壁，复发率较其他方法低。

（2）无张力疝修补术。在无张力情况下，利用人工高分子修补材料进行缝合修补，具有术后疼痛轻、恢复快、复发率低等优点。

（3）经腹腔镜疝修补术。经腹腔镜疝修补术具有创伤小、术后疼痛轻、恢复快、复发率低等优点，并能同时检查双侧疝并予以修补。

（蒋泽生）

参考文献

[1] 吴在德，吴肇汉．外科学[M]．7版．北京：人民卫生出版社，2004．
[2] 吴阶平，裘法祖．黄家驷外科学[M]．6版．北京：人民卫生出版社，2004．

第五节 腹部闭合性损伤

【场景一】患者李某，于 17 小时前发生车祸，撞击部位为右腰上部，当时患者感腰背部疼痛，腹痛，送当地医院就诊，给予输血、抗感染、止血、护肝治疗。患者未见明显好转，为求进一步治疗，转入本院。门诊收治入院。查体：体温 36.8 ℃，脉搏 64 次/分，呼吸 17 次/分，血压 115/70 mmHg。心肺听诊未见明显异常，双侧上、下肢未见明显畸形，肌力、反射、感觉、血运存在，T_{12} 及 $L_1 \sim L_2$ 椎体有压痛、叩击痛。腹部膨隆，未见肠型及蠕动波，腹壁静脉无曲张，全腹腹肌较紧，全腹有压痛，但以右上腹明显，未扪及包块，肝脾肋下未触及，双肾无叩击痛，移动性浊音（＋），肠鸣音减弱。

提问：

（1）该患者应考虑哪些诊断？

（2）进一步做哪些检查？

（一）基础知识

腹部闭合性损伤诊断的一般步骤见下。

1. 了解受伤过程和检查体征

有时因伤情紧急，了解受伤过程和检查体征常需和一些必要的治疗措施同时进行（止血、输液、抗休克等）。

2. 检查有无内脏损伤

通常以下情况要考虑腹部内脏损伤。

（1）早期出现休克征象者。

（2）持续性甚至进行性腹部剧痛伴恶心、呕吐等消化道症状者。

（3）有明显腹膜刺激征者。

（4）有气腹表现者。

（5）腹部出现移动性浊音者。

（6）有便血、呕血或尿血者。

（7）直肠指检发现前壁有压痛或波动感，或指套染血者。

3. 损伤脏器的辨别

（1）有恶心、呕吐、便血者多为胃肠道损伤。

（2）有排尿困难、血尿、外阴或会阴牵涉痛者，提示泌尿系脏器损伤。

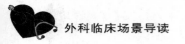
（3）有膈面腹膜刺激表现同侧肩部牵涉痛者，提示上腹部损伤，其中尤以肝脾破裂最为常见。

（4）有下位肋骨骨折者，提示有肝脾破裂的可能。

（5）有骨盆骨折者，提示直肠、膀胱、尿路损伤可能。

4. 是否有多发性损伤

诊断中的全局观是避免这类错误的关键。

5. 进行必要的辅助检查

（1）化验检查。血常规发现白细胞总数和中性粒细胞增多者符合急性炎症；红细胞和血红蛋白明显下降者提示内出血；肾挫伤多有血尿；急性胰腺炎，血尿淀粉酶明显升高。

（2）X 射线检查。腹腔内游离气体是胃肠道破裂的依据，另外有大量积血，形成血肿都可以显示。

（3）B 超。主要用于诊断肝、脾、胰、肾的损伤，能提示损伤的有无、部位、程度以及周围积液、积血情况。

（4）CT。较 B 超更为精确，假阳性率低。

（5）腹腔穿刺。①有急腹症阳性表现：能抽出全血 20 mL；红细胞≥1.0×10^{12} g/L；白细胞≥0.5×10^{12} g/L；淀粉酶 > 175 U/dL；革兰氏染色阳性；有胆汁；有食物微粒。②有严密观察指征：抽出液目视呈粉红色；红细胞（$0.5 \sim 1.0$）× 10^{12} g//L；白细胞（$0.1 \sim 0.5$）× 10^{12} g//L；淀粉酶（$75 \sim 175$）u/dL。

（二）解答与分析

患者右上腰部为撞击部位，T_{12} 及 $L_1 \sim L_2$ 椎体有压痛、叩击痛，应考虑椎体骨折，行 X 射线检查。另外此部位下主要脏器肝、肾、胰、横结肠等均有可能受伤，应考虑是否存在对冲伤如脾破裂。全腹腹肌较紧，全腹有压痛，移动性浊音（＋），已有腹膜刺激症状，表明撞击物已经穿破腹膜进入腹腔。另外还要主要是否有多发性损伤，特别是胸腔及颅脑损伤。血尿常规、血尿淀粉酶、B 超、X 射线等检查都很有必要，但最有意义的还是 CT 和腹腔穿刺，其可直接明确部位，决定治疗方式。

【**场景二**】X 光片及 CT 示：右肝叶挫裂伤，右肾挫裂伤，第 12 椎体骨折，第 1、2 腰椎横突骨折。B 超提示：右中腹见液性暗区，最大深度 43 mm；右下腹见液性暗区，最大液性暗区 31 mm；左下腹见液性暗区，最大深度为

29 mm。腹腔穿刺抽出不凝血 3 mL，有明确手术指征，决定行全麻下剖腹探查术。

提问：

（1）剖腹探查的手术指征？

（2）肝破裂的治疗原则？

（一）基础知识

1. 剖腹探查的手术指征

（1）腹痛和腹膜刺激征进行性加重或者范围扩大者。

（2）肠鸣音逐渐减弱、消失或出现明显腹胀者。

（3）全身情况有恶化趋势，出现口渴、烦躁、脉率增快或白细胞计数上升者。

（4）红细胞计数进行性下降者。

（5）血压由稳定转为不稳定甚至下降者。

（6）胃肠出血者。

（7）积极救治休克情况不见好转者。

2. 肝脏破裂治疗原则

肝脏破裂治疗的关键在于正确评估病情。血流动力学不稳定，迅速、积极补液后循环仍不稳定者应尽早手术。血流动力学稳定者，行 B 超、CT 检测下经非手术治疗可痊愈。

手术治疗的基本要求是彻底清创、确切止血、清楚胆汁溢漏和建立通畅引流。手术方式有以下几种。

（1）肝脏缝合术。

（2）清创肝脏缝合术。

（3）肝动脉结扎术。

（4）肝周纱布填塞。

（5）肝切除术。

（6）肝移植。

（二）解答与分析

患者 CT 示右肝叶挫裂伤，右肾挫裂伤，第 12 椎体骨折，第 1、2 腰椎横突骨折，B 超提示腹腔有大量积血，有必要行剖腹探查＋肝修补术，并可请骨科会诊看是否可以同时治疗骨折。肝破裂修补的目的主要是止血、清除失活的肝组织和充分引流。

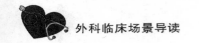

【场景三】该患者经充分术前准备后在气管内全麻下行剖腹探查术。探查肝脏右前叶第 6 段膈面可见多处裂伤，裂伤最长者约 7 cm，自膈面向外侧缘延伸并绕至脏面形成约 5 cm 裂伤。脾脏无损伤，小网膜见众多裂口并有出血，裂口约 5 cm。网膜内见较多凝血块，清出血凝块。胃后及周围网膜组织可见皂化斑。胰腺自胰体部横行断裂，断端到胰尾长约 10 cm。横结肠系膜前叶近胰尾处见横行裂开约 5 cm。肠系膜根部至左结肠旁沟之间见后腹膜血肿。部分脂肪组织变性坏死发黑。再次探查脾脏、胃十二指肠未见破裂，空回肠及全部大肠系膜未见破裂出血。术中决定行肝修补术 + 胰体尾切除术，结扎小网膜出血点，于右肝下及左侧脾肾隐窝置胶管引流。手术顺利术中出血约 1 000 mL，输血 600 mL。术后安返 SICU 病房。术后 1 小时，出现发热、寒战，伴头痛、出汗。体温 39.2 ℃。

提问：

（1）剖腹探查的顺序？

（2）胰腺损伤的处理原则？

（3）发热最可能是什么原因？如何处理？

（一）基础知识

1. 剖腹探查的一般顺序

剖腹探查的一般顺序为：左半膈肌→脾→结肠脾曲→左肾→胰体尾→肝左叶→胃→小网膜囊（切开胃结肠韧带），继而探查右半膈肌→右肝→结肠肝曲→右肾→胆囊→肝十二指肠韧带→十二指肠→胰头（切开十二指肠外侧腹膜探查其后方，主要是横结肠）。从屈氏韧带开始探查空回肠，大肠及其系膜。然后再探查盆腔脏器。探查结束后，对探查的伤情做一个全面的估计，然后按照轻重缓急逐一予以处理。

2. 胰腺损伤的处理原则

高度怀疑或诊断为胰腺损伤者，应立即手术治疗。因腹部损伤行剖腹探查者，应探明胰腺。手术的目的是止血、清创、控制胰腺外分泌和处理合并症。被膜完整者仅做局部引流即可，胰颈体尾严重挫伤者，可做近端缝合、远端切除术。头部严重挫伤者可结扎头端主胰管、缝闭头端腺体残断，并行远端与空肠 Roux - Y 吻合术。术后放置通畅引流。

发热反应是最常见的早期输血并发症之一。多表现为输血后 15 分钟至 2 小时，出现畏寒、寒战和高热，同时可伴有恶心、呕吐、皮肤潮红。畏寒与寒战者应注意保暖，出现发热者可服用阿司匹林。伴寒战者可肌注异丙嗪 25 mg 或哌替啶 50 mg。

（二）解答与分析

剖腹探查的顺序并不固定，但应系统、有序，既不遗漏伤情，又不做多余、重复的翻动。原则上先处理出血性损伤，后处理穿孔性损伤；对于穿破性损伤，应先处理污染重的损伤，后处理污染轻的损伤。由于胰腺的位置较深而隐蔽，早期常不易发现，CT 等辅助检查也难以发现，而损伤后常并发胰液漏或胰瘘，死亡率较高，因此剖腹探查一定要注意胰腺的损伤，然后按照相应的分型做出处理。手术的目的止血、清创、控制胰腺外分泌，一定要放置引流管确保胰液不流入腹腔。该患者术前无发热，术后发热，有输血的处理，应想到输血反应，并区分是溶血反应还是非溶血性发热反应，做出合理处置。

（纪术峰）

参考文献

[1] 吴在德，吴肇汉．外科学[M]．6 版．北京：人民卫生出版社，2004．

[2] 吴阶平，裘法祖．黄家驷外科学[M]．6 版．北京：人民卫生出版社，1999．

[3] 华积德，郑成竹，方国恩．临床普通外科学：诊断分析与治疗要领[M]．北京：人民军医出版社，2003．

[4] 张启瑜．钱礼腹部外科学[M]．2 版．北京：人民卫生出版社，2006．

[5] 黎介寿，吴孟超，黄志强．普通外科手术学[M]．2 版．北京：人民军医出版社，2005．

[6] 黄洁夫．腹部外科学[M]．北京：人民卫生出版社，2005．

[7] 刘天戟，李桂杰，王学云．231 例腹部闭合性损伤患者的首诊体会[J]．中国实验诊断学，2007，（11）7：959－960．

[8] 陆俊地，何鹏，杨锦平，等．腹部闭合性损伤 78 例诊治分析[J]．人民军医，2006，49（1）：14－15．

第六节　急性腹膜炎

【场景一】 患者丘某，男，42 岁，因持续性上腹疼痛 8 小时于 2008 年 4 月 30 日收入本院普通外科。患者缘于 2008 年 4 月 30 日凌晨 4 时突发上腹疼痛，呈持续性刀割样痛，阵发性加剧，弯腰屈膝不能缓解，无向腰背部放射，无发热、寒战，无恶心、呕吐、反酸、嗳气、呕血、黑便、腹泻，无乏力、纳差、身目黄染、排白陶土样大便，无停止肛门排气，无尿频、尿急、尿痛等伴随症状。自服"止痛片"后症状无缓解，遂来本院门诊就诊。查体：体温 37.8 ℃，脉搏 82 次/分，呼吸 20 次/分，血压 136/73 mmHg。神志清楚，具急性痛苦面容；心肺听诊无异常。腹部平坦，未见肠型及蠕动波，腹壁静脉无曲张，板状腹，上腹剑突下压痛、反跳痛，未扪及包块，肝脾肋下触诊不满意。墨菲征检查欠满意，全腹叩诊呈鼓音，肝浊音界存在，肝区叩击痛可疑阳性，脾及双肾区无叩击痛，移动性浊音阴性，肠鸣音微弱。

提问：

（1）该患者可能的诊断是什么？有何诊断依据？

（2）为进一步确诊，应做哪些检查？可能出现何情况？

（一）基础知识

1. 腹膜炎的概念

腹膜炎是发生在腹腔壁层腹膜和脏层腹膜的炎症，可由细菌、化学、物理损伤等引起。按发病机制可分为原发性腹膜炎和继发性腹膜炎。急性化脓性腹膜炎累及整个腹腔称为急性弥漫性腹膜炎。

2. 病因及分类

根据腹膜炎的发病机理分为以下 2 种。

（1）原发性腹膜炎。原发性腹膜炎在临床上较少见，是指腹腔内无原发病灶，病原菌经由血液循环、淋巴循环或女性生殖系等感染腹腔引起的腹膜炎。多见于体质衰弱，严重肝病患者或在抗病能力低下的情况下，或肾病、猩红热、营养不良并发上呼吸道感染时均可致病，尤其是 10 岁以下的女孩多见。脓液的性质据菌种而不同，常见的溶血性链球菌的脓液稀薄而无臭味，脓汁和血培养可找到溶血性链球菌和肺炎双球菌。临床上常有急性腹痛、呕吐、腹泻，并迅速出现脱水或全身中毒症状。

（2）继发性腹膜炎。继发性腹膜炎是临床上最常见的急性腹膜炎，继发于腹腔内的脏器穿孔，脏器的损伤破裂，炎症和手术污染。主要常见病因有阑尾炎穿孔，胃及十二指肠溃疡急性穿孔，急性胆囊炎透壁性感染或穿孔，伤寒肠穿孔，以及急性胰腺炎，女性生殖器官化脓性炎症或产后感染等含有细菌的渗出液进入腹腔引起腹膜炎。绞窄性肠梗阻和肠系膜血管血栓形成引起肠坏死，细菌通过坏死的肠壁进入腹腔。导致腹膜炎。其他如腹部手术污染腹腔，胃肠道吻合口漏，以及腹壁的严重感染，均可导致腹膜炎。

正常胃肠道内有各种细菌，进入腹腔后绝大多数均可成为继发性腹膜炎的病原菌；其中以大肠杆菌最为多见，其次为厌氧杆菌、链球菌、变形杆菌等，还有肺炎双球菌，淋病双球菌，绿脓杆菌。但绝大多数情况下为混合感染。多种细菌的同时存在可发生协同的病理作用，极大地增加了感染的严重性，故毒性剧烈。

根据病变范围分为以下2种。

（1）局限性腹膜炎。腹膜炎局限于病灶区域或腹腔的某一部分，如炎症由于大网膜和肠曲的包裹形成局部脓肿，如阑尾周围脓肿，膈下脓肿，盆腔脓肿等。

（2）弥漫性腹膜炎。炎症范围广泛而无明显界限，临床症状较重，若治疗不及时可造成严重后果。

根据炎症性质分：以为下2种。

（1）化学性腹膜炎。见于溃疡穿孔，急性出血坏死型胰腺炎等、胃酸、十二指肠液，胆盐胆酸，胰液的强烈刺激而致化学性腹膜炎此时腹腔渗液中无细菌繁殖。

（2）细菌性腹膜炎。腹膜炎是由细菌及其产生的毒素的刺激引起腹膜炎。如空腔脏器穿孔8小时后多菌种的细菌繁殖化脓，产生毒素。将腹膜炎分为不同类型，主要是为了治疗上的需要。然而这些类型在一定条件下是可以互相转化的。如溃疡穿孔早期为化学性腹膜炎，经过6～12小时后可转变成为细菌性化脓性腹膜炎；弥漫性腹膜炎可局限为局限性腹膜炎；相反，局限性腹膜炎也可发展为弥漫性腹膜炎。

3. 病理生理变化

腹膜受到刺激后发生充血水肿，并失去固有光泽，随之产生大量浆液性渗出液。一方面可以稀释腹腔内毒素及消化液，以减轻对腹膜的刺激。另一方面也可以导致严重脱水，蛋白质丢失和电解质紊乱。渗出液中逐渐出现大量中性粒细胞，吞噬细胞，可吞噬细菌及微细颗粒。加以坏死组织，细菌和凝固的纤维蛋白，使渗出液变为混浊，继而成为脓液。常见的以大肠杆菌为主的脓液呈黄绿色、稠厚，并有粪臭味，在诊断上有着重要意义。

腹膜炎形成后的转归，要根据患者的抗菌能力和感染的严重程度及治疗效果而定。一般年青体壮者，抗病能力强，加之致病毒力弱，病变损害轻，治疗适当，则腹膜炎可向好转方向发展，炎症消散，腹膜病变自行修复而痊愈。如果感染局限为膈下脓肿，盆腔脓肿，肠袢间脓肿则需切开引流治疗。年老体弱，病变严重，治疗不适当不及时则感染可迅速扩散而形成弥漫性腹膜炎，此时腹膜严重充血、广泛水肿、炎性渗出不断增加，血容量急骤减少，腹腔内可积存数千毫升脓液，肠管浸泡在脓液中，胃肠壁也高度充血水肿，肠管内充满大量液体和气体，肠管高度膨胀、肠蠕动减弱或消失，形成麻痹性肠梗阻。由于腹膜吸收了大量毒素以致发生中毒性休克。膨胀的肠管可迫使膈肌升高，从而影响心脏功能。下腔静脉回流受阻，回心血量进一步减少，气体交换也受到一定障碍，加之高烧毒血症和败血症，脱水酸中毒、中毒性休克加深等。最后可导致多器官功能衰竭，这些都是急性化脓性腹膜炎的主要致死原因。

腹膜炎被控制后，根据病变损伤的范围和程度，常遗留有相应的纤维粘连，但大多数粘连并不产生任何后果，而部分患者可产生粘连性肠梗阻，所以及时的清除病灶和控制感染，手术时彻底清洗腹腔，对预防粘连性肠梗阻的发生有一定意义。

4. 临床表现

急性腹膜炎的主要临床表现，早期为腹膜刺激症状如（腹痛、压痛、腹肌紧张和反跳痛等）。后期由于感染和毒素吸收，主要表现为全身感染中毒症状。

（1）腹痛。腹痛是腹膜炎最主要的症状。疼痛的程度随炎症的程度而异。但一般都很剧烈，不能忍受，且呈持续性。深呼吸、咳嗽，转动身体时都可加剧疼痛。故患者不愿变动体位，疼痛多自原发灶开始，炎症扩散后漫延及全腹，但仍以原发病变部位较为显著。

（2）恶心、呕吐。恶心、呕吐此为早期出现的常见症状。开始时因腹膜受刺激引起反射性的恶心呕吐，呕吐物为胃内容物。后期出现麻痹性肠梗阻时，呕吐物转为黄绿色含胆汁液，甚至为棕褐色粪样肠内容物。由于呕吐频繁可呈现严重脱水和电解质紊乱。

（3）发热。突然发病的腹膜炎，开始时体温可以正常，之后逐渐升高。老年衰弱的患者，体温不一定随病情加重而升高。脉搏通常随体温的升高而加快。如果脉搏增快而体温反而下降，多为病情恶化的征象，必须及早采取有效措施。

（4）感染中毒。当腹膜炎进入严重阶段时，常出现高烧、大汗口干、脉快，呼吸浅促等全身中毒表现。后期由于大量毒素吸收，患者则处于表情淡漠、面容憔悴，眼窝凹陷，口唇发绀，肢体冰冷，舌黄干裂，皮肤干燥、呼吸急促、脉搏细弱，体温剧升或下降，血压下降休克，酸中毒。若病情继续恶化，终因肝肾功能衰弱及呼吸循环衰竭而死亡。

（5）腹部体征。腹部体征表现为腹式呼吸减弱或消失，并伴有明显腹胀。压痛、腹肌紧张、反跳痛是腹膜炎的标志性体征，始终存在，通常是遍及全腹而以原发病灶部位最为显著。腹肌紧张程度则随病因和患者全身情况的不同而有轻重不一。突发而剧烈的刺激，胃酸和胆汁这种化学性的刺激，可引起强烈的腹肌紧张，甚至呈"木板样"强直，临床上叫"板状腹"。而老年人，幼儿，或极度虚弱的患者，腹肌紧张可以很轻微而被忽视。当全腹压痛剧烈而不易用扣诊的方法去辨别原发病灶部位时，轻轻叩诊全腹部常可发现原发病灶部位有较显著的叩击痛，对定位诊断很有帮助。腹部叩诊可因胃肠胀气而呈鼓音。胃肠道穿孔时，因腹腔内有大量游离气体平卧位叩诊时常发现肝浊音界缩小或消失。腹腔内积液多时，可以叩出移动性浊音，也可以用来为必要的腹腔穿刺定位。听诊常发现肠鸣音减弱或消失。直肠指诊时，如直肠前窝饱满及触痛，则表示有盆腔感染存在。

（6）化验及 X 射线检查。白细胞计数增高，但病情严重或机体反应低下时，白细胞计数并不高，仅有中性粒细胞比例升高或毒性颗粒出现。腹部 X 射线检查可见肠腔普遍胀气并有多个小气液面等肠麻痹征象，胃肠穿孔时，多数可见膈下游离气体存在（应立位透视）。这在诊断上具有重要意义。

（二）解答及分析

1. 诊断

该患者最大可能的诊断是急性腹膜炎、上消化道穿孔。

诊断依据如下。

（1）因持续性上腹疼痛 8 小时入院。

（2）发作特点：突发上腹疼痛，呈持续性刀割样痛，阵发性加剧。

（3）腹膜炎体征：板状腹，上腹剑突下压痛、反跳痛。

2. 需做检查

为进一步确诊，应做以下检查。

（1）血尿便常规、胰腺炎指标及肝肾功能等实验室检查。

（2）诊断性腹腔穿刺：根据穿刺液的性状进一步明确病变性质。

（3）腹部立位平片示膈下可见游离气体。

【场景二】入院后急查血常规示：白细胞计数 15.4×10^9 g/L，中性粒细胞 89.9%，肝肾功能、胰腺炎指标均无异常。行诊断性腹腔穿刺抽出少量黄绿色混浊液。行腹部立位平片检查示双侧膈下可见游离气体。根据患者症状体征及临床资料，考虑患者为上消化道穿孔、急性腹膜炎。

提问：

根据进一步的检查，上消化道穿孔、急性腹膜炎诊断已明确，试提出该

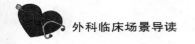

患者的治疗方案？

（一）基础知识

急性腹膜炎的治疗原则是积极消除引起腹膜炎的病因，并彻底清洗吸尽腹腔内存在的脓液和渗出液，或促使渗出液尽快吸收、局限，或通过引流而消失。为了达到上述目的，要根据不同的病因，不同的病变阶段，不同的患者体质，采取不同的治疗措施。总的来说，急性腹膜炎的治疗可分为非手术治疗和手术治疗两种。

1. 治疗方法上的选择

非手术治疗应在严密观察及做好手术准备的情况下进行，其指征如下。

（1）原发性腹膜炎或盆腔器官感染引起腹膜炎。前者的原发病灶不在腹腔内，后者对抗生素有效，一般不需手术，但在非手术治疗的同时，应积极治疗其原发病灶并做好手术的准备。

（2）急性腹膜炎的初期尚未遍及全腹，或因机体抗病力强，炎症已有局限化的趋势，临床症状也有好转，可暂时不急于手术。

（3）急性腹膜炎病因不明病情也不重，全身情况也较好，腹腔积液不多，腹胀不明显，可以进行短期的非手术治疗进行观察（一般4～6小时）。观察其症状，体征和化验，以及特殊检查结果等，然后根据检查结果和发展情况来决定是否需要手术。

2. 非手术治疗方法

（1）体位。在无休克时，患者应取半卧位，有利于腹内的渗出液积聚在盆腔，因为盆腔脓肿中毒症状较轻，也便于引流处理。半卧位时要经常活动两下肢，改换受压部位，以防发生静脉血栓形成和褥疮。

（2）禁食。对胃肠道穿孔患者必须绝对禁食，以减少胃肠道内容物继续漏出。对其他病因引起的腹膜炎已经出现肠麻痹者，进食能加重肠内积液积气使腹胀加重。必须待肠蠕动恢复正常后，才可开始进食。

（3）胃肠减压。可以减轻胃肠道膨胀，改善胃肠壁血运，减少胃肠内容物通过破口漏入腹腔，是腹膜炎患者必不可少的治疗，但长期胃肠减压妨碍呼吸和咳嗽，增加体液丢失可造成低氯低钾性碱中毒，故一旦肠蠕动恢复正常应及早拔除胃管。

（4）静脉输入晶、胶体液。腹膜炎禁食患者必须通过输液以纠正水电解质紊乱和酸碱平衡失调。对严重衰竭患者应多输点血和血浆、白蛋白以补充因腹腔渗出而丢失的白蛋白防止低蛋白血症和贫血。对轻症患者可输给葡萄糖液或平衡盐，对有休克的患者在输入晶胶体液的同时要有必要的监护、包括血压、脉率、心电、血气、中心静脉压，尿比重和酸碱度，红细胞压积、电解质定量观察、肾功能等，用以及时纠正液体的内容和速度，和增加必要的辅助药物。也可给一定量的激素治疗。在基本扩容后可酌情使用血管活性药，其中以多巴胺较为安全，确诊后可边抗休克边进行手术。

（5）补充热量与营养。急性腹膜炎须要大量的热量与营养以补其需要，其代谢率为正常的140%，每日须要热量达 3000 ～ 4000 千卡。当不能补足所需热量时，机体内大量蛋白质被消耗，则患者承受严重损害，目前除输葡萄糖供给部分热量外，尚须输给复方氨基酸液以减轻体内蛋白的消耗，对长期不能进食的患者应考虑深静脉高营养治疗。

（6）抗生素的应用。由于急性腹膜炎病情危重且多为大肠杆菌和粪链菌所致的混合感染，早期即应选用大量广谱抗力素，之后再根据细菌培养结果加以调整，给药途径以静脉滴注较好，除大肠杆菌、粪键球菌外，要注意有耐药的金黄色葡萄球菌和无芽孢的厌氧菌（如粪杆菌）的存在，特别是那些顽固的病例，适当的选择敏感的抗生素如：氯霉素、克林霉素、甲硝唑、庆大霉素、氨基青霉素等。对革兰氏阴性杆菌败血症者可选用第三代头孢菌素如头孢曲松钠（又名菌必治）等。

（7）镇痛。为减轻患者痛苦适当地应用镇静止痛剂是必要的。对于诊断已经明确，治疗方法已经决定的患者，用哌替啶或吗啡来制止剧痛也是允许的，且在增强肠壁肌肉的张力和防止肠麻痹有一定作用。但如果诊断尚未诊定，患者还须要观察时，不宜用止痛剂以免掩盖病情。

3. 手术治疗方法

手术治疗通常适用于病情严重，非手术疗法无效者，其指征有以下几点。

（1）腹腔内原发病灶严重者，如腹内脏器损伤破裂、绞窄性肠梗阻、炎症引起肠坏死、肠穿孔、胆囊坏疽穿孔、术后的胃肠吻合口瘘所致的腹膜炎。

（2）弥漫性腹膜炎较重而无局限趋势者。

（3）患者一般情况差，腹腔积液多，肠麻痹重，或中毒症状明显，尤其是有休克者。

（4）经保守治疗（一般不超过 12 小时），如腹膜炎症与体征均不见缓解，或反而加重者。

（5）原发病必须手术解决的，如阑尾炎穿孔、胃十二指肠穿孔等。

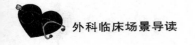
外科临床场景导读

（二）解答及分析

1. 诊断

根据患者的临床表现、体征、实验室检查和腹部平片，可以确诊为上消化道穿孔，治疗主要目的是在抗感染性休克的同时，积极地术前准备，治疗原发病，控制感染。向患者及其亲属交代病情签署手术同意书，完善术前准备后急诊行剖腹探查术。

2. 治疗方案

该患者的治疗方案包括以下内容。

（1）胃肠减压，禁食水，备皮等。

（2）应用有效抗生素，输入足量液体。

（3）手术治疗。依具体情况选择手术方式，单纯穿孔缝合修补术或行胃大部切除术。

（4）术后根据具体情况留置腹腔引流管。

（5）术后继续抗感染、胃肠减压、止痛等对症处理。

【场景三】剖腹探查：麻醉成功后取仰卧位，按常规消毒皮肤，铺无菌巾及孔被。取正中切口，长约 10 cm，依次切开皮肤、皮下组织及腹白线，分离腹膜外脂肪，提起腹膜，查其无腹腔脏器后，剪开腹膜，进入腹腔。见腹腔内有淡黄色浑浊液体约 200 mL，吸净，探查见肝胆、胰脾无异常，胃体近胃窦前壁有一大小约 0.5 cm×0.5 cm 穿孔，有黄色胃内容物溢出，周围组织水肿，附少量脓苔。术中诊断：胃穿孔。

提问：

（1）该患者应采取什么手术方式？是胃大部切除术，还是单纯穿孔修补术?

（2）腹腔冲洗应注意一些什么问题?

（一）基础知识

手术治疗的主要方式包括以下几种。

（1）病灶处理。清除腹膜炎的病因是手术治疗之主要目的。感染源消除得越早，则预后愈好。原则上手术切口应该越靠近病灶的部位越好，以直切口为宜便于上下延长、并适合于改变手术方式。探查要轻柔细致，尽量避免不必要的解剖和分离，防止因操作不当而引起感染扩散。对原发病灶要根据情况做出判断后再行处理，坏疽性阑尾炎和胆囊炎应予切除，若局部炎症严重，解剖层次不清或病情危重而不能耐受较大手术时可简化操作，只做病

112

灶周围引流或造瘘术。待全身情况好转、炎症愈合后3～6个月来院做择期胆囊切除或阑尾切除术。对于坏死的肠段必须切除。条件实在不允许时可做坏死肠段外置术。一边抗休克一边尽快切除坏死肠段以挽救患者，此为最佳手术方案。对于胃十二指肠溃疡穿孔在患者情况允许下，如穿孔时间短处在化学性腹膜炎阶段，空腹情况下穿孔、腹腔污染轻，病变确须切除时应考虑行胃大部切除术，若病情严重，患者处于中毒性休克状态，且腹腔污染重处在化脓性腹膜炎阶段，则只能行胃穿孔修补术，待体质恢复、3～6个月后住院择期手术。

（2）清理腹腔。在消除病因后，应尽可能吸尽腹腔内脓汁、清除腹腔内的食物和残渣、粪便、异物等。清除最好的办法是负压吸引，必要时可以辅以湿纱布擦拭，应避免动作粗糙而伤及浆膜表面的内皮细胞。若有大量胆汁，胃肠内容物严重污染全腹腔时，可用大量生理盐水进行腹腔冲洗，一边洗、一边吸引。为防止冲洗时污染到膈下、可适当将手术床摇为头高的斜坡位，冲洗到水清亮为止，若患者体温高时，亦可用4～10 ℃的生理盐水冲洗腹腔，兼能收到降温效果。当腹腔内大量脓液已被形成的假膜和纤维蛋白分隔时，为达到引流通畅的目的，必须将假膜和纤维蛋白等分开、去除，虽有一定的损伤但效果较好。

（3）引流。引流的目的是使腹腔内继续产生的渗液通过引流物排出体外，以便残存的炎症得到控制，局限和消失。防止腹腔脓肿的发生。弥漫性腹膜炎手术后，只要清洗干净，一般不须引流。但在下列情况下必须放置腹腔引流。①坏疽病灶未能切除，或有大量坏死组织未能清除时。②坏疽病灶虽已切除，但因缝合处组织水肿影响愈合而有漏的可能时。③腹腔内继续有较多渗出液或渗血时。④局限性脓肿。

通常采用的引流物有烟卷引流、橡皮管引流、双套管引流、潘氏引流管、橡皮片引流，引流物一般放置在病灶附近和盆腔底部。

（二）解答及分析

该患者穿孔的时间虽然不超过12小时，但是腹腔污染较重、胃壁及周围组织水肿明显等，不适合进行胃大部切除术，决定行胃穿孔修补术。以7号丝线横向间断缝合3针关闭穿孔，外敷一小块游离大网膜。

彻底清洁腹腔。开腹后立即用吸引器吸净腹腔内的脓液及渗出液，清除食物残渣及其他异物等。以大量生理盐水及0.5%甲硝唑液体冲洗腹腔，检查无活动性出血，逐层关腹。术后继续予抗感染治疗。

（蒋泽生）

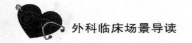

参考文献

[1] 吴在德，吴肇汉. 外科学[M]. 6 版. 北京：人民卫生出版社，2004.
[2] 吴阶平，裘法祖. 黄家驷外科学[M]. 6 版. 北京：人民卫生出版社，2004.

第七节　胃十二指肠溃疡大出血

【场景一】患者王某，男，50 岁，农民，以柏油样大便 3 天，伴突然呕血 1 小时为主诉，于 2007 年 10 月 26 日 18 点经急诊入院。4 天前患者因办喜事操劳并于当晚饮酒后感上腹胀满不适并出现疼痛，当时认为是 10 多年的"胃病"复发，于是在当地村卫生室买了胃药服下（具体不详），自觉症状改善，但 3 天前发现大便为黑褐色，量与正常无差异，较稀薄，未重视。至 1 天前大便仍未好转，且量比前 2 次多，便后感眼花、头晕。入院前 7 小时左右，突感上腹不适加重、恶心，继之呕出大量暗红色血性物，约 500 mL，迅速转送医院。在转送过程中又呕血 2 次，分别约 300 mL 和 500 mL。患者自述于 18 年前患"胃病"，常于饥饿时发生上腹痛，此后每年秋季加重，不能忍耐时多到村卫生室买药，服药后好转，其他无异常。入院查体：体温 37.2 ℃，脉搏 110 次/分，呼吸 20 次/分，血压 90/75 mmHg。急性病容、神志清、精神紧张、表情淡漠、口唇及面色苍白。巩膜皮肤黏膜无黄染及出血点，浅表淋巴结无肿大。头颅、心肺无异常；腹平软，左上腹轻压痛，肝脾无肿大，未触及腹部包块，肠鸣音亢进。四肢脊柱呈生理弯曲，神经系统病理体征未引出。

辅助检查：红细胞计数 3.0×10^{12} g/L，红细胞压积 38%，血红蛋白 90 g/L，出血时间 5 分钟，凝血时间 3 分钟，凝血酶原时间 12 秒，非蛋白氮 26 mmol/L，谷丙转氨酶 30 IU，凡登白试验（−）。B 超提示肝、胆、脾无异常，胃内中等积液。

提问：

（1）该患者的诊断是什么？诊断依据有哪些？

（2）本病应与哪些疾病相鉴别？

（一）基础知识

1. 上消化道出血常见原因

上消化道出血的主要临床表现是呕血和便血，或仅有便血。成人全身总血量约为体重的 8%。如果一次失血超过全身总血量的 20%（约 800～1 200 mL），并引起休克的症状和体征，称上消化道大出血。上消化道大出血在临床上很常见，其病死率与病因误诊率至今仍较高，分别为10%与20%左右，必须予以重视。上消化道出血的病因多达几十种，而引起大出血并急需外科处理的，仍以下列5种为多见。

（1）胃、十二指肠溃疡。胃、十二指肠溃疡致上消化道出血的病因约占40%～50%，其中75%是十二指肠溃疡。大出血的溃疡一般位于十二指肠球部后壁或胃小弯，都由于溃疡基底血管被侵蚀破裂所致，多数为动脉出血。特别在慢性溃疡，伴有大量瘢痕组织。出血的动脉裂口缺乏收缩能力，往往引起不能自止的出血。年龄在50岁以上的患者，因伴有小动脉壁硬化，出血也不易自止。

（2）门静脉高压症。因门静脉高压症致上消化道出血的病因约占20%。肝硬化引起门静脉高压症多伴有食管下段和胃底黏膜下层的静脉曲张。黏膜因曲张静脉而变薄，易被粗糙食物所损伤；或由于胃液返入食管，腐蚀已变薄的黏膜；同时门静脉系统内的压力又高，以致曲张静脉破裂，发生难以自止的大出血。原发性肝癌伴门静脉主干癌栓时，常引起急性门静脉高压而发生食管、胃底曲张静脉破裂大出血，且预后恶劣。

（3）应激性溃疡或急性糜烂性胃炎约占20%。近年来，其发生率已明显上升。多与休克、严重感染、严重烧伤（Curling溃疡）、严重脑外伤或大手术有关。在这种严重情况下，交感神经兴奋，肾上腺髓质分泌儿茶酚胺增多，使胃黏膜下血管发生痉挛性收缩，组织灌流量骤减，导致胃黏膜缺血、缺氧，以致发生表浅的、边缘平坦的溃疡或多发的大小不等的糜烂。这类溃疡或急性糜烂位于胃的较多，位于十二指肠的较少，常导致大出血。

（4）胃癌。由于胃黏膜组织缺血性坏死，胃黏膜发生糜烂或溃疡，胃液侵蚀血管而引起大出血。

（5）胆道出血。肝内局限性慢性感染、肝肿瘤、肝外伤、肝内局限性慢性感染可引起肝内胆小管扩张合并多发性脓肿，脓肿直接破入门静脉或肝动脉分支，以致大量血液涌入胆道，再进入十二指肠而出现呕血和便血，此称胆道出血。肝癌、肝血管瘤以及外伤引起的肝实质中央破裂也能导致肝内胆道大出血。

2. 胃、十二指肠溃疡出血的病因与病理

（1）引起大出血的十二指肠溃疡通常位于球部后壁，可侵蚀胃十二指肠动脉或胰十二指肠上动脉及其分支引起大出血。

（2）十二指肠前壁附近无大血管，故此处的溃疡常无大出血。

（3）胃溃疡大出血多数发生在胃小弯，出血源自胃左、右动脉及其分

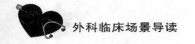

支。

（4）溃疡基底的血管壁被侵蚀而导致破裂出血，大多数为动脉出血。溃疡基底部的血管侧壁破裂出血不易自行停止，可引发致命的动脉性出血。大出血后血容量减少、血压降低血流变缓，可在血管破裂处形成血凝块而暂时止血。

（5）由于胃肠的蠕动和胃十二指肠内容物与溃疡病灶的接触，暂时停止的出血有可能再次活动出血，应予高度重视。

（二）解答及分析

1. 诊断

该患者的诊断是胃十二指肠溃疡大出血伴失血性休克。诊断依据如下。

（1）18 年的胃病史。

（2）发病前劳累过度、饮食不当或过量饮酒等诱发因素。

（3）3 天来逐渐加重的柏油样便。

（4）大量呕血以及发病后头晕、脉速、血压降低、脉压差缩小和血常规检查改变。

2. 与其他疾病相鉴别

本病应与下列疾病相鉴别。

（1）食管静脉曲张出血。

（2）胆道出血。

（3）胃癌出血等。

【场景二】急诊胃镜结果显示胃内见大量咖啡色潴留物，胃窦散在 5 处直径 0.5～1.0 cm 溃疡，表面见血痂及新鲜渗血面。胃镜诊断提示：胃多发溃疡，幽门螺杆菌（*helicobacter pylori*，*Hp*）阴性。病理结果提示胃窦黏膜慢性炎症伴急性炎细胞渗出。

提问：

该患者是否采取非手术治疗？

（一）基础知识

多数胃十二指肠溃疡大出血，可经非手术治疗止血，约 10% 的患者需行急症手术止血。

手术指征如下。

（1）出血速度快，短期内发生休克，或较短时间内（6～8 小时）需要输入较大量血液（>800 mL）方能维持血压和血细胞比容者。

（2）年龄在 60 岁以上伴动脉硬化症者自行止血机会较小，对再出血耐受性差，应及早手术。

（3）近期发生过类似的大出血或合并穿孔或幽门梗阻。

（4）正在进行药物治疗的胃十二指肠溃疡患者发生大出血，表明溃疡侵蚀性大，非手术治疗难以止血。

（5）纤维胃镜检查发现动脉搏动性出血，或溃疡底部血管显露再出血危险很大。急诊手术应争取在出血 48 小时内进行，反复止血无效，拖延时间越长危险越大。胃溃疡较十二指肠溃疡再出血概率高 3 倍，应争取及早手术。

（二）解答及分析

该患者经胃镜检查，未发现动脉搏动性出血。患者的一般情况较差，可边观察边治疗，治疗主要措施主要包括：快速静脉补充平衡盐溶液和全血；应用止血剂和抗纤溶剂 6 - 氨基己酸；应用制酸、生长抑素等药物；留置鼻胃管并减压吸引；必要时温盐水灌肠排除结肠积存血液减轻氮质血症。

若经抗休克快速输液，输血后患者全身状况改善不明显甚至无改善则即刻手术探查。

【场景三】该患者经保守治疗后 48 小时，情况无明显改善。急诊手术治疗，术中发现：胃腔内充满咖啡样液体，部分有血凝块，胃窦部组织糜烂，渗血明显，有许多溃疡面。

提问：

（1）在非手术治疗应着重观察哪些项目？

（2）该患者采取何种手术方法？

（一）基础知识

采取积极的复苏措施，力争在血流动力学稳定的情况下手术止血。

手术方法有以下 3 种。

（1）包括溃疡在内的胃大部切除术。如术前未经内镜定位，术中可切开胃前壁，明确出血溃疡的部位，缝扎止血同时检查是否有其他出血性病灶。

（2）对十二指肠后壁穿透性溃疡出血，先切开十二指肠前壁，贯穿缝扎溃疡底的出血动脉，再行选择性迷走神经切断加胃窦切除或加幽门成形

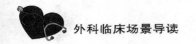

术，或做旷置溃疡的毕Ⅱ式胃大部切除术外加胃十二指肠动脉、胰十二指肠上动脉结扎。

（3）重症患者难以耐受较长时间手术者，可采用溃疡底部贯穿缝扎止血方法。

（二）解答及分析

（1）在非手术治疗时应特别注意患者的呕血和大便，注意其发生时间、量和性状，应注意脉搏、血压、呼吸、神志、意识，尿量和实验室的化验检查的动态结果；脉搏和血压均是循环状态和血容量情况的反应。神志、意识改变为大脑供血情况的判断标志，患者表情淡漠或烦躁应视为脑供血不足。单位时间尿量与肾脏供血的多少呈正相关（无特殊情况时）。若红细胞计数、血细胞比容、血红蛋白进行性下降说明出血仍在继续。

（2）该患者在积极抗休克的同时，积极开展手术。采取的手术方式应是：包括溃疡在内的胃大部切除术。

（李　强）

第八节　十二指肠溃疡急性穿孔伴急性腹膜炎

【场景一】患者李某，男，43岁，10年前无明显诱因出现上腹部隐痛，常于空腹时发生，进食后疼痛缓解，未治疗。近3年来，上腹痛症状明显加重，疼痛发作时间延长，间歇时间缩短，发作次数增多。6小时前突发上腹部剧烈疼痛，呈刀割样并迅速波及全腹，自服"阿托品片"后疼痛不见缓解，由本院急诊收治。查体：体温39.5 ℃，脉搏115次/分，呼吸20次/分，血压80/60 mmHg。面色苍白，出冷汗，肢体发凉，全腹有压痛和反跳痛，以上腹部最为明显，腹肌明显紧张，呈"木板样"。肝浊音界缩小，移动性浊音（＋），肠鸣音消失。血常规：白细胞计数 15.6×10^9 g/L，中性粒细胞80％。

提问：

（1）该患者可能的诊断是什么？有何诊断依据？

（2）为进一步确诊，应做哪些检查？可能出现何情况？

（一） 基础知识

1. 消化性溃疡的病因和发病机制

（1）病理性高胃酸分泌。"无酸则无溃疡"一直被认为是胃十二指肠溃疡的病理生理基础。迷走神经的张力增高，与对胃酸具有重要调节功能的一些胃肠肽如胃泌素和生长抑素的异常释放等因素有关，从而抑制黏膜合成前列腺素，增加黏膜损伤的敏感性，减弱胃黏膜的保护作用。

（2）Hp 的致病作用。Hp 与胃十二指肠溃疡的形成关系密切业已公认。在我国，胃、十二指肠的 Hp 检出率分别为 70% 和 90%。

1）胃黏膜屏障损害。胃黏膜屏障包括 3 部分：①黏液 - 碳酸氧盐屏障为第一道与上皮细胞分泌的碳酸氢盐结合，使胃内 pH 保持在 2.0，黏液与上皮细胞之间 pH 保持在 7.0；②胃黏膜上皮细胞的紧密连接为第二道防御屏障，防止 H^+ 逆向弥散和 Na^+ 向胃腔弥散，上皮细胞再生功能强、更新快也是重要的黏膜屏障功能；③丰富的胃黏膜血流是第三道防御屏障，黏膜上皮细胞下有密集的毛细血管网，供给充分的氧及营养、充足的血流可迅速除去对黏膜屏障有害的物质如 H^+、并分泌 HCO_3^- 以缓冲 H^+。黏膜屏障损害是溃疡产生的重要原因。

2）非甾体类抗炎药与黏膜屏障损害。非甾体类抗炎药、肾上腺皮质激素、胆汁酸盐、酒精等均可破坏胃黏膜屏障，造成 H^+ 逆流入黏膜上皮细胞，引起胃黏膜水肿、出血、糜烂，甚至溃疡。长期使用非甾体抗炎药胃溃疡显著增加。

在正常情况下，胃黏膜所受到侵害因子的作用与黏膜屏障等防御因子的作用，二者处于平衡状态。如平衡受到破坏，侵害因子的作用增强、胃黏膜屏障等防御因子的作用削弱，最终导致胃酸分泌增强、胃蛋白酶分泌增加，导致十二指肠溃疡的产生。

2. 胃溃疡和十二指肠溃疡的相同点

胃溃疡和十二指肠溃疡有着许多基本共同点。首先是发病都是胃酸作用的结果，都是发生在邻近于幽门两侧的慢性溃疡；这种溃疡都具有不易愈合、愈合后又易于复发的倾向；在疾病的过程中都可以引起大出血、急性穿孔、慢性穿透和幽门梗阻等并发症；都有一部分患者需要外科治疗，而且一度普遍应用胃大部切除术，都有较好的疗效。

3. 胃溃疡和十二指肠溃疡的差别

根据近年来的大量研究，发现胃溃疡和十二指肠溃疡在疾病过程中每一个环节上，都各有其恒定的特点，两者之间存在着一系列的实质性区别。如

119

十二指肠溃疡平均好发年龄（25～35 岁）较胃溃疡（40～50 岁）小。十二指肠溃疡集中于一个特定的狭小部位——球部，而胃溃疡在自贲门到幽门的广泛部位均可发生。十二指肠溃疡的起病与精神因素比较密切，多见于情绪不稳定的多愁善感者，而胃溃疡患者多伴有慢性胃炎。"O"型血型者、唾液中无血型抗原者、肝硬化、甲状腺功能亢进者的十二指肠溃疡病发生率较高，而药物（阿司匹林、皮质类固醇）所引起的多为胃溃疡。十二指肠溃疡的空腹胃酸、基础酸分泌量、最大酸分泌量、高峰酸分泌量都明显高于正常人，而胃溃疡的胃酸分泌量和正常人相似，甚至较低。在发病机制上，十二指肠溃疡是迷走神经兴奋、胃酸分泌过多所引起，胃溃疡则因胃黏膜抵抗力缺陷所致。胃溃疡有恶变的可能，而十二指肠溃疡不会恶变成癌。十二指肠溃疡对抗酸制剂止痛有良好效果，而在胃溃疡则疗效不明显。由于以上各方面的差异，因而两者对治疗方法也有着不同的要求和效果。如十二指肠溃疡对迷走神经切断术，效果远较胃溃疡为好，这也是选择外科手术方法所必须考虑到的。

总之，综上所述，从发病机理、临床表现和治疗等各方面，两者是如此的明显不同，可以认为胃溃疡和十二指肠溃疡是两个不同的疾病。

4. 休克指数

常用脉率/收缩压计算休克指数，帮助判定休克的有无及轻重。指数为 0.5 多表示无休克；1.0～1.5 有休克；>2.0 为严重休克。脉率的变化多出现在血压变化之前。当血压还较低，但脉率已恢复且肢体温暖者，常表示休克趋向好转。

（二）解答及分析

1. 诊断

该患者最大可能的诊断是十二指肠溃疡急性穿孔，急性腹膜炎和感染性休克。

诊断依据如下。

（1）上腹部空腹痛病史 10 年，加重 3 年。

（2）发作特点。突发上腹部剧烈的刀割样疼痛，迅速波及全腹，使用阿托品无效。

（3）腹膜炎体征。全腹压痛，以上腹部为重且反跳痛阳性，腹肌紧张呈板状。

（4）休克表现。脉搏 115 次/分，血压 80/60 mmHg，休克指数 = 1.4>1.0。面色苍白，出冷汗，肢体冰凉。

2. 应做检查

为进一步确诊，应做以下检查。

（1）站立位腹部 X 射线检查。可能发现膈下半月形游离气体影，可支持十二指肠溃疡急性穿孔的诊断。

（2）腹腔穿刺。根据穿刺液的性状辨别病变性质。

【场景二】该患者入院后急查腹部平片，发现双侧膈下有游离性气体，如图 3-7。

提问：

（1）采取非手术治疗还是手术治疗？

（2）提出该患者的治疗方案？

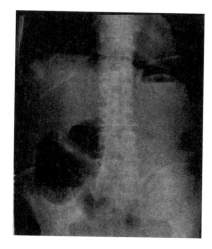

图 3-7　腹部立位平片示膈下半月形游离气体

（一）基础知识

1. 胃十二指肠溃疡非手术治疗的指征

（1）适用于一般情况好，症状体征较轻的空腹穿孔。

（2）不属于顽固性溃疡，不伴有溃疡出血、幽门梗阻、可疑癌变等情况。

（3）穿孔超过 24 小时，腹膜炎已局限者。

（4）经水溶性造影剂行胃十二指肠造影检查证实穿孔处已封闭的患者。

2. 非手术治疗措施

非手术治疗治疗措施主要包括以下几种。

（1）持续胃肠减压，目的在于减少胃肠内容物继续外漏，有利于穿孔的闭合和腹膜炎的消退。

（2）输液以维持水、电解质平衡。

（3）加强营养代谢支持。

（4）全身应用抗生素控制感染。

（5）经静脉给予 H_2 受体阻断剂或质子泵拮抗剂等制酸药物。

（6）痊愈的患者应胃镜检查排除胃癌，根治幽门螺杆菌感染并采用制酸剂治疗。

（7）非手术治疗 6～8 小时后病情仍继续加重，应立即转行手术治疗。

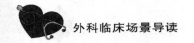

（二）解答及分析

1. 诊断

根据患者的临床表现、体征、实验室检查和腹部平片，可以确诊为溃疡急性穿孔，该患者已出现休克的表现，症状重。目前，危及患者生命的主要原因是感染性休克，治疗主要目的是在抗感染休克的同时，积极地术前准备，治疗原发病，控制感染。

2. 治疗方案

该患者的治疗方案包括以下内容。

（1）胃肠减压，禁饮食。

（2）应用有效抗生素，输入足量液体。

（3）手术治疗：单纯穿孔缝合或行胃大部切除术。

（4）术后依具体情况放置腹腔引流管。

（5）术后止痛等对症处理。

【场景三】手术探查：腹腔内有大约 800 mL 左右黄白色腹腔液，胃壁及十二指肠壁组织水肿明显，十二指肠球前壁有一个直径约 0.3 cm 的穿孔，其周围组织水肿，附有脓苔，有液体溢出。

提问：

（1）采取什么手术方式？是胃大部切除术？还是单纯穿孔修补术？

（2）腹腔冲洗应注意什么问题？

（一）基础知识

1. 手术治疗

（1）穿孔修补术。穿孔修补术简便易行、手术耗时短、创伤轻、安全性高。穿孔修补后，胃十二指肠内容物不再外漏，加上彻底清除了腹腔内污染物。可使穿孔很快愈合。因此对一般状态差、伴心肺肝肾等重要脏器严重疾病，穿孔时间长超过 12 小时，腹腔内炎症重及胃十二指肠严重水肿，估计行根治手术风险较大的患者应选择穿孔修补术。因为穿孔修补术未将溃疡灶切除，故手术后仍需行内科抗溃疡病治疗。单纯穿孔修补术的缺点是对溃疡病的疗效不十分确切，部分患者们可因溃疡未愈反复发作，合并出血、幽门梗阻等情况需要再次手术治疗。穿孔修补的方法有：①开腹修补，横向间断丝线缝合，再用大网膜覆盖；②经腹腔镜修补，修补时气腹压力宜维持在 11 mmHg 以下，以免因压力过高发生细菌移位和内毒素血症。术中按补片技术闭合穿孔，插入网膜，用不吸收线缝合 2～3 针。

（2）根治性手术。根治性手术的优点在于手术同时解决了穿孔和溃疡两个问题。如果患者一般情况较好，穿孔在 12 小时以内，腹腔内感染和胃十二指肠水肿较轻且无重要器官并存病者可考虑行根治手术，具体适应证如下：①病史长、反复发作；②曾有溃疡穿孔或出血病史；③此次穿孔伴有出血、幽门狭窄或修补后易致狭窄；④疑有癌变。根治性手术包括：①胃大部切除术；②穿孔修补加壁细胞迷走神经切断术；③穿孔修补、迷走神经切断加胃窦部切除或幽门成型术。其中前二种手术效果较好。

2. 非手术治疗

（1）适于年龄较轻，溃疡病程短，穿孔小，漏至腹腔的内容物不多，腹膜炎有局限趋势者，但需严密观察病情变化。

（2）在无休克情况下采取半卧位，禁食，胃肠减压，应用抗生素，输液，纠正水与电解质紊乱及维持酸碱平衡。

（3）配合针灸治疗，3 天后可酌情服中药治疗，如复方大柴胡汤加减。

（二）解答及分析

（1）该患者穿孔的时间虽然不超过 12 小时，但是腹腔污染重、胃壁及十二指肠壁组织水肿明显等，不适合进行胃大部切除术。需要采取的手术方式是单纯性的十二指肠溃疡穿孔修补术。

（2）彻底的清洁腹腔。开腹后立即用吸引器吸净腹腔内的脓液及渗出液，清除食物残渣、粪便和异物等。脓液多积聚在原发病灶附近、膈下、两侧结肠旁沟及盆腔内。可用甲硝唑及生理盐水冲洗腹腔至清洁。腹腔内有脓苔、假膜和纤维蛋白分隔时，应予清除以利引流。关腹前一般不在腹腔内应用抗生素，以免造成严重粘连。

（李　强）

第九节　胃　癌

【**场景一**】王某，男性，52 岁，2 月前开始出现上腹部隐痛不适，进食后明显，伴饱胀感，食欲逐渐下降，无明显恶心、呕吐及呕血，当地医院按"胃炎"进行治疗，稍好转。近半月自觉乏力，体重较 2 月前下降 3 kg。近几日大便色黑。来本院就诊，查 2 次大便潜血均为阳性，血常规示血红蛋白

96 g/L，为进一步诊治收入院。既往史：吸烟20年，10支/天，其兄死于"消化道肿瘤"。查体：一般状况尚可，浅表淋巴结未及肿大，皮肤无黄染，心肺未见异常，腹平坦，未见胃肠型及蠕动波，腹软，肝脾未及，腹部未及包块，剑突下区域深压痛，无肌紧张，移动性浊音（－），肠鸣音正常，直肠指检未及异常。辅助检查：上消化道造影示胃窦小弯侧似见约2 cm大小龛影，位于胃轮廓内，周围黏膜僵硬粗糙，腹部B超检查未见肝异常，胃肠部分检查不满意（图3－8）。

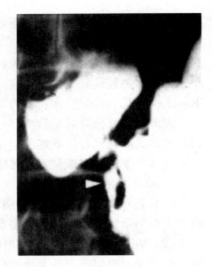

图3－8　上消化道造影

提问：

（1）该患者的诊断和鉴别诊断？

（2）该患者的进一步检查有哪些？

（一）基础知识

1. 胃癌的病理

（1）大体分型。大体分型有以下几种。

1）早期胃癌即胃癌仅限于黏膜或黏膜下层者，不论病灶大小或有无淋巴结转移，均为早期胃癌。日本内镜学会1962年提出此定义，沿用至今。癌灶直径在10 mm以下称小胃癌，5 mm以下为微小胃癌；癌灶更小仅在胃镜黏膜活检时诊断为癌，但切除后的胃标本虽经全黏膜取材未见癌组织，称"一点癌"。早期胃癌根据病灶形态可分三型：Ⅰ型为隆起型，癌灶突向胃腔；Ⅱ型浅表型，癌灶比较平坦没有明显的隆起与凹陷；Ⅲ型凹陷型，为较深的溃疡。Ⅱ型还可以分为3个亚型，即Ⅱa浅表隆起型、Ⅱb浅表平坦型和Ⅱc浅表凹陷型。早期胃癌大多发生在胃的中下部，贲门部少见；总体上，高分化腺癌占70%，低分化腺癌占30%。早期胃癌的预后与浸润深度有关，黏膜内癌罕见胃周淋巴结转移，5年生存率接近100%；癌灶侵及黏膜下时发生淋巴结转移的约占15%～20%，平均5年生存率为82%～95%。

2）进展期胃痛癌组织超出黏膜下层侵入胃壁肌层为中期胃癌；病变达浆膜下层或是超出浆膜向外浸润至邻近脏器或有转移为晚期胃癌。中、晚期胃癌统称进展期胃癌。按国际上采用Borrmann分型法分四型：Ⅰ型（结节型）：为边界清楚突入胃腔的块状癌灶；Ⅱ型（溃疡局限型）：为边界清楚并略隆起的溃疡状癌灶；Ⅲ型（溃疡浸润型）：为边界模糊不清的浸润性溃疡状癌灶；Ⅳ型（弥漫浸润型）：癌肿沿胃壁各层全周性浸润生长导致边界不清。若全胃受累胃腔缩窄、胃壁僵硬如革囊状，称皮革胃，几乎都是低分化腺癌或印戒细胞癌引起，恶性度极高。

胃癌好发部位以胃窦部为主，占 1/2，其次是胃底贲门部约占 1/3，胃体较少。

（2）组织学分型。WHO 1979 年提出的国际分类法，将胃癌组织学分为常见的普通型与少见的特殊型。普通型有：①乳头状腺癌；②管状腺癌；③低分化腺癌；④黏液腺癌；⑤印戒细胞癌。特殊型癌主要有：腺鳞癌、鳞状细胞癌、类癌、未分化癌等。

2. 临床病理分期

国际抗癌联盟（Union for International Cancer Control，UICC）2010 版公布的胃癌 TNM 分期法，分期的病理依据主要是肿瘤浸润深度、淋巴结以及远处转移情况。以 T 代表原发肿瘤浸润胃壁的深度。T_1：肿瘤侵及固有层、黏膜肌层或黏膜下层；T_2：肿瘤浸润至固有肌层；T_3：肿瘤穿透浆膜下结缔组织而未侵犯脏腹膜或邻近结构；T_{4a}：肿瘤侵犯浆膜；T_{4b}：肿瘤侵犯邻近组织或器官。N 表示局部淋巴结的转移情况。N_0：无淋巴结转移（受检淋巴结个数≤15）；N_1：1～2 个区域淋巴结转移；N_2：3～6 个区域淋巴结转移；N_3：7 个以上区域淋巴结转移。M 则代表肿瘤远处转移情况。M_0：无远处转移；M_1：有远处转移。现根据 TNM 的不同组合可将胃癌划分为Ⅰ～Ⅳ个临床病理分期（表 3-8）。

表 3-8　胃癌的临床病理分期（UICC，2010 年）

	N_0	N_1	N_2	N_3
T_1	IA	IB	IIA	IIB
T_2	IB	IIA	IIB	IIIA
T_3	IIA	IIB	IIIA	IIIB
T_{4a}	IIB	IIIA	IIIB	IIIC
T_{4b}	IIIB	IIIB	IIIC	IIIC
M_1	IV			

3. 诊断

通过 X 射线钡餐检查和纤维胃镜加活组织检查，诊断胃癌已不再困难。

由于早期胃癌无特异性症状，患者的就诊率低，加上缺乏有效便利的筛查手段，目前国内早期胃癌占胃癌住院患者的比例还不到 10%。为提高早期胃癌诊断率，对有胃癌家族史或原有胃病史的人群定期进行检查。对 40 岁以上有上消化道症状而无胆道疾病者，原因不明的消化道慢性失血者，短期内体重明显减轻、食欲不振者应作胃的相关检查，以防漏诊胃癌。目前临床上用于诊断胃癌的检查主要有以下 4 种。

（1）X 射线钡餐检查。数字化 X 射线胃肠造影技术的应用，使得影像分辨率和清晰度大为提高，目前仍为诊断胃癌的常用方法。常采用气钡双重造影，通过黏膜相和充盈相的观察做出诊断。早期胃癌的主要改变为黏膜相异常，进展期胃癌的形态与胃癌大体分型基本一致。

（2）纤维胃镜检查。直接观察胃黏膜病变的部位和范围，并可获取病变组织作病理学检查，是诊断胃癌的最有效方法。为提高诊断率，对可疑病变组织活检不应少于 4 处。内镜下刚果红、亚甲蓝活体染色技术，可显著提高小胃癌和微小胃癌的检出率。采用带超声探头的纤维胃镜，对病变区域进行超声探测成像，有助于了解肿瘤浸润深度以及周围脏器和淋巴结有无侵犯和转移。

（3）腹部超声。在胃癌诊断中，腹部超声主要用于观察胃的邻近脏器（特别是肝、胰）受浸润及淋巴结转移的情况。

（4）螺旋 CT 与正电子发射成像检查。多排螺旋 CT 扫描结合三维立体重建和模拟内腔镜技术，是一种新型无创检查手段，有助于胃癌的诊断和术前临床分期。利用胃癌组织对于 ^{18} 氟 – 2 – 脱氧 – D – 葡萄糖的亲和性，采用正电子发射计算机断层扫描（positron emission tomography，PET）可以判断淋巴结与远处转移病灶情况，准确性较高。

（二）解答及分析

1. 诊断
可能的诊断是胃癌，其诊断依据如下。
（1）腹痛、食欲下降、乏力、消瘦。
（2）结膜苍白、剑突下深压痛。
（3）上消化道造影所见。
（4）便潜血 2 次。
需要鉴别诊断的疾病如下。
（1）胃溃疡。
（2）胃炎。

2. 检查项目

需要进一步检查的项目如下。

（1）胃镜加活体组织病理检查。

（2）行上腹部 CT，了解肝、腹腔淋巴结情况。

（3）胸片检查。

【场景二】该患者胃镜显示如图 3-9。病理结果示：胃中分化腺癌。CT 结果示：肝、脾、胰未发现异常，腹主动脉旁未发现肿大的淋巴结。胸片结果示：双肺清晰，心、肺、膈未发现异常。经积极术前准备，肿瘤位于胃窦部，肿块大小约 4 cm×3 cm×2 cm，质硬，与周围组织轻度粘连，部分已突破浆膜层，在第 3、4、5、6 组发现肿大的淋巴结（图 3-10）。

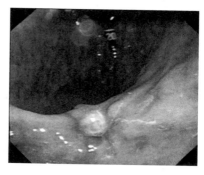

图 3-9　胃镜示胃窦部病变

提问：

该患者采取何种手术方式？

（一）基础知识

1. 淋巴转移

淋巴转移是胃癌的主要转移途径，进展期胃癌的淋巴转移率高达 70% 左右，早期胃癌也可有淋巴转移。胃癌的淋巴结转移率和癌灶的浸润深度呈正相关。引流胃的区域淋巴结有 16 组（图 3-10，也有增加为 23 组），依据它们距胃的距离，可分为 3 站。第一站为胃旁淋巴结，按照贲门右、贲门左、胃小弯、胃大弯、幽门上、幽门下淋巴结的顺序编为 1~6 组。7~16 组淋巴结原则上按照动脉分支排序分别为胃左动脉旁、肝总动脉旁、腹腔动脉旁、脾门、脾动脉旁、肝十二指肠韧带内、胰后、肠系膜上动脉旁、结肠中动脉旁、腹主动脉旁淋巴结。

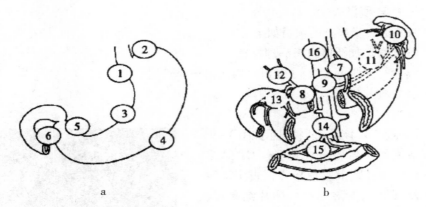

a：1～6 组淋巴结分布；b：7～16 组淋巴结分布
图 3－10　胃的淋巴结分组示意图

　　胃癌由原发部位经淋巴网向第一站（N_1）胃周淋巴结转移，继之癌细胞随支配胃的血管，沿血管周围淋巴结向心性转移至第二站（N_2），并可向更远的第三站淋巴结（N_3）转移。不同部位胃癌的淋巴结的分站组合各不相同（表 3－9）。

表 3－9　不同部位胃癌各站淋巴结的划分

淋巴结站别	全　胃	窦　部	体　部	贲门部
第一站（N_1）	1，2，3，4，5，6	3，4，5，6	1，3，4，5，6	1，2，3，4
第二站（N_2）	7，8，9，10，11	1，7，8，9	2，7，8，9，10，11	5，6，7，8，9，10，11
第三站（N_3）	12，13，14	2，10，11，12，13，14	12，13，14	12，13，14

　　胃癌的淋巴结转移通常是循序逐步渐进，但也可发生跳跃式淋巴转移，即第一站无转移而第二站有转移。终末期胃癌可经胸导管向左锁骨上淋巴结转移，或经肝圆韧带转移至脐部。

　　2. 根治性手术原则

　　为整块切除包括癌灶和可能受浸润胃壁在内的胃的部分或全部，按临床分期标准整块清除胃周围的淋巴结，重建消化道。

　　（1）胃切除范围。胃壁的切线必须距肿瘤边缘 5 cm 以上；十二指肠侧或食管侧的切线应距离幽门或贲门 3～4 cm。

（2）清除胃周淋巴结。淋巴结清除范围以 D（dissection）表示，以 N 表示胃周淋巴结站别。第一站淋巴结未全部清除者为 D_0，第一站淋巴结全部清除为 D_1 术，第二站淋巴结完全清除称为 D_2，依次 D_3。胃癌手术的根治度分为 A、B、C 三级。A 级：D＞N，手术切除的淋巴结站别超越已有转移的淋巴结站别；切缘 1 cm 内无癌细胞浸润。是效果好的根治术。B 级：D＝N，或切缘 1 cm 内有癌细胞累及，也属根治性手术。C 级：仅切除原发灶和部分转移灶，尚有肿瘤残余，为非根治性手术。

（3）手术方式。根据肿瘤部位、进展程度以及临床分期来确定。

1）早期胃癌由于病变局限较少淋巴结转移，施行 D_2 以下的胃切除术就可获得治愈性切除，可行腹腔镜或开腹胃部分切除术。对小于 1 cm 的非溃疡凹陷型胃癌，直径小于 2 cm 的隆起型黏膜癌，可在内镜下行胃黏膜切除术。

2）进展期胃癌标准治疗是 D_2 淋巴结廓清的胃切除术。

3）扩大的胃癌根治术适用胃癌浸及邻近组织或脏器，是指包括胰体、尾及脾的根治性胃大部切除或全胃切除；有肝、结肠等邻近脏器浸润可行联合脏器切除术。

3. 姑息性胃切除术

姑息性胃切除术适用于原发灶无法切除，为了减轻由于梗阻、穿孔、出血等并发症引起的症状，如胃空肠吻合术、空肠造口、穿孔修补术等。

（二）解答及分析

行 D_2 淋巴结廓清的胃切除术。进行根治性远端胃大部切除，切除胃的 3/4～4/5，清除一、二站淋巴结，切除大小网膜、横结肠系膜前叶与胰腺被膜；消化道重建可选胃空肠 BillorthⅡ式吻合或Ⅰ式手术。胃体（M 区）与胃近端（U 区）癌可行根治性全胃切除术，消化道重建常行食管空肠 Roux－en—Y 吻合，或是十二指肠食管间置空肠手术。近端胃癌也可选用根治性近端胃切除，胃食管吻合。

第十节　肠梗阻

【场景一】患者晋某，男，40 岁，3 天来阵发性中腹部痛，伴恶心、呕吐较频繁，未有排便和肛门排气，在当地医院给予输液等处理后，效果不明显，为求进一步诊治而转入我院治疗。20 年前曾行阑尾切除术，10 余年来有慢性腹痛发作约 10 余次、其中 2 次住院经禁食、输液、胃肠减压后缓解。入院查体：体温 36.5 ℃，脉搏 80 次/分，呼吸频率 20 次/分，血压 120/80 mmHg。急性痛苦病容，皮肤黏膜干燥，眼窝凹陷，心肺未见异常，中腹部稍膨隆，偶见肠型，脐右侧有固定轻压痛，无腹肌紧张，肝、脾触诊不满意，未触及腹部包块，无移动性浊音，肠鸣音亢进，可闻及气过水声和高调肠鸣。余检查均未见异常。

提问：

(1) 目前可能的诊断是什么？最能帮助诊断的措施是什么？

(2) 若此患者是肠梗阻，是机械性肠梗阻还是麻痹性肠梗阻？

(3) 是单纯性肠梗阻还是绞窄性肠梗阻？病因何在？并分别说出其依据？

(4) 该患者主要的非手术治疗措施有哪些？

（一）基础知识

1. 病因和分类

(1) 按肠梗阻发生的原因分类有以下几种。

1) 机械性肠梗阻。系由于机械性因素引起的肠内容物通过障碍，是临床上最常见的类型。可由下列因素所致（图 3 - 11）：①肠管外病变，如粘连和束带、嵌顿疝、中路、肿瘤压迫等；②肠管病变，如肠管闭锁、肠套叠、肠结核、肠扭转、肠肿瘤等；③肠腔内阻塞，如异物、粪块、结石、寄生虫团阻塞等。

2) 动力性肠梗阻。肠管本身并无器质性狭窄，但肠壁肌肉因自主神经功能失调而失去正常的蠕动能力，以致肠内容物不能正常运行而形成梗阻，有两种类型。①麻痹性肠梗阻较为常见，多发生在腹腔手术后、急性弥漫性腹膜炎、腹膜后的出血或感染以及严重的神经、体液或代谢改变所致，肠管呈麻痹扩张状态；②痉挛性肠梗阻比较少见，可见于肠道功能紊乱和慢性铅中毒引起的肠痉挛。一般肠管的痉挛性狭窄仅为暂时性的，据此可与机械性肠梗阻相鉴别。

3) 血运性肠梗阻。是由于肠系膜血管有血栓形成或发生栓塞，引起肠管血运发生障碍，导致肠管蠕动功能障碍或丧失，肠腔本身并无狭窄或阻塞，但肠内容物停止运行。一旦发生，肠管可迅速继发坏死，在处理上与肠麻痹截然不同。

4) 原因不明的假性肠梗阻。是一种以肠道不能推动肠内容物通过未阻塞的肠腔为特征的胃肠动力疾患，常发生于小肠、结肠，可累及整个消化道和所有受自主神经调节的脏器和平滑肌，是一组具有肠梗阻症状和体征，但无肠道机械性梗阻证据的临床综合征。本病与麻痹性肠梗阻不同，无明确的病因，属慢性疾病，也可能是一种遗传病。某些药物如三环抗抑郁药、可乐定、长春新碱等也可诱发此病的发生。假性肠梗阻的治疗主要是非手术方法，仅在并发穿孔、坏死等情况才需要手术处理。

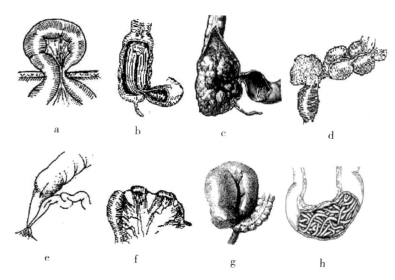

a. 嵌顿疝；b. 肠套叠；c. 肠腔内肿瘤；d. 肠外肿瘤压迫；e. 肠粘连；f. 先天性肠或闭锁；g. 肠扭转；h. 蛔虫团堵塞

图3-11 机械性肠梗阻原因

（2）按肠壁血运有无障碍分类有以下几种。

1）单纯性肠梗阻。肠内容物虽不能通过但肠管的血运正常者。

2）绞窄性肠梗阻。指在梗阻的同时肠壁血运发生障碍并存在缺血坏死可能者。

（3）按梗阻部位分类。可分为高位小肠梗阻、低位小肠梗阻和结肠梗阻三类。结肠梗阻因有回盲瓣抗反流作用，肠内容物只能进入结肠，故又称"闭袢性梗阻"。

（4）按梗阻程度和梗阻发生的快慢分类。按梗阻的程度，肠梗阻可以分为完全性梗阻和不完全性肠梗阻两类。按照梗阻现象发展的快慢，肠梗阻又可以分为急性与慢性梗阻。慢性、不完全性肠梗阻多为单纯性，而急性、

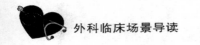

完全性肠梗阻可能是单纯性，也可能是绞窄性，但绞窄性肠梗阻必然为急性完全性肠梗阻。

上述分类在不断变化的病理过程中是可以相互转化的。例如机械性肠梗阻如时间过久，梗阻以上的肠管过度扩张，可以出现麻痹性肠梗阻的临床表现。不完全性、慢性、单纯性肠梗阻可以转变成完全性、急性、绞窄性肠梗阻。

2. 肠梗阻的诊断依据

主要是"痛、吐、胀、闭"的临床表现以及 X 射线检查。但是，对于每一例肠梗阻的诊断都必须辨明下列问题。

（1）须辨明是机械性肠梗阻还是麻痹性肠梗阻。机械性肠梗阻腹痛呈阵发性绞痛，可闻及高调肠鸣或振水音，腹痛时常发生呕吐，吐后腹痛可缓解。麻痹性肠梗阻腹痛为持续性胀痛，无阵发性绞痛，腹胀是最突出症状，累及全腹，呕吐物为返入胃腔的肠内容物，肠鸣音减弱或消失。腹部 X 射线平片对鉴别诊断甚有价值，麻痹性肠梗阻显示大、小肠全部充气扩张；而机械性肠梗阻的胀气扩张限于梗阻以上的部分肠管，即使晚期并发肠绞窄和麻痹，结肠也不会全部胀气。

（2）肠梗阻的性质。是单纯性肠梗阻还是绞窄性肠梗阻，两者之间的鉴别意义重大，直接关系到治疗方案的选择和患者的安危，单纯性肠梗阻和绞窄性肠梗阻的主要鉴别要点。

1）腹痛发作急骤，初始即为持续性剧烈疼痛，或在阵发性加重之间仍有持续性疼痛，有时出现腰背部痛。

2）病情发展迅速，早期出现休克，抗休克治疗后改善不明显。

3）有腹膜炎的体征，体温上升、脉率增快、白细胞计数增高。

4）腹胀不均匀，腹部有局部隆起或触及有压痛的肿块（孤立胀大的肠袢）。

5）呕吐出现早而频繁，呕吐物、胃肠减压抽出液、肛门排出物为血性。腹腔穿刺抽出血性液体。

6）腹部 X 射线检查见孤立扩大的肠袢。

7）经积极的非手术治疗症状体征无明显改善。

（3）梗阻的部位是高位还是低位梗阻。小肠梗阻部位的高低与治疗有密切关系。高位肠梗阻引起死亡的原因是液体丢失；低位小肠梗阻时形成的肠膨胀则造成严重后果。区别的主要方法是临床表现。高位梗阻时呕吐是突出的症状，肠绞痛与腹胀均不明显；低位小肠梗阻时则以腹胀为最明显，可无呕吐，绞痛也不严重。X 射线检查有助于鉴别低位小肠梗阻。扩张的肠袢在腹中部，呈"阶梯状"排列，结肠不扩张、胀气。结肠梗阻时 X 射线片呈腹部周边结肠胀气，结肠袋消失。

（4）肠梗阻的程度。需辨明是完全性梗阻还是不完全性梗阻。完全性肠梗阻呕吐频繁，低位梗阻时腹胀明显，完全停止排便排气，X 射线检查梗阻以上肠襻明显扩张、胀气，梗阻以下结肠无气体。不完全性肠梗阻时呕吐与腹胀均较轻，X 射线检查见肠襻扩张不明显，结肠内可有气体。

（5）肠梗阻的原因。可以根据患者的年龄、病史、体征和 X 射线表现，以及各种必要的辅助检查综合分析和判断。有手术史或腹膜炎病史者以粘连性肠梗阻可能性最大；青壮年患者以疝源性肠梗阻、肠扭转可能性大；老年人应注意肿瘤性肠梗阻的可能；二岁以下儿童患者多为肠套叠所致；心血管病患者发生肠梗阻时应考虑到血管性肠梗阻的可能。

3. 基础疗法

即不论采用非手术或手术治疗，均需应用的基本处理。

（1）胃肠减压。胃肠减压是治疗肠梗阻的重要方法之一。通过胃肠减压吸出胃内和小肠返流入胃的气体和液体，减轻腹胀和中毒症状，减少肠腔内的细菌和毒素，改善肠壁血循环，可使部分麻痹性肠梗阻和机械性肠梗阻恢复畅通，避免手术。胃肠减压对手术病例也是必要的术前准备。胃肠减压时应用的有单腔胃管、双腔（Miller - Abbot）胃肠减压管，以单腔胃管最为常用。双腔管较长、其下端带有可注气的薄膜囊，借肠蠕动推动气囊将导管带至梗阻部位，减压效果较好。

（2）液体疗法。肠梗阻患者的液体丢失量是非常显著的，治疗时必须予以充分的估计和及时补充。根据梗阻的部位、梗阻的时间、以及各种化验检查结果进行液体量的补充和调整。当天的补液量应当包括当天需要量、当天丢失量和以往已经丧失量的1/2 三个方面。输液的成分应根据患者的具体情况灵活选择。如果患者血容量不足，血压下降，可先输入部分胶体后再给予电解质溶液；如患者血流动力学稳定应以电解质溶液为主。

（3）纠正酸碱平衡失调。高位肠梗阻时易造成低钾、低氯性碱中毒；低位肠梗阻则易造成代谢性酸中毒，临床上应根据血气分析等确定酸碱失衡的程度，予以纠正。多数肠梗阻患者均有代谢性酸中毒，部分经补液后可以得到纠正，但部分患者要补碱性液体方能纠正。

（4）抗生素的应用。肠梗阻时肠道内细菌大量繁殖，特别是厌氧菌，故应选用对需氧菌和厌氧菌均有效的抗生素，如氨苄西林、头孢曲松钠与甲硝唑、替硝唑等联合应用。

（5）生长抑素的应用。肠梗阻患者初期，消化液大量分泌积聚于肠腔，

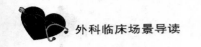

加剧了肠壁的水肿和肠腔扩张。生长抑素可以减少消化液分泌量，减轻消化液积聚对肠管造成的压力。

（6）其他治疗。用温盐水洗胃灌肠，刺激胃肠蠕动，清除肠腔内粪便。胃肠道动力药的应用，新斯的明可促进胃肠道蠕动，普瑞博斯可帮助胃肠道排空。

（二）解答及分析

（1）患者有典型的肠梗阻的临床表现，腹痛、呕吐、腹胀和肛门停止排气、排便，另外患者还有阑尾炎的手术病史，所以，目前可能的诊断是肠梗阻。

（2）患者是机械性肠梗阻，主要诊断依据有：①腹痛为阵发性疼痛伴频繁呕吐，②脐右侧轻压痛；③听诊肠鸣音亢进。

（3）患者是单纯性肠梗阻，其主要诊断依据有：腹痛呈阵发性伴频繁呕吐，腹部触诊无腹肌紧张，肠鸣音亢进并有气过水声和高调肠鸣。一般情况尚可，生命体征均正常。

患者发生肠梗阻的原因可能是腹腔内粘连。依据是患者20年前曾行阑尾切除术，且有反复发作不完全性肠梗阻的病史。

（4）主要的非手术治疗措施有：①禁食水；②持续胃肠减压；③半卧位；④输液以维持体液平衡；⑤应用抗生素；⑥镇静止痛。

【场景二】该患者入院后，行腹部平片，积极采取非手术治疗措施，3天来，病情无缓解，腹痛加重，体温波动于 37.8 ～ 38.7 ℃，脉搏 96 ～ 106 次/分。血常规示白细胞计数 12.5×10^9 g/L，中性粒细胞 85.5%。

提问：

（1）该患者下一步的治疗？

（2）在手术中，如何判断肠管的生命力？

（一）基础知识

1. 手术治疗

尽管非手术疗法可使一部分肠梗阻患者获得治愈，但部分患者经非手术疗法并不能够解除梗阻问题，如不及时手术将导致严重后果。有以下情况的肠梗阻应考虑行手术治疗。

（1）肠梗阻合并腹膜炎。

（2）梗阻时间长，超过72小时。

（3）持续性腹痛伴腰背放射痛，强迫体位、腹部有触痛性包块。

（4）腹腔渗出明显，抽取血性腹水。

（5）单纯性肠梗阻，经保守治疗 72 小时症状无好转，反而加重。

（6）全身中毒症状明显，白细胞总数 12×10^9 g/L 以上，脉搏 100 次/分，体温 38 ℃以上。

（7）梗阻伴有早期休克表现。

2. 肠梗阻的手术方法

（1）粘连松解、复位术。术中如肠管膨胀不严重则自上下追踪肠管，膨胀与萎陷交界处即为梗阻部位所在。根据术中所见到病变行粘连松解术、肠扭转复位术、肠套叠复位术。

（2）肠切除、肠吻合术。对于肠坏死者应予以切除，进行一期吻合术；肠扭转、肠系膜血管栓塞导致肠坏死，均应行坏死肠管切除、肠对端吻合术。

（3）短路手术。术中如估计梗阻原因不能解除，如晚期肿瘤、放射性肠炎、粘连严重或患者情况危重不能耐受大手术时，可在梗阻上下肠段间作短路吻合术，有侧侧吻合、端侧吻合二种术式。

（4）肠造口或肠外置术。如患者情况极严重，或局部病变所限，不能耐受和进行复杂手术，可用这类术式解除梗阻；但主要适用于低位肠梗阻如急性结肠梗阻，由于梗阻时多形成闭袢，肠腔内压高，肠壁血运障碍，且结肠内细菌含量多，所以一期肠切除吻合，常不易顺利愈合。因此，对单纯性结肠梗阻，一般采用梗阻近侧（盲肠或横结肠）造口，以解除梗阻。如已有肠坏死，则宜切除坏死肠段并将两断端外置作造口术，待以后二期手术再解决结肠病变。

（5）腹腔镜技术的应用。目前认为，腹腔镜小肠梗阻手术最大限度地体现了手术创伤小、腹腔粘连轻、术后痛苦轻、恢复饮食快、下床活动早及住院时间短等优点。其适应证原则上是，凡无传统开腹手术禁忌证、无高度腹胀和非手术治疗无效的机械性肠梗阻，均可有选择性地利用腹腔镜处理。但在临床操作中也存在着一定的并发症，如肠管损伤、术中出血、术后肠梗阻等情况。

（二）解答及分析

（1）该患者经积极的非手术治疗措施 3 天来，症状无明显缓解，症状加重，肠道功能未恢复。全身中毒症状明显，白细胞总数 12×10^9 g/L 以上，脉搏 100 次/分，体温 38 ℃以上，根据目前患者的情况，有手术探查的指征。

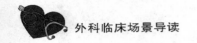

（2）对于绞窄性肠梗阻，应争取在肠坏死以前解除梗阻，恢复肠管血液循环，因此，正确判断肠管的生机十分重要。

主要是根据肠管的颜色、气味、蠕动以及肠壁的弹性、系膜上血管有无搏动进行判定。若肠管呈黑紫色，失去弹性和蠕动波，相应系膜血管无搏动，有臭味，应视为完全坏死。如果肠管仅发暗紫，尚有弹性，系膜边缘小血管尚有微弱搏动，为不完全性坏死。近几年来有用彩色多普勒检测和荧光分析法测定小肠活力。效果好，特别是后者，误切率低。

【场景三】急诊行剖腹探查术。术中探查发现腹腔内右下腹轻微粘连。松解局部粘连后，见有一段扩张肠管被压迫在回盲部与乙状结肠之间的粘连带中，该段肠管约 25 cm，距回盲部约 150 cm，随即给予松解粘连，切断粘连带，梗阻立刻解除。

提问：

（1）肠粘连的治疗方法有哪些？

（2）预防腹腔粘连的方法有哪些？

（一）基础知识

1. 粘连性肠梗阻的病因

粘连性肠梗阻的病因分先天性和后天性二种。先天性因素包括先天性发育异常、胎粪性腹膜炎等，相对较少见。后天性因素是粘连性肠梗阻的主要病因，有腹腔异物、炎症、创伤、出血、肿瘤、腹部放射等。临床上以手术后所致的粘连性肠梗阻最为多见（图 3 - 12）。此外，腹腔内化疗后也可引起腹腔内广泛的粘连（例如卡铂腹腔内化疗），甚至引起腹膜纤维化和腹茧症等。

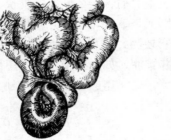

a：粘连带压迫肠管；b：粘连牵扯肠管成角

图 3 - 12　粘连性肠梗阻

2. 手术治疗的原则及方式

腹腔粘连的预防是解决粘连性肠梗阻的关键之一，及时、正确治疗腹腔炎症对防止粘连的发生有重要意义。由于腹部外科手术是引起粘连性肠梗阻的主要原因，所以应在手术过程中采取积极的预防措施。此外，还应当从腹腔粘连形成的机制上加以阻断和干预。

（二）解答及分析

1. 手术治疗的原则及方式

治疗粘连性肠梗阻重要的是要区别是单纯性还是绞窄性，是完全性还是不完全性。因为手术治疗并不能消除粘连，相反地，术后必然还要形成新的粘连，所以对单纯性肠梗阻，不完全性梗阻，特别是广泛性粘连者，一般选用非手术治疗。

粘连性肠梗阻如经非手术治疗不见好转甚至病情加重，或怀疑为绞窄性肠梗阻，手术须及早进行，以免发生肠坏死。对反复频繁发作的粘连性肠梗阻也应考虑手术治疗。

手术方法应按粘连的具体情况而定：粘连带和小片粘连可施行简单的切断和分离；如一组肠祥紧密粘连成团难以分离，可切除此段肠祥作一期吻合；在特殊情况下，如放射性肠炎引起的粘连性肠梗阻，可将梗阻近、远端肠侧侧吻合作短路手术；为实现腹腔内广泛分离后虽有粘连但不形成梗阻，可采取肠排列的方法，使肠祥呈有序的排列粘连，而不致有梗阻。

2. 手术注意事项

（1）减少刺激。腹部手术操作中的保护措施即最大限度减轻对腹膜、浆膜、系膜和网膜的机械性与化学性刺激，术中彻底消除腹腔内的血液、渗出液、脓液，缩短腹腔内脏器的暴露时间，尽量减少和避免线结及其他异物，尤其是滑石粉残留在腹腔，避免大块组织的结扎或过度紧张的缝合，以免形成局部缺血。

（2）减少组织炎症反应。肥大细胞稳定剂色甘酸钠（又名色甘酸二钠）和奈多罗米钠分别注入腹腔，可减少腹腔粘连的发生。肥大细胞拮抗剂酮色林有减轻粘连的作用。此外，钙离子通道阻断剂亦可减轻粘连。

（3）防止纤维蛋白沉积。术后早期腹腔内应用肝素可以有效防止粘连形成，但有出血并发症。

（4）促进纤维蛋白的消化溶解。重组组织型纤溶酶原激活剂可与纤维蛋白原结合使纤溶酶原激活剂成为纤溶酶，使纤维蛋白溶解消化。此外，链激酶、尿激酶、纤维蛋白溶酶也有促进纤维蛋白溶解消化作用。

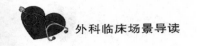

（5）药物分离浆膜面。高分子右旋糖酐在组织浆膜面上可以发挥分离作用，还能起到水化、漂浮作用。卵磷脂是组成覆盖腹膜间皮的表面活性物质的主要成分，它在间皮缺损处形成一层润滑剂薄膜，使损伤浆膜面分离，防止粘连形成。

（李　强）

第十一节　急性阑尾炎

【场景一】患者何某，男 19 岁，于两天前无明显诱因出现脐周疼痛，疼痛性质为隐痛，未向周围放射，伴恶心、呕吐 2 次，呕吐物为胃内容物，无伴寒战、发热，无腹泻、黑便等不适，后腹痛逐渐加剧，并转移至右下腹部。曾在当地医院就诊，给予抗感染治疗，症状未见明显好转。腹痛逐渐加剧，今为求进一步治疗来本院就诊，门诊收治入院。查体：体温 38 ℃，脉搏 76 次/分，呼吸 20 次/分，血压 115/70 mmHg。心肺听诊未见异常，腹部平坦，未见肠型及蠕动波，腹壁静脉未见曲张，全腹腹肌略紧，右下腹腹肌紧张明显，脐周、右下腹麦氏点压痛、反跳痛明显，未扪及包块，肝脾肋下未触及，墨菲征阴性，肝及两肾无叩击痛，移动性浊音（－），肠鸣音活跃。

提问：

（1）该患者初步诊断？

（2）腹部查体还需做哪些检查？

（3）需要做哪些辅助检查？

（4）小儿阑尾炎临床表现？

（一）基础知识

急性阑尾炎不仅是阑尾最主要的病变，且是外科急腹症中最常见的疾患。

1. 症状

（1）腹痛。典型的腹痛为转移性右下腹痛，部分病例发病开始就出现右下腹痛。其发生机制为早期的上腹或脐周痛是内脏神经的反射痛，定位模糊，不准确；右下腹痛是炎症已发展至阑尾浆膜，刺激壁层腹膜神经，是阑尾周围炎的表现；腹痛直接起自右下腹者，是阑尾腔内无梗阻，而直接发生的阑尾感染。

（2）胃肠道症状：里急后重和尿痛（盆位，炎症刺激直肠）。

（3）全身症状：早期乏力，头疼等，严重时出现相应症状。

2. 体征

（1）体位。常见患者弯腰行走，双手按压在右下腹部。在床上平卧时右髋关节屈曲，中医称为缩脚肠痛。

（2）右下腹压痛。右下腹压痛为最重要的体征，常见以下几个部位。

1）麦氏点（McBurney）——髂前上棘与脐连线中、外 1/3 交点。

2）蓝氏点（Lanz）——两髂前上棘中、右 1/3 交点。

3）苏氏点（Sonnenberg）——髂前上棘与脐连线在腹直肌外缘交点。

（3）反跳痛阳性。反跳痛阳性常提示有腹膜刺激现象。

（4）右下腹肌紧张。

（5）过敏反应。

（6）常用辅助诊断的其他体征如下。

1）结肠充气试验（Rovsing 试验）——间接压痛试验，阳性表示炎性病变与结肠或盲肠有关，但阴性并不能除外阑尾炎。

2）腰大肌试验——盲肠后位阑尾炎阳性。

3）闭孔内肌试验——阑尾指向盆腔、位置较低阳性。

4）直肠指诊——盆腔位阑尾或炎症及盆腔时阳性。

3. 辅助检查

（1）血常规。白细胞增高，多数在 $(10 \sim 15) \times 10^9$ g/L。中性粒细胞常有比例增高。高于 20×10^9 g/L 大多表示阑尾已有穿孔、腹膜炎或静脉炎的存在。

（2）尿常规。如出现白细胞及红细胞，应考虑尿路结石的可能，但发炎阑尾接近输尿管或膀胱，尿内也可能有白细胞和红细胞。

（3）腹部平片。腹部平片主要用于鉴别诊断。

（4）超声或 CT。有时可见肿大阑尾，如为女性可排除妇科疾病。

4. 小儿阑尾炎发病特点

小儿阑尾炎不仅病程发展快，且穿孔的机会较多。故早期发现阑尾炎，及早给予手术治疗是非常必要的。其临床表现如下。

（1）常有上呼吸道感染病史。

（2）发热可高达 39 ~ 40 ℃，胃肠道症状较重。

（3）由于小儿阑尾壁薄，阑尾容易穿孔，而大网膜短，炎症不易局限，易成肠麻痹。故腹痛常表现为全腹痛。

（4）右下腹压痛为重要体征，肌紧张可能不显。

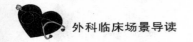

（二） 解答及分析

　　患者有典型的转移性右下腹痛，并有恶心、呕吐等胃肠道反应，专科检查全腹腹肌略紧，右下腹腹肌紧张明显，脐周、右下腹麦氏点压痛、反跳痛明显。初步诊断为急性阑尾炎是比较明确的。查体还要 Rovsing 试验、腰大肌试验、闭孔内肌试验，其目的主要是明确诊断，估计阑尾的大概位置，为手术做准备。下一步查血常规了解炎症程度，X 射线检查排除是否溃疡病穿孔、急性胆囊炎，B 超及尿常规排除泌尿系疾病，如为女性还要做妇科超声排除盆腔疾病。小儿阑尾炎常有上呼吸道感染病史，早期出现高热、呕吐症状，腹痛多为全腹痛，右下腹体征不明显，但有局部压痛和肌紧张，穿孔率较高。

　　【场景二】中性粒细胞所占百分比为该患者辅助查体腰大肌试验阳性，入院后查血常规：白细胞计数 18.9×10^9 g/L，中性粒细胞所占百分比为45.9%，尿常规：白细胞（＋＋），红细胞（＋），腹部平片：肠腔扩张积气，未见明确的气液平面及膈下游离气体。

　　提问：

　　（1） 需排除哪些疾病？

　　（2） 如患者为女性需排除哪些疾病？

　　（3） 如何治疗，如果 B 超示阑尾周围脓肿形成又该如何治疗？

（一） 基础知识

1. 急性阑尾炎鉴别诊断方法

　　（1） 需要与内科急腹症鉴别的疾病如下。

　　1） 右下肺炎和胸膜炎。患肺炎及胸膜炎的患者常常出现咳嗽，咳痰及胸痛等明显的呼吸道症状，腹部体征不明显，右下腹压痛多不存在。行胸部X 射线检查可明确诊断。

　　2） 急性肠系膜淋巴结炎。多见于儿童，常继于上呼吸道感染之后，本病伴有高烧，腹痛压痛较为广泛，有时尚可触到肿大的淋巴结。

　　3） 局限性回肠炎。位置局限于回肠，具无转移性腹痛的特点，腹部体征也较广泛，有时可触到肿大之肠管。

　　（2） 需要与妇产科急腹症鉴别的疾病如下。

　　1） 右侧输卵管妊娠。宫外孕常有停经及早孕史，而且发病前可有阴道出血。妇科检查可见阴道内有血液，子宫稍大伴触痛，右侧附件肿大和后穹窿穿刺有血等阳性体征。

2）卵巢囊肿扭转。本病常有盆腔包块史，且发病突然，为阵发性绞痛，可伴轻度休克症状。妇科检查时能触到囊性包块，并有触痛，腹部 B 超证实右下腹有囊性包块存在。

3）卵巢滤泡破裂。多发生于未婚女青年，常在月经后两周发病，右下腹局部体征较轻，诊断性腹腔刺可抽出血性渗出。

4）急性附件炎。多发生于已婚妇女，有白带过多史，发病多在月经来潮之前。无典型的转移性，而且腹部压痛部位较低。妇科检查可见阴道有脓性分泌物，子宫两侧触痛明显，右侧附件有触痛性肿物。

（3）需要与外科急腹症鉴别的疾病如下。

1）溃疡病急性穿孔。溃疡病发生穿孔后，部分胃内容物沿右结肠旁沟流住入右髂窝，引起右下腹急性炎症，可误诊为急性阑尾炎。但本病多有慢性溃疡病史，发病前多有暴饮暴食的诱因，发病突然且腹痛剧烈。查体时见腹壁呈木板状，腹膜刺激征以剑突下最明显。腹部透视膈下可见游离气体，诊断性腹腔穿刺可抽出上消化道液体。

2）急性胆囊炎、胆石症。急性胆囊炎有时需和高位阑尾炎鉴别，前者常有胆绞痛发作史，伴右肩和背部放散痛；而后者为转移性腹痛的特点。检查时急性胆囊炎可出现莫菲氏征阳性，甚至可触到肿大的胆囊，急诊腹部 B 超检查可显示胆囊肿大和结石声影。

3）急性梅克尔憩室。梅克尔憩室为一先天性畸形，主要位于回肠的末端，其部位与阑尾很接近。憩室发生急性炎症时，临床症状极似急性阑尾炎，术前很难鉴别。因此，当临床诊断阑尾炎而手术中的阑尾外观基本正常时，应仔细检查末段回肠至 1 米，以免遗漏发炎的憩室。

4）右侧输尿管结石。输尿管结石发作时呈剧烈的绞痛，难以忍受，疼痛沿输尿管向外阴部、大腿内侧放散。腹部检查，右下腹压痛和肌紧张均不太明显，腹部平片有时可发现泌尿系有阳性结石，而尿常规有大量红细胞。

2. 治疗

（1）非手术治疗。给予卧床休息、禁食水、抗感染、补充营养以及维持水电解质平衡等对症支持治疗。适用于①早期单纯性阑尾炎；②年老多病不能耐受手术；③诊断尚未肯定，等待观察。

（2）手术治疗。

1）诊断肯定，短期准备即可手术。

2）延误时间长于 48 小时，如症状好转则保守治疗，以后择期手术治疗；加重则立即手术治疗。

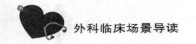

3）并发局限性腹膜炎：未形成脓肿则切除，形成脓肿则切开引流。

4）并发弥漫性腹膜炎：积极准备，手术处理全腹腔感染。

5）发现腹腔内其他疾病，即使阑尾炎症很轻。

（二）解答及分析

急性阑尾炎主要与相关部位的器官疾病相区别。位于右下腹部器官主要是回肠、盲肠，后面有右输尿管，女性患者还应考虑附件、盆腔疾病，消化道溃疡穿孔及急性胆囊炎穿孔时，其内容物也可经升结肠旁沟流至右下腹部，容易被误认为是转移性右下腹痛，但其上腹部仍有疼痛和压痛，X 射线检查发现膈下游离气体可鉴别。如患者尿中红细胞（＋），应排除结石的可能，但患者无明显泌尿系症状，X 射线检查可见结石影。女性患者应排除妇科疾病，患者就诊时一定要注意询问月经史，行妇科 B 超检查，必要时请妇产科会诊。绝大多数阑尾炎一经确诊，应早期手术治疗，此时手术操作简单，术后并发症少。如化脓、坏疽或穿孔后操作困难，且术后并发症明显增多。形成脓肿时常切开引流，这有利于脓腔的闭合。如脓腔较难找到可在 B 超引导下进行。

【场景三】该患者经术前准备后在硬膜外麻醉下行阑尾切除术，术中见右下腹部有少量淡黄色液体，阑尾表面见明显充血水肿，可见大量脓苔，腹腔抽吸出大量脓液。术后第 2 天，患者术切口胀痛明显，无恶心、呕吐。体温 38.2 ℃，脉搏 76 次/分，呼吸 20 次/分，血压 115/70 mmHg。

提问：

（1）患者发热考虑什么原因？预防及处理？

（2）如果患者为妊娠 36 周妇女患阑尾炎该如何处理？行阑尾切除术应该注意什么？

（3）阑尾炎腹腔镜术后 3 天出现腹痛，腹胀，便不净感，体温持续不退应考虑什么原因？如何处理？

（一）基础知识

1. 术后常见并发症

（1）切口感染。切口感染为阑尾术后最常见的并发症。患者术后数日体温仍高或有升高的趋势，伤口右烧灼样痛或胀痛感，检查可发现切口附近有红肿触痛。此时常需将皮肤缝线拆开一二针，将脓物充分引流。切口感染的原因主要是手术切缘遭到污染，或止血不善所致。预防措施可在手术时用纱布小心保护切口创缘，缝合切口时应注意彻底止血，并用甲硝唑冲洗切口。

（2）穿孔。腹膜炎、腹腔脓肿（术后）阑尾有穿孔，盆腔脓液未吸尽，又未下引流管，出现体温持续不退，有腹痛、腹胀和中毒症状。此类患者应立即作腹内脓肿切开引流。

（3）出血。多为系膜结扎线松脱所致，出血较急，一旦出现出血表现，应立即输血补液、再次手术止血。

（4）粪瘘。

（5）残株炎。残端 > 1 cm。

2. 妊娠期阑尾炎

中晚期妊娠随着子宫增大上移，盲肠被推向上导致阑尾向逆时针方向转位，盲肠与阑尾移向外后，检查时腹前壁触痛不明显而腰部痛，另外增大子宫使腹肌伸直，导致肌紧张不明显。妊娠后期盆腔器官充血，炎症发展快，阑尾易穿孔，小肠与大网膜移位及胎动使穿孔后炎症不易局限，炎症发展易致流产，威胁母子安全。

治疗应以手术治疗为主。围手术期应加用黄体酮，手术切口应偏高，操作要轻柔，减少对子宫的刺激，尽量不用腹腔引流管，术后应用广谱抗生素。

（二）解答及分析

术后第 2 天出现体温升高，并有切口胀痛，应该考虑切口感染的可能，此时应换药观察伤口，如感染应拆开一二针充分引流，必要时可放置引流管。预防主要是手术注意保护切缘，止血充分，术前术后合理应用抗生素。妊娠 36 周的妇女，此时胎儿基本成熟，治疗基本都采用手术治疗，此时应请产科会诊，决定是否要行剖宫产及手术方式。患者出现发热、腹痛、腹胀、里急后重，应考虑腹膜炎、盆腔脓肿，其可能原因有两个，一是腹腔镜缝合阑尾残端未关严，造成粪瘘，二是腹腔脓液未抽吸干净。腹腔镜因其创伤小，寻找阑尾更方便，术后感染发生率较低广受欢迎，但应严格掌握手术指征，术中规范操作，术后合理运用抗生素仍是非常必要的。

（纪术峰）

参考文献

[1] 吴阶平，裘法祖. 黄家驷外科学[M]. 6 版. 北京：人民卫生出版社，1999.

［2］吴在德，吴肇汉. 外科学［M］. 6 版. 北京：人民卫生出版社，2004.

［3］黄洁夫. 腹部外科学［M］. 北京：人民卫生出版社，2005.

［4］张启瑜. 钱礼腹部外科学［M］. 2 版. 北京：人民卫生出版社，2006.

［5］黎介寿，吴孟超，黄志强. 普通外科手术学［M］北京：人民军医出版社，2005.

［6］陈敬根，刘奉顺，郝强. 急性阑尾炎术后并发腹腔感染危险因素分析 ［J］. 第四军医大学学报，2007，28（22）.

［7］古光成，郑婵芬. 妊娠合并急性阑尾炎 38 例的诊治体会［J］. 广东医学，2005，26（6）：835－836.

第十二节　结肠癌

【场景一】 张某，男，50 岁，腹部隐痛，排便次数增多，脓血便 2 月余。伴消瘦、贫血、低热、乏力。查体：体温 37.5 ℃，脉搏 88 次/分，呼吸 18 次/分，血压 100/70 mmHg，神情，面色苍白，腹部平软，右侧腹部触及 5 cm×6 cm 肿块，质地较硬，表面不光滑，活动度小，其他查体未见异常。

提问：

（1）为了进一步明确诊断，应做哪些检查？

（2）请写出该患者的诊断和诊断依据？

（一）基础知识

1. 结肠癌的病理与分型

根据肿瘤的大体形态可区分为以下几种。

（1）肿块型。肿瘤向肠腔内生长，好发于右侧结肠，特别是盲肠（图 3－13）。

（2）浸润型。沿肠壁浸润，容易引起肠腔狭窄和肠梗阻，多发生于左侧结肠（图 3－14）。

（3）溃疡型。其特点是向肠壁深层生长并向周围浸润，是结肠癌常见类型（图 3－15）。

显微镜下组织学分类较常见的为：①腺癌，占结肠癌的大多数；②黏液癌，预后较腺癌差；③未分化癌，易侵入小血管和淋巴管，预后最差。

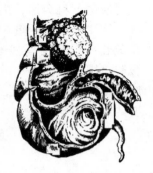

图 3－13　隆起型结肠癌

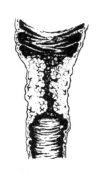

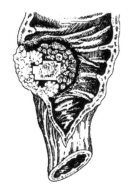

图 3 – 14　浸润型结肠癌　　　　　图 3 – 15　溃疡型结肠癌

2. 结肠癌临床病理分期

分期的目的在于了解肿瘤发展过程，指导拟定治疗方案及估计预后。国际一般仍沿用改良的 Dukes 分期及 UICC 提出的 TNM 分期法。

根据我国对 Dukes 法的补充，分为以下几期。

A 期，癌肿浸润深度限于肠壁内，未穿出深肌层，且无淋巴结转移。

B 期，癌肿侵犯浆膜层，亦可侵入浆膜外或肠外周围组织，但尚可整块切除，无淋巴结转移。

C 期，癌肿侵犯肠壁全层或未侵犯全层，但伴有淋巴结转移。

C_1 期，癌肿伴有癌灶附近肠旁及系膜淋巴结转移。

C_2 期，癌肿伴有系膜根部淋巴结转移，尚能根治切除。

D 期，癌肿伴有远处器官转移、局部广泛浸润或淋巴结广泛转移不能根治性切除。

TNM 分期法见表 3 – 10。

T 代表原发肿瘤，T_x：原发肿瘤无法评价，T_0：无原发肿瘤证据，T_{is}：原位癌局限于上皮内或侵犯黏膜固有层，T_2：肿瘤侵犯固有肌层，T_3：肿瘤穿透固有肌层到达浆膜下层，或侵犯无腹膜覆盖的结直肠旁组织，T_{4a}：肿瘤穿透腹膜脏层，T_{4b}：肿瘤直接侵犯或粘连于其他器官或结构。

N 代表区域淋巴结，N_x：区域淋巴结无法评价，N_0：无区域淋巴结转移，N_1：有 1～3 枚区域淋巴结转移，N_{1a}：有 1 枚区域淋巴结转移，N_{1b}：有 2～3 枚区域淋巴结转移，N_{1c}：浆膜下、肠系膜、无腹膜覆盖结肠/直肠周围组织内有肿瘤种植，无区域淋巴结转移，N_2：有 4 枚以上区域淋巴结转移，N_{2a}：4～6 枚区域淋巴结转移，N_{2b}：7 枚及更多区域淋巴结转移。

M 代表远处转移，M_0：无远处转移，M_1：有远处转移，M_{1a}：远处转移

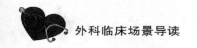

局限于单个器官或部位（如肝，肺，卵巢，非区域淋巴结），M_{1b}：远处转移分布于 1 个以上的器官/部位或腹膜转移。

表 3－10　TNM 分期与 Dukes 分期比较

期别	T	N	M	Dukes 分期
0	T_{is}	N_0	M_0	－
Ⅰ	T_1	N_0	M_0	A
	T_2	N_0	M_0	A
ⅡA	T_3	N_0	M_0	B
ⅡB	T_{4a}	N_0	M_0	B
ⅡC	T_{4b}	N_0	M_0	B
ⅢA	$T_1 \sim T_2$	N_1/N_{1c}	M_0	C
	T_1	N_{2a}	M_0	C
ⅢB	$T_3 \sim T_{4a}$	N_1/N_{1c}	M_0	C
	$T_2 \sim T_3$	N_{2a}	M_0	C
	$T_1 \sim T_2$	N_{2b}	M_0	C
ⅢC	T_{4a}	N_{2a}	M_0	C
	$T_3 \sim T_{4a}$	N_{2b}	M_0	C
	T_{4b}	$N_1 \sim N_2$	M_0	C
ⅣA	任何 T	任何 N	M_{1a}	
ⅣB	任何 T	任何 N	M_{1b}	

3. 左侧结肠癌和右侧结肠癌的差别

由于癌肿病理类型和部位的不同，临床表现也有区别。一般右侧结肠癌以全身症状、贫血、腹部肿块为主要表现，左侧结肠癌是以肠梗阻、便秘、腹泻、便血等症状为显著。

4. 结肠癌的高危人群

结肠癌早期症状多不明显，易被忽视。凡 40 岁以上有以下任一表现者应列为高危人群：①Ⅰ级亲属有结直肠癌史者；②有癌症史或肠道腺瘤或息肉史；③大便隐血试验阳性者；④以下五种表现具二项以上者：黏液血便、慢性腹泻、慢性便秘、慢性阑尾炎史及精神创伤史。对此组高危人群，行纤维结肠镜检查或 X 射线钡剂灌肠或气钡双重对比造影检查，不难明确诊断。B 型超声和 CT 扫描检查对了解腹部肿块和肿大淋巴结，发现肝内有无转移等均有帮助。血清癌胚抗原（carcino-embryonic antigen，CEA）值约60%的结肠癌患者高于正常，但特异性不高。用于术后判断预后和复发，有一定帮助。

（二）解答及分析

1. 检查

（1）钡灌肠X射线检查以协助诊断，进一步做结肠镜检查，直接观察肠腔内病变，必要时病理活检以明确诊断。

（2）血常规及红细胞压积检查，了解贫血程度。

2. 诊断

根据临床表现和体征，初步诊断为结肠癌。

诊断依据如下。

（1）患者腹部隐痛，脓血便2月余。

（2）患者消瘦、贫血、低热、乏力。

（3）右侧腹部触及5 cm×6 cm肿块，质地较硬，表面不光滑，活动度小。

【场景二】钡灌肠结果如图3－16所示。钡灌肠结果如图所示：可见癌肿部位肠壁僵硬，扩张性差，结肠袋形态不规则，肠腔狭窄，黏膜皱襞紊乱。

提问：

（1）结肠癌的肠道准备有哪些内容？

（2）该患者采取何种手术方式？

（一）基础知识

1. 肠道准备

结肠癌手术一般均需充分的肠道准备，肠道准备主要是排空肠道和适量肠道抗生素的应用。①肠道排空，有多种方法，术前12～24小时口服复方聚乙二醇电解质散2 000～3 000 mL，或口服甘露醇法。也有术前一天口服泻剂，如蓖麻油、硫酸镁或番泻叶液等。除非疑有肠梗阻，目前临床较少采用反复清洁灌肠的肠道清洁方法。②肠道抗生素的使用。常规使用甲硝

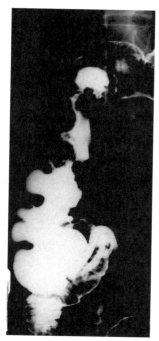

图3－16 结肠癌钡灌肠

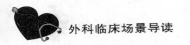
唑0.4g，每日3次；新霉素1.0g，每日2次，术前1天使用。

2.切除范围

结肠癌根治性手术切除范围需包括癌肿所在肠袢及其系膜和区域淋巴结。

（1）右半结肠切除术（图3-17）。适用于盲肠、升结肠、结肠肝曲的癌肿。对于盲肠和升结肠癌，切除范围包括右半横结肠、升结肠、盲肠，包括长约15～20 cm的回肠末段，作回肠与横结肠端

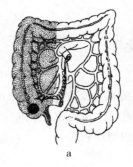
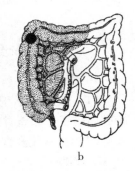

a：标准右半结肠切除范围；b：扩大右半结肠切除范围

图3-17　右半结肠切除范围

端或端侧吻合。对于结肠肝曲的癌肿，除上述范围外，须切除横结肠和胃网膜右动脉组的淋巴结。

（2）横结肠切除术（图3-18）。适用于横结肠癌。切除包括肝曲或脾曲的整个横结肠以及胃结肠韧带的淋巴结组，行升结肠和降结肠端端吻合。倘若因两端张力大而不能吻合，对偏左侧的横结肠癌，可切除降结肠，行升结肠、乙状结肠吻合术。

（3）左半结肠切除术（图3-19）。适用于结肠脾曲和降结肠癌。切除范围包括横结肠左半、降结肠，并根据降结肠癌位置的高低切除部分或全部乙状结肠，然后作结肠间或结肠与直肠端端吻合术。

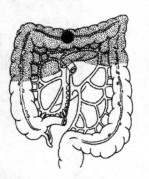
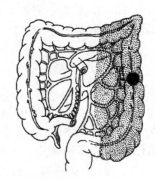

图3-18　横结肠切除范围　　　**图3-19　左半结肠切除范围**

（4）乙状结肠癌的根治切除术（图3-20）。要根据乙状结肠的长短和癌肿所在的部位，分别采用切除整个乙状结肠和全部降结肠，或切除整个乙

状结肠、部分降结肠和部分直肠，作结肠直肠吻合。

3. 注意事项

结肠癌并发急性肠梗阻的手术应当在进行胃肠减压、纠正水和电解质紊乱以及酸碱失衡等适当的准备后，早期施行手术。右侧结肠癌做右半结肠切除一期回肠结肠吻合术。如患者情况不许可先作回肠造口解除梗阻，二期手术行根治性切除。如癌肿不能切除，可切断末端回肠，行近切端回肠横结肠端侧吻合，远切端回肠断端造口。左侧结肠癌并发急性肠梗阻时，一般应在梗阻部位的近侧作横结肠造口，在肠道充分准备的条件下，再二期手术行根治性切除。对肿瘤不能切除者，则行姑息性结肠造口。

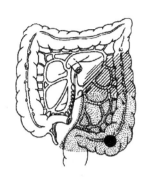

图 3 - 20　乙状结肠切
除范围

（二）解答及分析

该患者的肠道准备包括以下内容。

（1）饮食方面。术前 3 ～ 5 天，半流质饮食；术前 1 ～ 3 天，全流质饮食。

（2）肠道方面。术前 1 天，口服番泻叶；术前晚，清洁灌肠；术前晨，清洁灌肠。

（3）肠道抗生素。术前 2 天，口服甲硝唑 0.4 g，每日 3 次；口服新霉素 1.0 g，每日 2 次。

该患者检查结果提示肿瘤位于结肠肝曲，采取的手术方式是右半结肠切除术。

【场景三】该患者术中探查发现：肿瘤位于升结肠，大小约 5 cm × 4 cm × 4 cm，质较硬，边界清，肿瘤部分突破浆膜层，与周围组织粘连不明显。系膜部有数个大小约 1.5 cm × 1 cm × 1 cm ～ 1 cm × 0.5 cm × 0.5 cm 肿大的淋巴结。余探查未发现异常。

提问：

（1）该患者的临床病理分期？

（2）该患者术后化疗的确定？

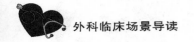

（一）基础知识

1. 基础用药

化疗结直肠癌的辅助化疗或肿瘤治疗均以 5 – 氟尿嘧啶（5 – fluoroura-cil，5 – Fu）为基础用药。

给药途径有动脉灌注、门静脉给药、静脉给药、术后腹腔置管灌注给药及温热灌注化疗等，以静脉化疗为主。化疗时机、如何联合用药和剂量等根据患者的情况、个人的治疗经验有所不同。目前一线联合化疗药物的组成主要有 3 个方案。①FOLFOX6 方案：奥沙利铂 100 mg/m^2，亚叶酸钙（calcium folinate，CF）200 mg/m^2。化疗第一天静脉滴注，随后给予 5 – Fu，2.4～3.6 g/m^2，持续 48 小时滴注，每 2 周重复 1 个疗程，共 10 ～ 12 疗程。②XELOX 方案：为奥沙利铂和希罗达（Xeloda）的联合用药。③MAYO 方案：是 5 – Fu 和 CF 的配伍。经多中心大样本的临床研究，辅助化疗能明显提高Ⅱ～Ⅲ期结、直肠癌的 5 年生存率。

最近几年，大量文献报道新辅助化疗（即术前化疗）可使肿瘤降期，提高手术切除率。

2. 新辅助放化疗

在欧洲，直肠癌行新辅助放化疗得到众多医疗中心的认同。直肠癌在术前行直线加速器适形放疗 2Gy/次，5 次/周，总剂量 46Gy，同时辅以 5 – Fu 为基础的化疗，如 FOLFX6 方案、MAYO 方案 2 ～ 4 个疗程，术后再辅以化疗。术前放化疗能使直肠癌体积缩小，达到降期作用，从而提高手术切除率及降低局部复发率。多中心、随机、大样本资料显示新辅助放化疗对直肠癌的治疗是有益的。

强力推荐在Ⅲ、Ⅳ期结、直肠癌患者中应用辅助化疗、新辅助化疗；而在中低位、中晚期直肠癌建议新辅助放化疗，大多数文献报道在Ⅱ期患者中也可获益，Ⅰ期结、直肠癌患者不建议使用辅助化疗。

3. 其他治疗

目前对直肠癌的治疗正进行着非常广泛的研究，如基因治疗、靶向治疗、免疫治疗等。靶向治疗已显现出良好的临床应用前景。低位直肠癌形成肠腔狭窄且不能手术者，可用电灼、液氮冷冻和激光凝固、烧灼等局部治疗或放置金属支架，以改善症状。

（二）解答及分析

1. 临床病理分期

该患者的临床病理分期是 Dukes B 期。采取的手术方式是右半结肠癌根治术。

2. 病理结果

术后病理结果示中分化腺癌，淋巴结转移为 2/15。可应用 XELOX 方案进行化疗。

（李　强）

第十三节　直肠癌

【场景一】姚某，女，60 岁，干部，项城市人。以"大便困难半年，带血 1 月"为主诉入院。患者于半年前不明原因出现大便次数减少，2 天或 3 天 1 次不等，有时可达 4～5 天 1 次，大便干燥，不易排出，无疼痛和大便带血。同时患者自觉食欲减退，逐渐消瘦，无恶心、呕吐等。近 1 月来，偶尔大便次数增多，排出污秽血便。曾于当地医院按"痔疮"给予药物治疗无效。今日门诊以直肠癌收入院，患病以来，饮食、小便正常，既往无特殊可述。入院查体：体温 37 ℃，脉搏 80 次/分，呼吸 22 次/分，血压 130/80 mmHg，体重 48 kg，发育正常，营养较差，呈轻度贫血貌，神志清楚，查体合作，全身皮肤、黏膜无出血点及黄染，浅表淋巴结无肿大，头颅无异常，甲状腺无肿大，胸廓对称，心肺未见异常，腹平软，脾肋缘下未触及，未触及腹部包块，肠鸣音正常。脊柱、四肢无异常，生理反射存在，病理反射未引出。生殖器官未查。

直肠指检：膝胸位，距肛缘约 4 cm 5 点～11 点处触及 4 cm×4 cm×3 cm 的肿块，质硬，表面凸凹不平，触痛明显，肿块处肠腔明显狭窄。退指可见指套上染有血性黏液。

提问：

（1）为进一步明确诊断，还需做什么检查？

（2）为早期诊断直肠癌应特别强调进行的一项简单而重要的检查是什么？

（3）直肠癌应注意与哪些疾病认真鉴别？

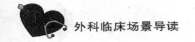

（一）基础知识

1. 直肠肛管的解剖

（1）直肠。直肠位于盆腔的后部，平骶岬处上接乙状结肠，沿骶、尾骨前面下行，穿过盆膈转向后下，至尾骨平面与肛管相连，形成约 90° 的弯曲。上段直肠与结肠粗细相同，下段扩大成直肠壶腹，是暂存粪便的部位。直肠长度约 12～15 cm，分为上段直肠和下段直肠，以腹膜返折为界。上段直肠的前面和两侧有腹膜覆盖，前面的腹膜返折成直肠膀胱陷凹或直肠子宫陷凹。如该陷凹有炎性液体或腹腔肿瘤盆底种植转移时，直肠指诊可以帮助诊断；如有盆腔脓肿可穿刺或切开直肠前壁进行引流。下段直肠全部位于腹膜外。男性直肠下段的前方借直肠膀胱膈与膀胱底、前列腺、精囊腺、输精管壶腹及输尿管盆段相邻。女性直肠下段借直肠阴道隔与阴道后壁相邻。直肠后方是骶、尾骨和梨状肌。直肠的肌层与结肠相同。直肠环肌在直肠下端增厚而成为肛管内括约肌，属不随意肌，受自主神经支配，可协助排便，无括约肛门的功能。直肠纵肌下端与肛提肌和内、外括约肌相连。

（2）齿状线。齿状线是肛瓣边缘和肛柱下端共同在直肠和肛管交界处形成一锯齿状的环形线，是直肠与肛管的交界线。胚胎时期齿状线是内、外胚层的交界处，故齿状线上、下的血管、神经及淋巴来源都不同，是重要的解剖学标志。其重要性有以下几方面。①齿状线以上是黏膜，受自主神经支配，无疼痛感；齿状线以下为皮肤，受阴部内神经支配，痛感敏锐。故内痔的注射及手术治疗均需在齿状线以上进行，无麻醉情况下累及齿状线以下部位时将引起剧烈疼痛。②齿状线以上由直肠上、下动脉供应，齿状线以下属肛管动脉供应。③齿状线以上的直肠上静脉丛通过直肠上静脉回流至门静脉；齿状线以下的直肠下静脉丛通过肛管静脉回流至腔静脉。④齿状线以上的淋巴引流主要入腹主动脉旁或髂内淋巴结；齿状线以下的淋巴引流主要入腹股沟淋巴结及髂外淋巴结。

（3）肛管。肛管上起自齿状线，下至肛门缘，长约 1.5～2 cm。肛管内上部为移行上皮，下部为角化的复层扁平上皮。肛管为肛管内、外括约肌所环绕，平时呈环状收缩封闭肛门。

（4）直肠肛管肌。肛管内括约肌为肠壁环肌增厚而成，属不随意肌。肛管外括约肌是围绕肛管的环形横纹肌，属随意肌，分为皮下部、浅部和深部。皮下部位于肛管下端的皮下，肛管内括约肌的下方，浅部位于皮下部的外侧深层，而深部又位于浅部的深面，它们之间有纤维束分隔。肛管外括约肌组成 3 个肌环：深部为上环，与耻骨直肠肌合并，附着于耻骨联合，收缩时将肛管向上提举；外括约肌浅部肌环为中环，附着于尾骨，收缩时向后牵拉；皮下部为下环，与肛门前皮下相连，收缩时向前下牵拉。三个环同时收缩将肛管向不同方向牵拉，加强肛管括约肌的功能，使肛管紧闭。

（5）肛管直肠环。肛管直肠环为肛管内括约肌、直肠壁纵肌的下部、肛管外括约肌的深部和邻近的部分肛提肌（耻骨直肠肌）纤维共同组成的肌环，绕过肛管和直肠分界处，在直肠指诊时可清楚扪到。此环是括约肛管的重要结构，如手术时不慎完全切断，可引起大便失禁。

2. 直肠肛管的检查方法

（1）常见检查体位。

患者的体位对直肠、肛管疾病的检查很重要，体位不当可能引起疼痛或遗漏疾病，需根据患者的身体情况和检查目的，选择不同的体位。①左侧卧位。患者左侧卧位，左下肢略屈，右下肢屈曲贴近腹部（图3－21）。②膝胸位。患者双膝跪于检查床上，头颈部及胸部垫枕，双前臂屈曲于胸前，臀部抬高，是检查直肠肛管的最常用体位，肛门部显露清楚，肛窥、硬式乙状结肠镜插入方便，亦是前列腺按摩的常规体位（图3－22）。③截石位。患者仰卧于专用检查床上，双下肢抬高并外展，屈髋屈膝，是直肠肛管手术的常用体位，双合诊检查亦选择该体位（图3－23）。④蹲位。取下蹲排大便姿势（图3－24），用于检查内痔、脱肛和直肠息肉等。蹲位时直肠肛管承受压力最大，可使直肠下降1～2 cm，可见到内痔或脱肛最严重的情况。⑤弯腰前俯位。双下肢略分开站立，身体前倾，双手扶于支撑物上（图3－25）；该方法是肛门视诊最常见体位。

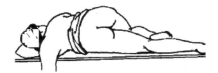

图3－21　左侧卧位

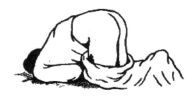

图3－22　膝胸位

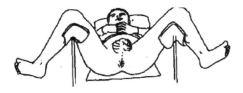

图3－23　截石位

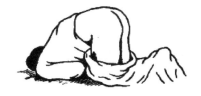

图3－24　蹲位

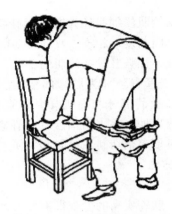

图 3 - 25　弯腰前俯位

　　肛门视诊常用体位有弯腰前俯位、左侧卧位、膝胸位和截石位。用双手拇指或示、中、环三指分开臀沟，观察肛门处有无红肿、血、脓、粪便、黏液、瘘口、外痔、疣状物、溃疡、肿块及脱垂等。以便分析判断病变性质。视诊有时可发现很有诊断价值的佐证：肛瘘可见瘘管外口或肛周沾有粪便或脓性分泌物；肛门失禁可观察到肛门松弛；血栓性外痔可见暗紫色的圆形肿块；疣状物或溃疡常为性病或特殊感染；肛裂在肛管后正中处可见条形溃疡；肛周脓肿可见到炎性肿块。分开肛门后，嘱患者用力屏气或取蹲位，有时可使内痔、息肉或脱垂的直肠从肛门脱出。尤其是蹲位并用力作排便样动作，对诊断环状内痔很有价值。

　　（2）直肠指诊。

　　直肠指诊是简单而重要的临床检查方法，对及早发现肛管、直肠癌意义重大。据统计70%左右的直肠癌可在直肠指诊时被发现，而85%的直肠癌延误诊断病例是由于未作直肠指诊引起。进行一次有效的直肠指诊，部分患者会感觉到疼痛，要求在检查前做好解释，不应在患者没有思想准备的情况下贸然进行。婴儿不论多小行直肠指诊亦无困难。

　　直肠指诊时应注意几个步骤：①右手戴手套或指套涂以润滑液，首先进行肛门周围指诊，肛管有无肿块、压痛，皮下有无疣状物，有无外痔等。②测试肛管括约肌的松紧度，正常时直肠仅能伸入一指并感到肛门环缩。在肛管后方可触到肛管直肠环。③检查肛管直肠壁有无触痛、波动、肿块及狭窄，触及肿块时要确定大小、形状、位置、硬度及能否推动。④直肠前壁距肛缘4～5 cm，男性可扪及直肠壁外的前列腺，女性可扪及子宫颈，不要误诊为病理性肿块。⑤根据检查的具体要求，必要时作双合诊检查。⑥抽出手指后，观察指套，有无血迹或黏液，若有血迹而未触及病变，应行乙状结肠镜检查。

（3）内镜检查。

①肛门镜检查。肛门镜（亦称肛窥）的长度一般为 7 cm，内径大小不一。用于低位直肠病变和肛门疾病的检查，能了解低位直肠癌、痔、肛瘘等疾病的情况。肛门镜检查时多选膝胸位或其他体位。肛门镜检查之前应先作肛门视诊和直肠指诊，如有局部炎症、肛裂、妇女月经期或指诊时患者已感到剧烈疼痛，应暂缓肛门镜检查。肛门镜检查的同时还可进行简单的治疗，如取活组织检查等（图 3 – 26）。

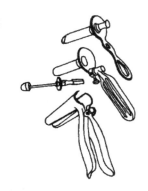

图 3 – 26　常用肛门镜

肛门周围病变的记录方法：视诊、直肠指诊和肛门镜检查。发现的病变部位，一般用时钟定位记录，并标明体位（图 3 – 27）。如检查时取膝胸位，则以肛门后方中点为 12 点，前方中点为 6 点；截石位则记录方法相反。

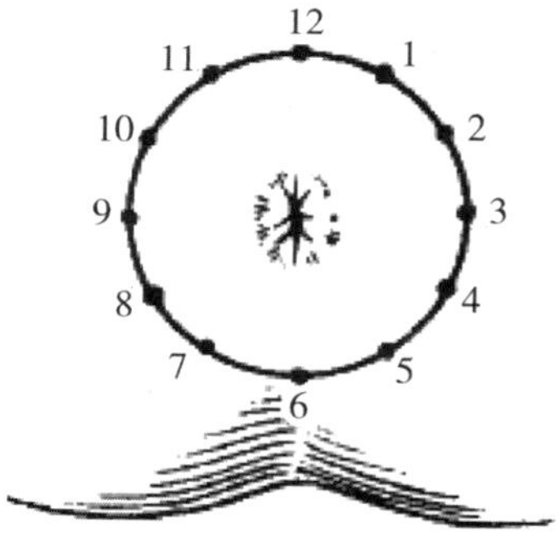

图 3 – 27　肛门检查的时钟定位截石位

②乙状结肠镜检查包括硬管乙状结肠镜和纤维乙状结肠镜，是诊断直肠、乙状结肠疾病的重要方法，并可进行活组织检查。检查前为便于观察应予以灌肠，患者取膝胸位，先作直肠指诊，了解有无直肠狭窄，缓慢插入 5 cm 后，取出镜芯，在光源直视下看见肠腔再推进，切忌暴力，必要时可注气扩充肠管后再推进。

③纤维结肠镜检查。纤维结肠镜检查可显著提高结直肠疾病，包括回肠末端和盲肠疾病的检出率和诊断率，并可进行息肉摘除、下消化道出血的止血、结肠扭转复位、结直肠吻合口良性狭窄的扩张等治疗。有一定的并发症可能，如出血、穿孔等。

（4）影像学检查。

X 射线检查钡剂灌肠是结肠疾病常用的检查方法，尤其是气钡双重造影检查，有利于结直肠微小病变的显示，对结直肠肿瘤、憩室、炎性肠病、先天性异常、直肠黏膜脱垂等病变有重要诊断价值。对于怀疑有肠穿孔的患

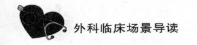

者，可采用泛影酸钠水溶液代替钡剂。

MRI 可清晰地显示肛门括约肌及盆腔脏器的结构，在肛瘘的诊断及分型、直肠癌术前分期以及术后复发的鉴别诊断方面很有价值，较 CT 优越。

CT 对结直肠癌的分期、有无淋巴转移以及腹外侵犯的判断有重要意义。近年来，CT 模拟结肠镜作为一种全结直肠显像的诊断技术已在临床上得到应用，可产生类似纤维结肠镜所见的三维仿真影像，对结直肠肿瘤、息肉有着重要诊断价值，其优点有检查快速、无损伤性等。

直肠腔内超声检查可以清楚地显示肛门括约肌及直肠壁的各个层次。适用于肛管直肠肿瘤的术前分期，可以明确肿瘤浸润深度和有无淋巴结受累，也适用于对肛门失禁、复杂肛瘘、直肠肛管周围脓肿、未确诊的肛门疼痛的检查。

结直肠肛管功能检查直肠、肛管功能在排便过程中占有重要地位，功能检查方法主要有直肠肛管压力测定、直肠感觉试验、模拟排便试验（球囊逼出试验和球囊保留试验）、盆底肌电图检查、排粪造影和结肠运输试验等。

（二）解答及分析

（1）该患者入院后首先要进行血、尿、粪三大常规，及电解质、肝功能、ECG、胸片、腹部 B 超、肿瘤标志物等常规检查。同时，根据患者的临床表现、实验室检查以及肛门指诊的检查，初步考虑直肠有占位性病变。为进一步明确直肠占位的病理性质，还需做直肠镜检查并取活组织做病理学检查，以明确诊断。另外，为排除大肠的其他病变，往往还需要进行钡灌肠。

（2）从直肠癌的发病特点来讲，80% 的直肠癌患者肿瘤出现在直肠的中下段，即肿瘤最边缘距肛门 7～8 cm；但也有一部分患者因没有及时进行肛门指诊，而是按痔疮、痢疾等疾病予以治疗，从而延误了直肠癌的及时发现和诊断。因此，直肠指检是早期诊断直肠癌应特别强调进行的一项简单而重要的检查。

（3）直肠癌应注意与内痔、直肠息肉、菌痢及慢性肠炎相鉴别。

【场景二】该患者经过直肠镜检和活组织病理检查，结果示：中分化腺癌。经充分术前准备和肠道准备后，在连续硬膜外麻醉下行腹会阴联合直肠癌根治术（Miles 手术），术中探查发现：肝脏无转移结节、肠系膜下动脉根部及腹主动脉周围无肿大淋巴结、癌块位于腹膜返折以下，尚未穿透肠壁。随即完整切除癌块和其上方 15 cm 长直肠及乙状结肠以及下方直肠、肛管与肛门。另将乙状结肠经左侧腹壁造口引出。

提问：

（1）直肠癌直接浸润的特点是什么？

（2）该患者应采取何种手术方式？

（一）基础知识

1. 直肠癌手术方式的选择

手术方式的选择根据癌肿所在部位、大小、活动度、细胞分化程度以及术前的排便控制能力等因素综合判断。最近大量的临床病理学研究提示，直肠癌向远端肠壁浸润的范围较结肠癌小，只有不到3%的直肠癌向远端浸润超过2 cm。这是选择手术方式的重要依据。

（1）局部切除术。适用于早期瘤体小、局限于黏膜或黏膜下层、分化程度高的直肠癌。手术方式主要有：①经肛局部切除术；②骶后径路局部切除术。

（2）Miles手术（图3－28）。原则上适用于腹膜返折以下的直肠癌。切除范围包括乙状结肠远端、全部直肠、肠系膜下动脉及其区域淋巴结、全直肠系膜、肛提肌、坐骨直肠窝内脂肪、肛管及肛门周围约3～5 cm的皮肤、皮下组织及全部肛门括约肌，于左下腹行永久性乙状结肠单腔造口。Miles手术也有人用股薄肌或臀大肌代替括约肌行原位肛门成形术，但疗效尚待肯定。

（3）经腹直肠癌切除术（直肠低位前切除术，又称Dixon手术，图3－29）。是目前应用最多的直肠癌根治术，适用于距齿状线5 cm以上的直肠癌，亦有更近距离的直肠癌行Dixon手术的报道。但原则上是以根治性切除

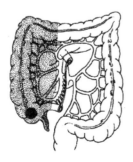

图3－28　Miles 手术

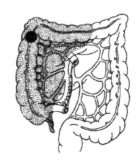

图3－29　Dixon 手术

为前提，要求远端切缘距癌肿下缘 2 cm 以上。由于吻合口位于齿状线附近，在术后的一段时期内患者出现便次增多，排便控制功能较差。近年来有人采用 J 形结肠袋与直肠下段或肛门吻合，近期内可以改善控便功能，减少排便次数。是否制备 J 形结肠储袋，主要根据残留的直肠长度而定，残留的直肠长度应少于 3 cm，J 形储袋与直肠吻合在术后一年内的控便能力较直接吻合好。

（4）经腹直肠癌切除、近端造口、远端封闭手术（Hartmann 手术，图 3 - 30）。适用于因全身一般情况很差，不能耐受 Miles，手术或急性梗阻不宜行 Dixon 手术的直肠癌患者。

直肠癌根治术有多种手术方式，但经典的术式仍然是 Miles 手术和 Dixon 手术。许多学者曾经将 Dixon 手术改良演变成其他多种术式（如各种拖出式吻合），但由于吻合器可以完成直肠、肛管任何位置的吻合，所以其他各种改良术式在临床上已较少采用。腹腔镜下施行 Miles 和 Dixon 手术具有创伤小、恢复快的优点，但对

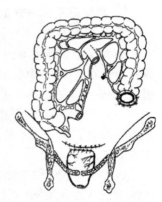

图 3 - 30　Hartmann 手术

淋巴结清扫、周围被侵犯脏器的处理尚有争议。直肠癌侵犯子宫时，可一并切除子宫，称为后盆腔脏器清扫；直肠癌侵犯膀胱，行直肠和膀胱（男性）或直肠、子宫和膀胱切除时，称为全盆腔清扫。

施行直肠癌根治术的同时，要充分考虑患者的生活质量，术中尽量保护排尿功能和性功能。二者有时需权衡利弊，选择手术方式。晚期直肠癌，当患者发现排便困难或肠梗阻时，可行乙状结肠双腔造口。

2. 结肠造口

结肠造口可分为永久性造口及暂时性造口。

（1）永久性造口。用于直肠以及全段或部分结肠切除术。这时肠道的延续性不能恢复，造口用于替代肠道做肠内容物的输出，两种永久性造口术是端式回肠造口术和端式结肠造口术。

（2）暂时性造口。用于暂时通过造口将肠内容物排出体外。通过肠内容物的暂时性转流以使"下游"或远端的肠管得以休息和愈合，可保护肠吻合术后的远端肠管免受机械性损伤，而达到促进其延续性恢复的目的。例如襻式回肠造口和襻式结肠造口就是暂时性造口。

根据造口的方式分为端式造口和襻式造口。

（1）端式造口。在腹壁仅一个开口，通常先切除病变的肠段，游离近

端肠道，通过切口拉出腹壁，黏膜外翻并于腹壁作分层缝合。通常远端多结扎固定在腹腔内。

端式造口术大多是永久性造口术，结肠端式造口通常用来治疗直肠癌或肛门癌及无法恢复的直肠损伤（无法进行远端肠道的切除吻合术），而回肠端式造口主要用于治疗感染性肠炎，家族性息肉病及直肠癌。

（2）襻式造口。手术时，将一段肠道经切口拉到腹壁表面，用支撑棒或支撑架支持防止缩回腹腔。支架通常放置 5～7 天，纵向切开腹壁，黏膜外翻形成两个开口，分层缝合，近端为功能襻，远端为非功能襻。襻式造口的目的主要有以下几种：①缓解由于原发或继发肿瘤，或放射治疗所至肠腔狭窄引起的急性肠梗阻。②保护远端吻合口。③远端肠管有放射性肠炎，穿孔或肠瘘时肠内容物的转流。④促进肠疾病的愈合，最常见的襻式造口是横结肠造口，回肠襻式造口已很少见，但随着手术措施的改进和优良造口袋的出现，目前已逐渐增多。

（二）解答及分析

1. 直肠癌直接浸润的特点

（1）直肠癌向 3 个方向浸润扩散，即肠壁深层、环状浸润和沿纵轴浸润。

（2）多组大样本临床资料表明，直肠癌标本向远侧肠壁浸润超过 2 cm 的在 1%～3% 之间，下切缘无癌细胞浸润的前提下，切缘的长短与 5 年生存率、局部复发率无明显相关，说明直肠癌向下的纵向浸润很少，这是目前保肛术的手术适应证适当放宽的病理学依据。

（3）估计癌肿浸润肠壁一圈约需 1～2 年。

（4）直接浸润可穿透浆膜层侵入临近脏器如肝、肾、子宫、膀胱等。下段直肠癌由于缺乏浆膜层的屏障作用，易向四周浸润，侵入附近脏器如前列腺、精囊、阴道、输尿管等。

2. 诊断

该患者术前检查，肿瘤距肛门边缘为 4 cm，应采取的手术方式为 Miles。根据患者的肿瘤生物学特性，属于 Dukes A 期。

（李　强）

参考文献
［1］吴阶平，裘法祖. 黄家驷外科学［M］. 7 版. 北京：人民卫生出版社，2008.
［2］吴在德，吴肇汉. 外科学［M］. 7 版. 北京：人民卫生出版社，2007.

［3］ Courtney M，Townsed JR. Sabiston Textbook of Surgery 17th ed［M］. Texas：Elsevier，2004.

［4］ Sutton DH，Harrell SP，Wo JM. Diagnosis and management of adult patients with chronic intestinal pseudoobstruction［J］. Nutr Clin Pract，2006，21（1）：16 - 22.

［5］ Yagci G，Kaymacioglu N，Can MF，et al. Comparison of Urografin versus standard therapy in postoperative small bowel obstruction［J］. J Invest Surg，2009，18（6）：315 - 320.

［6］ Liauw JJ，Cheah WK. Laparoscopic management of acute small bowel obstruction［J］. Asian J Surg，2005，28：185 - 188.

［7］ Kirshtein B，Roy - Shapira A，Lantsberg L，et al. Laparoscopic management of acute small bowel obstruction［J］. Surg Endosc，2005，19（4）：464 - 467.

［8］ Hayanga AJ，Bass - Wilkins K，Bulkley GB. Current management of small - bowel obstruction［J］. Adv Surg，2005，39：1 - 33.

［9］ Abbas S，Bissett IP，Parry BR. Oral water soluble contrast for the management of adhesive small bowel obstruction［J］. Cochrane Database Syst Rev，2007，5（3）：85 - 86.

［10］ Grassi R，Romano S，D'Amario F，et al. The relevance of free fluid between intestinal loops detected by sonography in the clinical assessment of small bowel obstruction in adults［J］. Eur J Radiol，2004，50（1）：5 - 14.

第十四节　肝　癌

【场景一】蔡某，男，51岁，因右上腹痛2月余入院。缘于2月前无明显诱因出现上腹部持续性隐痛，疼痛主要位于剑突下，不随体位改变而减轻，无放射痛，遂至当地医院就诊，查大便潜血阳性并可见肝吸虫卵，谷丙转氨酶307 IU/L，谷草转氨酶656 IU/L，谷氨酸转肽酶1820 IU/L，总胆红素74.04 μmol/L，直接胆红素37.02 μmol/L，甲、乙、丙、戊等肝炎标志物均阴性，肿瘤标志物血清甲胎蛋白（alpha fetoprotein，AFP）、癌胚抗原（carcino-embryonic antigen，CEA）正常，腹部CT提示"肝右后下叶可见结节灶低密度影，大小约5.5 cm×5.0 cm×3.5 cm，周围可见胆管扩张，增强扫描动脉期可见病灶边缘强化，延迟扫描病灶密度始终低于同层正常肝实质；局部肝内末梢胆管扩张，胆囊壁增厚"，于B超引导下行肝肿块穿刺活检，病理诊断为：肝细胞结节性增生伴局部肝细胞内胆汁淤积，胆管周围慢性炎伴纤维组织增生，部分区域肝细胞增生活跃。经予以抗炎、护肝、制酸等对症支持治疗（具体用药不详），腹痛缓解。复查谷丙转氨酶、谷草转氨酶、直接胆红素恢复正常，其后多次复查腹部 B 超，肝内病灶无明显变化。患者为求进一步诊治来本院。门诊以"肝占位性病变"收治入院。起病以来，患者精神食欲良好，大小便正常，体重无明显减轻。患者既往体健，有喜食鱼生史。入院查体：无特殊。辅助化验检查：AFP、CEA 均正常，CT 示肝右后下叶结节影（图 3 - 31～图 3 - 32）。患者曾于入院 1 月前在本院门诊行 CT 引导下经皮肝穿刺活检术，术后病理示：肝右后叶中分化腺癌，考虑为胆管癌，请结合临床排除转移性胃肠道腺癌的可能性。其后查胃肠镜均未见肿瘤病灶，诊断考虑为肝胆管细胞癌。

提问：

患者的诊断为肝占位性病变，如何明确诊断？

（一）基础知识

肝占位性病变可分为肿瘤、脓肿和囊肿（先天性、寄生虫性）。肿瘤又分为良性及恶性。良性肿瘤包括肝局灶性结节性增生、肝海绵状血管瘤、肝腺瘤、肝炎性假瘤、错构瘤等。恶性肝肿瘤包括原发性肝癌、继发性肝癌、肝肉瘤、肝母细胞瘤、纤维板层肝癌等。

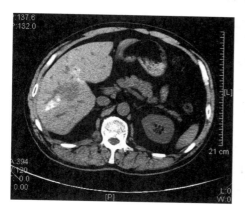

图 3 - 31　CT 平扫

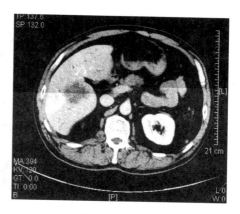

图 3 - 32　CT 增强

原发性肝癌的诊断标准（2001 年第八届全国肝癌学术会议通过的《原发性肝癌诊疗规范（2011 年版）》）如下。

（1）AFP≥400 μg/L，能排除妊娠、生殖系胚胎源性肿瘤、活动性肝病及转移性肝癌，并能触及肿大、坚硬及有大结节状肿块的肝脏或影像学检查有肝癌特征的占位性病变。

（2）AFP < 400 μg/L，能排除妊娠、生殖系胚胎源性肿瘤、活动性肝病及转移性肝癌，并有两种影像学检查有肝癌特征的占位性病变或有两种肝癌标志物〔异常凝血酶原 Des - γ - Carboxy - Prothrombin、γ - 谷氨酰转肽酶同工酶 gamma - glutamyl transpeptidase、岩藻糖苷酶（fucosidase，AFU）、乳 - N - 岩藻糖苷酶 carbohydrate antigen 19 - 9〕阳性及一种影像学检查有肝癌特征的占位性病变者。

（3）有肝癌的临床表现并有肯定的肝外转移病灶（包括肉眼可见的血性腹水或在其中发现癌细胞）并能排除转移性肝癌者。

常见其他肝占位性病变鉴别诊断如下。

（1）转移性肝癌。患者常有原发癌史，常见原发癌为结直肠癌、胃癌、胰腺癌、肺癌及乳腺癌。患者多无肝炎病背景，如 HBV（$HB_s Ag$ 阴性、$HB_s Ab$ 阳性）、HCV（HCV-IgG 阴性、HCV-IgM 阴性）均阴性。影像学常表现为肝内大小相仿的散在多发占位。

（2）肝海绵状血管瘤。AFP 阴性，CT 增强扫描呈"快进慢出"表现。

（3）局灶性结节性增生。为增生的肝实质构成的良性病变，其中纤维瘢痕含血管和放射状间隔。要点：无肝病背景。

（4）炎性假瘤。类似于肿瘤的炎性病变，单个或多发，可表现为间断性低热、体重下降，腹部症状不明确。肿瘤形态不规则，常呈哑铃状。CT平扫低密度，动脉期强化不明显，门脉期仍呈低密度改变。

（5）肝腺瘤。多发于育龄期妇女，肝功能检查多无异常，多与长期口服避孕药有关，少数与使用雄激素/同化激素有关，中断口服避孕药后可消退，有可能发展为肝细胞癌，动脉造影表现为从周围向中央灌注，^{99}mTc - PMT 扫描可呈阳性。

（6）肝脓肿。可有感染史（阿米巴痢，败血症，胆道感染等），多有炎症表现（发热、肝区叩痛、血象增高），B 超及 CT 呈液性暗区，四周有较厚炎症反应区，肝穿刺抽吸可获脓液。

（7）肝囊肿。常多发，呈多囊肝，多无症状，无肝病背景，多合并肾囊肿，常有家族性，B 超表现为液性暗区，CT 增强扫描无造影剂填充。

一般结合患者既往有无肝病史，肝肿瘤指标，以及影像学检查特点，可明确诊断。但少数不典型肝癌仍较难确诊，可行 CT 引导下穿刺活检或在经济条件允许的情况下行 PET - CT 检查。CT 引导下穿刺为有创性检查，可能导致腹腔内出血及肿瘤穿刺针道种植转移等可能，因此术前必须征得患者的知情同意。

（二）解答及分析

该患者诊断为肝占位性病变综合考虑患者无肝炎病史，有喜食鱼生史及明确的肝吸虫感染病史。CT 影像学显示肝Ⅵ段占位性病变，平扫呈低密度，增强呈外周强化，延迟相中央区低密度灶，肝内细小胆管扩张。考虑为肝内胆管细胞癌的可能性大。为进一步确诊，于 CT 引导下行肿瘤灶穿刺活检术。

【场景二】患者入院后各项化验检查皆正常，于 CT 引导下行肿瘤穿刺活检术，病理结果示：（肝内）胆管细胞癌。

提问：

患者已明确为肝内胆管细胞癌，拟行手术治疗，请问肝切除术的适应证、禁忌证及围手术期处理的要点？

（一）基础知识

1. 肝切除术的适应证

（1）原发性肝癌。巨块型肝癌或结节型肝癌，局限于半肝范围内者。

（2）继发性肝癌。原发癌灶已根治性切除，肝内的继发灶仅为单发性结节。

（3）肝脏的良性肿瘤或囊肿。如多囊性病变、海绵状血管瘤，包虫囊肿等，如病变范围在半肝以内者，可行肝叶切除术。

（4）肝内胆管结石、寄生虫。肝内胆管结石、寄生虫等局限在半肝范围内且已有继发感染而又不能自肝外胆管内处理者。

（5）肝脓肿。个别单发的巨大肝脓肿，或多发肝脓肿局限于半肝范围内者，也可考虑切除。

（6）肝外伤。有时严重的肝外伤需行肝叶切除，特别是有大块组织游离而难于修复者。

2. 原发性肝癌的手术适应证

（1）患者一般情况。

1）患者一般情况较好，无明显心、肺、肾等重要脏器器质性病变。

2）肝功能正常，或仅有轻度损害，按肝功能分级属 A 级；或肝功能分级属 B 级，经短期护肝治疗后有明显改善，肝功能恢复到 A 级。

3）肝储备功能 ［如吲哚菁绿（cyanine dye inhibitor，ICG）15 分钟滞留率（ICG15）］正常范围。

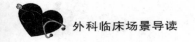

4）无肝外广泛性转移癌灶。

Child - Pugh 改良分级法。Child - Pugh 改良分级法分三级，A 级为 5～6 分，手术危险度小；B 级为 7～9 分，手术危险度中等；C 级为 10～15 分，手术危险度大（表 3 - 11）。

表 3 - 11　Child - Pugh 肝脏疾病严重程度记分与分级指标

异常程度记分	1	2	3
肝性脑病	1～2	3～4	
腹水无	无	轻	中度以上
血清胆红素（μmol/L）	<34.2	34.2～51.3	>51.3
人血清白蛋白（g/L）	≥35	28～34	<28
凝血酶原时间（秒）	≤14	15～17	≥18

（2）局部病变情况。

1）下述病例可作根治性肝切除。①单发的微小肝癌（直径≤2 cm）。②单发的小肝癌（2 cm＜直径≤5 cm）。③单发的向肝外生长的大肝癌（5 cm＜直径≤10 cm）或巨大肝癌（直径＞10 cm），表面较光滑，周围界限较清楚，受癌灶破坏的肝组织少于 30%。④多发性肝癌，癌结节少于 3 个，且局限在肝脏的一段或一叶内。

2）下述病例仅可行姑息性肝切除。①3～5 个多发性肿瘤，超越半肝范围者，作多处局限性切除；或肝癌局限于相邻 2～3 个肝段或半肝内，影像学显示，无瘤侧肝脏组织明显代偿性增大，达全肝的 50% 以上。②左半肝或右半肝的大肝癌或巨大肝癌，边界较清楚，第一、二肝门未受侵犯；影像学显示，无瘤侧肝脏明显代偿性增大，达全肝组织的 50% 以上。③位于肝中央区（肝中叶，或 Ⅳ、Ⅴ、Ⅷ段）的大肝癌，无瘤肝脏组织明显代偿性增大，达全肝的 50% 以上。④Ⅰ或Ⅷ段的大肝癌或巨大肝癌。⑤肝门部有淋巴结转移者，如原发性肝脏肿瘤可切除，应作肿瘤切除，同时进行肝门部淋巴结清扫；淋巴结难以清扫者，术后可进行放射治疗。⑥周围脏器（结肠、胃、膈肌或右肾上腺等）受侵犯，如原发性肝脏肿瘤可切除，应连同作肿瘤和侵犯脏器一并切除。远处脏器单发转移性肿瘤（如单发肺转移），可同时行原发肝癌切除和转移癌切除术。

2. 禁忌证

（1）恶性肿瘤已有肝外转移者。

（2）肝癌虽无远处转移，但病变已超过半肝范围或已累及肝门者。

（3）肝癌并有严重肝硬化，术前肝功能不佳者。

（4）肝癌并有明显黄疸，表示病程已深，常非手术所能治疗者。

（5）病变有严重之继发感染，尚未能控制者。

（6）患者一般情况差，或心肺肝肾有显著之功能障碍者。

3. 围手术期处理

（1）术前。①提醒患者做好心理准备，建立患者接受手术的信心，提高治疗配合度；②如吸烟患者，则术前戒烟，并进行呼吸功能锻炼，如吹气球；③肝硬化者，可于术前三日内每日予维生素 K_1 40 mg 1 次，维护肝功能等治疗；④备血；⑤术前留置胃管；⑥术前预防性应用抗生素。

（2）术后处理。①补液，维持酸碱水电解质平衡，最好根据中心静脉压及尿量加以调节；②营养支持，护肝治疗；③输血、新鲜血浆或白蛋白；④持续给氧；⑤术后抗炎；⑥应用质子泵抑制剂或 H_2 受体阻滞剂，预防上消化道应激性溃疡；⑦保持引流通畅；⑧尽早下床活动，促进康复，减少下肢深静脉血栓的发生率。

（二）解答及分析

该患者全身状况检查良好，肝功能评估为 Child – Pugh A 级，心电图检查无异常，胸部 X 射线、CT 未见肝外转移灶。经充分术前准备后，于全身麻醉下行肝右后叶肝癌切除术。取右肋缘下斜切口，逐层入腹，探查见：肿瘤位于肝右后叶Ⅵ段，直径约 5 cm，侵及肝包膜，肝十二指肠韧带内、腹主动脉旁未及肿大淋巴结。遂行肝右后叶Ⅵ段肝癌不规则切除术。

【场景三】 患者术后恢复良好。但腹腔引流管内于第五天始，引流出胆汁样液体，每日量约 150 mL/d，但患者未诉何不适，饮食及二便正常，查体：体温正常，腹平，腹部切口愈合良好，无红肿及渗出，全腹软，无压痛及反跳痛。

提问：

患者目前病情作何分析及处理？

（一）基础知识

肝切除术后的常见的并发症见下。

1. 出血

手术后出血包括肝断面和其他手术创面的出血，可以直接发生在术后，也可以在术后若干时日继发出血。术后发生出血时，可能自腹腔引流管或卷烟引流处引流出大量新鲜血液，这样就容易发觉。但是，有时血液滞留在腹腔内，早期容易忽视，往往到患者出现腹胀、休克时，才被发现。因此，术后应密切观察病情，注意患者的血压、脉率的变化，经常检查腹腔引流管的通畅情况以及引流液的量及颜色等，以便及早发现内出血，及时得到处理。

引起手术后内出血的原因很多，常见的有：①术中止血不彻底；②血管结扎线脱落；③肝断面部分肝组织坏死，继发感染；④引流不畅，创腔积液感染；⑤出血倾向，凝血功能障碍。

2. 胆瘘

肝切除术后短时间内，可能自断面渗出少量的胆汁，混入创面的渗出液中。如果能得到充分的引流，往往很快便会减少而停止，不会造成严重后果。但是，如果胆汁引流量在一周内仍持续不减少，而且日渐增多，这说明有较大的胆管漏扎或结扎线脱落，或局部肝组织坏死而发生胆汁外漏。对于长期不愈合的胆瘘，如胆管下端通畅，可试用深部 X 射线照射治疗。术中仔细分离出肝内各种管道，牢靠地结扎所见的胆管或血管，仍是预防胆汁渗漏的首要要点。同时尽量减少手术引起局部肝组织缺血坏死的机会。反复检查肝断面是否有漏扎的胆管，可用无血染的干纱布反复蘸压创面，然后观察纱布是否有胆汁黄染，这样可精确地检查出漏扎胆管的部位，然后用小弯细圆针穿以丝线作"8"字形缝合，经确定无胆瘘后，再用大网膜覆盖肝断面。此外，在做肝切除时，术前应常规行 MRCP 检查以确定肝外胆管有无变异情况。手术创面区应常规用双套管持续负压吸引，引流必须通畅而充分。如果术后 1～2 天内引流量很少，应仔细检查引流管是否通畅，放置是否妥当，切不可因引流量少，就放松警惕，应结合病情进行全面的分析。

胆汁渗漏的治疗要点：①保持引流管通畅，充分引流，以免形成弥漫性腹膜炎。②还要加强抗生素治疗和全身支持疗法。③如发生弥漫性胆汁性腹膜炎，应及早手术处理。④给予生长抑素类药，当胆汁分泌量减少后，可予生长激素促进肉芽组织生长，加速愈合，若仍无效，再加作局部放疗，有时亦能使瘘口愈合。

3. 肝功能衰竭

常与肝硬化及肝切除量有关。此外，术中出血量、麻醉和阻断第一肝门时间等因素也很重要。如术前患者的肝功能有轻度到中等程度的损害，术中见有明显肝硬化，肝切除量超过全肝的 50%（右半肝或右三叶切除术），加之手术出血多，低血压和麻醉时间过长以及肝门阻断时间超过 15 分钟以上，则可进一步造成肝细胞缺氧、坏死而导致发生肝功能衰竭。

预防措施：①严格掌握手术指征。凡术前肝功能有损害者，宜先行保肝治疗，待肝功能改善后再考虑手术。对有明显肝硬化者，除肝左外叶有明显代偿性增大外，禁忌做右半肝或肝右三叶切除，但可以作局部或部分肝切除。②术中每次肝门阻断的时间应限制在 10 分钟以内，最好一次阻断肝门即完成切肝手术。如一次肝门阻断未能将病肝切除，则至少需要间歇 5 分钟，再行第二次肝门阻断。现在提倡采用区域半肝血流阻断，即阻断左半肝或右半肝的血流，避免全肝血流阻断引起的肝功能损害。③术中尽量减少出血。④术后还要持续吸氧 24 小时，并加强保肝治疗和使用抗生素预防感染。

4. 胃肠道出血

常见于肝硬化胃底食管曲张静脉出血或术后应激性溃疡出血。考虑有肝硬化门脉高压症的患者可于术前行胃镜检查和钡餐检查，了解胃底食管静脉曲张程度，如为重度曲张者应慎重行肝切除手术。对于术后出血者按上消化道出血处理，如应用质子泵抑制剂，生长抑素，垂体后叶素，三腔二囊管压迫，冰盐水洗胃，液体复苏，输血等。

5. 腹水

常由于术后肝功能不全，肝硬化，门脉高压症，营养不良低蛋白血症所致。

6. 胸水

右肝切除时，可引起反应性右侧胸腔积液，多数系由于引流不畅，膈下渗液刺激横膈所致；还要考虑到术后因肝功能不全引起的腹水，经过右侧先天性缺如的肋膈角逆行向上流人右侧胸腔导致。预防术后胸腔积液的方法：①游离肝周韧带时，注意紧贴肝脏，避免对膈肌过多刺激；②如肿瘤侵犯膈肌，需连同膈肌一并切除时，在修复膈肌时可请麻醉医师作肺膨胀，以排出胸腔内渗液。

7. 膈下脓肿

这是肝切除术的一种严重并发症。肝切除术后，特别是切除半肝以上者，创面大，创腔渗液多，也可能混有胆汁。如果术中腹腔引流物选择不当；或引流管位置放得不好，术后引流不充分；或术后过早拔除引流管，都有可能继发感染，形成膈下脓肿。

在肝切除术后，如果患者出现高热不退，上腹部或季肋部疼痛，同时出现全身中毒症状，如脉速、呼吸急促、白细胞增多、中性粒细胞在 90% 以上，或伴有呃逆、黄疸、腹部胀气、右上腹部压痛、腹肌紧张、右下胸部肋间压痛及叩击痛、肝浊音界升高等，应疑有膈下脓肿的可能。此时可进一步作 X 射线或 B 超检查，如发现膈肌升高，活动受限，肋膈角模糊，右胸腔

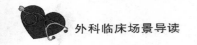

积脓，膈下有液气面时，膈下脓肿的诊断即可确立。可在 B 超指引下进行诊断性穿刺抽出脓液，则诊断更加明确。可同时于 B 超引导下置管引流，应保证引流充分，如脓液浓稠，可作冲洗。同时还应加强抗生素治疗，增进营养，少量多次输给新鲜血液、白蛋白或血浆，以增强机体抵抗力。

（二）解答及分析

此患者于术后恢复良好，腹腔引流管量逐渐减少。但术后第四天始，腹腔引流管量逐渐加大至约 150 mL，初为淡黄血性引流液，后为墨绿色、较黏稠引流液，无泥沙及虫体。考虑为肝断面胆汁瘘。结合术中情况考虑为肝右后叶Ⅶ段周围胆管瘘的可能性大。因患者暂无胆汁性腹膜炎体征，遂予以下处理：①保持引流管通畅，观察引流液的性质及量；②加强营养支持；③应用生长抑素；④严密观察患者的全身状况。处理一周后，患者腹腔引流胆汁量未见明显减少，于术后第十二天时，考虑引流管窦道已形成，遂试夹闭引流管二天，患者无不适，遂于 X 射线下行经腹腔引流管造影见图 3 – 33；显示造影剂可顺利进

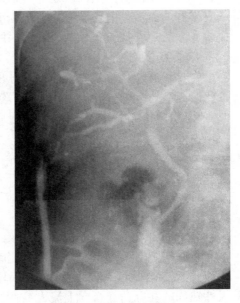

造影剂可顺利进入十二指肠，
引流管周围无造影剂弥散

图 3 – 33　腹腔引流管造影

入十二指肠，引流管周围无造影剂弥散。遂于次日拔除腹腔引流管。三日后患者引流管口愈合，出院。

（徐小平）

第十五节　门脉高压症

【场景一】患者杜某，女，55 岁，因反复呕血、黑便 8 月入院。入院查体：体温 36.3 ℃，脉搏 76 次/分，呼吸 15 次/分，血压 120/80 mmHg。全

身皮肤巩膜无黄染，无肝掌，眼睑无苍白。心肺听诊未听及异常，腹部平软，未见肠型及蜘蛛痣，全腹未触及包块，肠鸣音 5 次/分。四肢未见畸形及异常，各关节活动良好。既往有上消化道大出血史 2 次，在当地医院对症治疗好转。外院 B 超提示肝硬化、脾大，免疫学检查提示丙型肝炎。

提问：

（1）该患者的诊断？

（2）为明确诊断需进一步行哪些检查？

（一）基础知识

上消化道大出血原因如下。

1. 胃十二指肠溃疡并出血

约占一半，其中 3/4 由十二指肠溃疡所致。出血的严重程度取决于被腐蚀的血管大小。

2. 食管静脉曲张破裂出血

是危及生命的上消化道出血的最常见原因，多表现为呕血。

3. 出血性胃炎

又称糜烂性胃炎或应激性溃疡，由于创伤或药物引起多发性或弥漫性胃黏膜溃疡出血，多表现为弥漫性渗血，可引起休克。

4. 胃癌

胃癌表面糜烂或溃疡，肿瘤浸润血管引起出血，黑便比呕血多见。

5. 胆道出血

胆道外伤或感染，导致血管破裂与胆道相通，严重时导致休克，出血间歇性。

（二）解答及分析

该患者通过既往史和现有检查结果诊断为门静脉高压症：食管胃底静脉曲张破裂出血；脾肿大、脾功能亢进；肝炎后肝硬化（丙型病毒性肝炎）。为明确诊断，须行食管吞钡检查和胃镜检查，了解出血病灶部位、食管胃底静脉曲张的程度和分级。如果近期有大出血，行上消化道钡餐检查也能明确曲张静脉所在。血常规、凝血功能、肝肾功能，评估肝功能分级；腹部超声检查，了解肝硬化程度和有无脾脏肿大，门静脉直径大小；上腹部 CT 检查，尤其是门静脉期腹腔血管三维成像可直观了解门脉系统血管曲张程度，血管直径大小。给予门静脉系统造影，了解门静脉系统血管曲张程度，对下一步手术方式的选择可有指导意义。

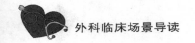

【场景二】 该患者入院后查胸部 X 射线片和心电图无异常。胃镜提示食道静脉曲张（重度）。血生化提示：白蛋白 30 ～ 35 g/L，总胆红素 34 μmol/L，凝血时间 16 秒。腹部 CT 查见图 3 - 34 ～ 图 3 - 35。

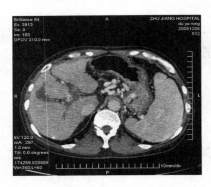 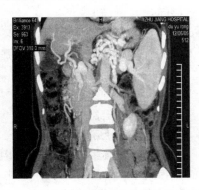

图 3 - 34　CT 横断面：食管周围静脉曲张　　图 3 - 35　CT 冠状面：食管胃底静脉曲张

提问：

（1）该患者形成门静脉高压的机制？

（2）该患者属门静脉高压哪种型别？

（3）该患者肝功能分级情况？

（4）进一步如何治疗？

（一）基础知识

1. 门静脉高压症的定义

门静脉高压症是指各种原因引起门静脉血流受阻、血液淤滞而导致门静脉压力增高（>30 ～ 50 mmHg），引起临床上出现食管胃底静脉曲张、破裂出血、呕血、黑便、脾肿大和脾功能亢进，肝功能失代偿和腹水等症候群。

2. 门静脉系统的解剖概要

（1）门静脉由肠系膜上静脉、肠系膜下静脉和脾静脉于肝外汇合而成。门静脉左右两支进入肝脏后逐渐分支，其细小分支与肝动脉分支汇合于肝小叶内的肝窦，然后汇入肝小叶的中央静脉，再汇入小叶下静脉、肝静脉，最后注入下腔静脉。门静脉系统连接两套毛细血管网，其起始端为胃、肠、胰、脾的毛细血管网，终端为肝血窦状隙，且门静脉主干及属支均无瓣膜结构，血液能够倒流。

（2）门脉高压症门静脉系与腔静脉系之间的交通支。生理条件下，门静脉与腔静脉之间存在较多的交通支，正常情况下，这些交通支无开放，而在门静脉高压时，为了使淤滞在门静脉系统的血液回流，这些交通支大量开放，建立侧支循环，缓解门静脉的压力。这些交通支主要有如下4支。

1）胃底、食道下段交通支。门静脉血流经胃冠状静脉，胃短静脉通过食道静脉丛与奇静脉相吻合；血流进入上腔静脉。

2）直肠下端、肛管交通支。门静脉血流经肠系膜下静脉，直肠上、下静脉与肛管静脉丛吻合，血流进入下腔静脉。

3）前腹壁交通支。门静脉血流经脐旁静脉与腹壁上、下静脉吻合，血流进入上、下腔静脉。

4）腹膜后交通支。肠系膜上、下静脉分支在腹膜后与下腔静脉支吻合，血流进入下腔静脉。

3. 门脉高压症并发症的治疗

主要针对门脉高压症消化道出血治疗。非手术治疗适用于黄疸、腹水、Child C 级患者。

（1）初步处理。行心电监护、吸氧、输血、补液等。

（2）给予垂体后叶素。20 万单位加入 5% 葡萄糖 250 mL 中，30 分钟静滴毕，后维持，可使门脉压力下降 35%，一般情况 50% 的患者可控制出血。

（3）内镜治疗。经电子纤维内镜直接注射硬化剂。经电子纤维内镜将曲张静脉或出血点进行圈套结扎或钛夹夹闭。

（4）三腔二囊管管压迫止血。①一个腔通圆形气囊，充气后压迫胃底。②一个腔通椭圆形气囊，充气后压迫食管下段。③一个腔直接通胃管。

（5）三腔二囊管的使用。①首先将两个气囊充气约 150 mL，检查密闭性。②放气后将气囊和管涂上液状石蜡。③从患者鼻孔将气囊缓慢送入胃内，长度大约 45～50 mL。④将胃气囊充气约 150～200 mL，将管向外提拉，如出血不停，继续食管囊充气 100～150 mL，悬吊 0.5 kg 的物品作牵引。⑤放置三腔管后，应抽除胃内容物，观察胃内有无鲜血吸出。

目前临床上采用的肝功能分级有肝功能 Child 分级法、Child－Pugh 肝功能分级。

4. 肝功能分级

肝功能分级见表 3－12～表 3－13。

表 3 - 12   肝功能 Child 分级法

	A	B	C
血清胆红素（μmol/L）	34.2	34.2～51.3	>51.3
血浆清蛋白（g/L）	>35	30～35	<30
腹水	无	易控制	难控制
肝性脑病	无	轻	重、昏迷
营养状态	优	良	差、消耗性

表 3 - 13   Child - Pugh 肝功能分级

	1 分	2 分	3 分
血清胆红素（mmol/L）	<34	34～51.3	>51
血浆白蛋白（G/L）	>35	28～35	<28
腹水	无	轻	重
肝性脑病	无	1～2 级	3～4 级
凝血酶原活动度（prothrombin time activity，PTA）	>50%	30～50%	<30%

PTA = ［对照 PT -（对照 PT × 0.6）］÷［患者 PT -（对照 PT × 0.6）］× 100%，正常值在 75%～100%

5. 门脉高压症的外科治疗

肝硬化患者中仅有 40% 出现食管静脉曲张，而有食管胃底静脉曲张的患者中仅 50%～60% 并发大出血。因此，外科治疗主要针对食管静脉曲张破裂出血、脾肿大、脾功能亢进。

常见手术类型有以下几种。

（1）经颈静脉肝内门体分流术（transjugular intrahepatic portosystemic shunt，TIPS）。经颈静脉途径在肝内静脉与门静脉主要分支间建立通道，展开后的支架口径通常为 7～10 mm。TIPS 实际上与门静脉 - 下腔静脉侧侧吻合术相似。

（2）断流术。①胃冠状静脉栓塞术。切除脾脏，在胃小弯后壁，胰腺上缘解剖出胃冠状静脉，并将其结扎，于结扎上段向贲门方向插入 9 号针头，然后快速注射氰基丙烯酸酯类液体，一般剂量为 8.0 mL，能迅速将冠状静脉栓塞，可以达到立即止血作用。②贲门周围血管离断术（extensive devascularization around the cardia）：结扎离断门奇静脉和切除脾脏。a. 冠状静脉，包括胃支，食管支及高位食管支。b. 胃短静脉：一般为3～4支，伴行着胃短动脉。c. 胃后静脉：起始于胃后壁，伴着同名动脉下行。d. 左膈下静脉：可单支或分支进入胃底或食管下段左侧肌层。

（3）分流术。①门静脉—下腔静脉吻合术。②脾静脉—肾静脉/下腔静脉吻合术。③肠系膜上静脉—下腔静脉吻合术。④胃冠状静脉－下腔静脉吻合术（区域性分流术）。

（二）解答及分析

该患者由于肝炎后肝硬化，脾功能亢进，脾胃区门脉系统曲张明显，既往存在门静脉血栓，进一步加重了门脉系统曲张，从而导致反复上消化道（食管曲张血管破裂）出血，表现为呕血和黑便。属于肝前型门脉高压症和肝内型门脉高压症的混合型。由于内科治疗后病情反复，不能达到根本治疗的目的，因此，针对并发症的治疗不能从根本上达到治疗目的，必须外科手术治疗。从肝功能分级看，患者无腹水，无肝性脑病，营养一般，胆红素正常，轻度低蛋白血症，属于 Child B 级，无明显手术禁忌证。因此，可行贲门周围血管离断术，解决上消化道出血，解除脾功能亢进；另行脾腔静脉分流手术，引流高压的脾胃区门脉血（图3－36），降低门脉压力，缓解门脉高压症，延缓侧支循环的再次建立。至于术中能否行分流术，取决于术中脾静脉和肾静脉的口径大小能否满足术中血管吻合的要求。该患者脾静脉曲张，口径达2 cm，完全满足分流条件（图3－37），因此行贲门周围血管离断术＋近端脾腔分流术比较合理。

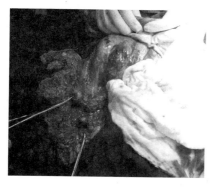

图3－36 术中结扎广泛曲张胃冠状血管

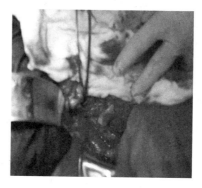

图3－37 脾腔分流吻合口

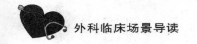

【场景三】该患者经术前输血、止血、护肝，纠正低蛋白血症。营养支持治疗后，行贲门周围血管离断，近端脾腔分流术。术后留置腹腔引流管引流通畅。术后前两天，患者无恶心、呕吐，生命体征平稳，肛门排气恢复。术后第三天，腹腔引流管引出新鲜血性液体约 1 000 mL，同时血压缓慢下降，最低时达 80～60/60～50 mmHg。查体：肢端湿冷，神志淡漠，腹肌紧张，压痛，反跳痛阳性。

提问：

（1）该患者术后出现那种并发症？

（2）出现这种并发症最可能的原因是什么？

（3）目前需要如何处理？

（一）基础知识

贲门周围血管离断术及分流手术后常见的并发症包括以下几种。

1. 腹腔继发性出血

原因有三。其一是术中缝线或结扎线的脱落，尤其是胃短血管的离断，因术后胃功能恢复，因进食后体积扩大，此处血管最易脱落，另外食管周围的食管或高位食管支结扎线或缝线的脱落造成术后大出血。稳妥办法是术中结扎后再次缝扎，效果可靠。其二是吻合口血管破裂出血，由于吻合技术的粗糙或术后胰尾损伤，胰酶消化周围组织，腐蚀吻合口血管，导致大出血。其三为术前术后凝血机制异常或创伤感染激活 DIC 的存在，导致手术创面及消化道大出血。

2. 肝性脑病

由于分流口径大，大量内脏血经分流途径进入腔静脉，绕过肝脏的解毒功能，有毒的代谢产物进入血脑屏障，导致脑功能异常。避免的办法为，在术前了解门脉高压症的血流到底是向肝性还是逆肝性血流。分流口径一般控制在 0.8～1.0 cm 较为理想。

3. 血栓形成

术中分流吻合血管因牵拉或夹持导致内膜损伤容易导致术后血栓形成；术后大量止血药物的应用、术中分流血管吻合口径过小或成角（锐角）、湍流存在等，均容易导致术后血栓形成，造成分流失败。

4. 肝肾综合征

肝肾综合征（hepatorenal syndrome，HRS）是指在严重肝病时发生的功能性急性肾功能衰竭，在病理学方面无急性肾小管坏死或其他明显的形态学异常。

（二）解答及分析

患者术后生命体征较前两天相对平稳，胃管引流无血性液体。手术效果理想。

由于患者术前肝功能异常，凝血机制异常，手术创伤和机体应激状态导致肝脏继续合成凝血因子能力下降，术后因手术创面广泛渗血，腹腔引流管引出大量鲜红色血液，患者出现失血性休克。由于无法判断是否存在术中缝线和结扎线的脱落导致的大出血，且存在腹膜炎和休克症状，因此存在手术探查指征。术后第三天急诊剖腹探查，术中发现手术创面广泛渗血。仔细检查，未见结扎线和缝线的脱落，脾腔静脉分流处吻合口无出血。创面渗血处再次缝扎止血后关腹。术后输新鲜冰冻血浆，补充凝血酶和纤维蛋白原，纤溶酶原等，同时行胃肠外营养，改善微循环，预防 DIC，维持水电解质酸碱平衡等治疗，患者出血停止，恢复出院。

（范应方）

参考文献

［1］吴在德，吴肇汉．外科学［M］．6 版．北京：人民卫生出版社，2004.

［2］吴阶平，裘法祖．黄家驷外科学［M］．6 版．北京：人民卫生出版社，2004.

［3］黄莚庭．正确认识门静脉高压症手术的个体化问题［J］．中华普通外科杂志，2006，21（5）：313 – 314.

［4］卫生和计划生育委员会卫生公益性行业科研专项专家组．贲门周围血管离断术技术规范专家共识（2013 版）［J］．中华消化外科杂志，2014，13（1）：19 – 21.

［5］杨连粤．我国门静脉高压症外科的困境与机遇［J］．中华消化外科杂志，2016，15（7）：658 – 660.

［6］杨镇．选择性贲门周围血管离断术的发展与手术技巧［J］．中国实用外科杂志，2009，29（5）：450 – 451.

［7］谭毓铨．门静脉高压症手术后再出血的治疗策略［J］．中国实用外科杂志，2001，21（3）：133 – 134.

第十六节　胆石症

【场景一】患者肖某，男性，49 岁，因突发上腹部疼痛 1 月，伴眼黄、皮肤黄染 5 天入院。患者缘于 1 月前，无明显诱因出现上腹部绞痛，呈持续性，难以自行缓解，疼痛无向他处放射，无恶心、呕吐，无腹胀及腹泻，无寒战、伴高热，体温最高达 39 ℃，至当地医院就诊。当地医院诊断为"胃炎"，给予药物治疗，具体不详，效果可。疼痛缓解。此后患者无不适，饮食正常，大小便未见异常。5 日前晚餐后约 2 小时再次出现上述腹部症状并伴高热，并迅速出现眼黄及皮肤黄染。至当地医院行 CT 检查示：胆囊结石，胆总管结石并阻塞，具体治疗不详，腹痛缓解，体温正常，但皮肤及眼黄仍明显。患者为求进一步治疗来本院就诊，门诊以"胆石症"收入科。入院查体：体温 37 ℃，血压 125/75 mmHg，心率 75 次/分；皮肤、巩膜黄染，浅表淋巴结未及肿大。查心肺无异常。腹部稍膨隆，未见肠型及蠕动波，未见腹壁静脉曲张，全腹软，上腹部深压痛，无反跳痛，全腹未扪及肿块，Murphy 征阴性，肝脾肋下未触及，肝区叩击痛阴性，腹部叩诊鼓音，移动性浊音阴性，肠鸣音正常，未闻及血管杂音。外院 CT 示：肝外胆管扩张，胆囊结石，胆总管结石。

提问：

结合病史，体征，初步诊断是什么，作何处理？

（一）基础知识

胆石症是指胆道系统结石性病变，为胆道系统常见病及多发病。可分为胆囊结石、肝外胆管结石及肝内胆管结石。胆囊结石可无症状，称为静止性结石，常于体检时发现。如结石嵌顿于胆囊颈部，可呈胆绞痛发作。肝外胆管结石可分为原发性及继发性，临床上以继发性为多见，主要临床表现为梗阻性黄疸及急性胆管炎表现，可出现寒战高热。肝内胆管结石的临床表现常很不典型，间歇期可无症状或仅表现为上腹部轻度不适，急性发作期可出现急性胆管炎的表现或不同程度的 Charcot 三联征（腹痛、发热、黄疸），多数为合并肝外胆管结石所致。周期性的间歇性发作是肝内胆管结石的特征之一。

胆石症的诊断除依靠病史、体征外，B 超及 CT、MRCP、PTC 等影像学检查常是明确诊断的依据。

胆石症并发黄疸时常需鉴别诊断。

黄疸（jaundice）是由于胆色素在血液中和组织中聚集而引起的皮肤及巩膜黄染。正常人血清胆红素水平 < 17.1 μmol/L（1 mg/dL），当超过 25.7 μmol/L（1.5 mg/dL）时，皮肤及巩膜出现黄染，称为黄疸。

胆总管直径平均多在 6 ～ 8 mm。正常的胆总管壁有一定的弹性，当管内压力升高时，其管径可比正常大上 2 ～ 5 倍，压力消除后，管径又可恢复正常。在胆结石绞痛发作时，可观察到胆总管扩张。但在长时间梗阻（4 周以上）及慢性炎症的胆总管，即使在引流之后，亦常难于使其恢复至原状。胆管扩张是否能够恢复，一般是决定于其管壁中的弹力纤维结构是否完好。若已发生弹力纤维断裂，则很难恢复其原状。年龄因素亦影响胆总管的管腔的大小，据估计在 65 岁以上的老年人，其胆总管管腔直径要比年轻者大 1～3 mm。

多种原因所致的胆总管阻塞的梗阻性黄疸是胆道外科中常遇到的问题。胆总管发生急性梗阻后，肝细胞仍继续分泌胆汁，胆道内压力不断升高，胆总管呈进行性扩张。胆囊的旺盛吸收、浓缩功能对胆道内压力起到调节的作用，在一定程度上保护毛细胆管和肝细胞免除过早地受胆管内高压的损害。因而具有正常功能的胆囊对胆道内压力的升高和黄疸出现的早晚均有一定的影响。若胆囊已经切除，或梗阻部位处于胆囊管开口以上者，梗阻 30 分钟后，便可在肝淋巴液中出现胆红素，血清胆红素亦开始逐渐升高。若在胆总管下端阻塞，胆囊仍具有正常的吸收浓缩功能时，则胆道系统内压力升高较慢，往往经 48 小时后才出现明显的黄疸。胆管内压力超过 2.45 kPa（250 mmH$_2$O［水柱］）时，胆红素便开始出现于肝淋巴液；压力达 2.94 kPa（300 mmH$_2$O［水柱］）以上时，胆管内胆汁分泌停止，但肝细胞并未停止其功能。发生慢性梗阻性黄疸时，胆汁中原有的胆色素被吸收，胆管中充满无色的液体，称为"白胆汁"。但往往于手术尚未结束时，肝脏便又分泌接近于正常颜色的胆汁。

胆总管梗阻时肝脏内胆汁淤积、毛细胆管增宽、胆管腔内胆色素堆积、邻近肝细胞发生坏死，并伴有胆汁逆流至血液内。慢性梗阻使胆管系统显著扩张，可发生胆汁性肝硬化，胆总管阻塞对肝细胞的影响是极明显的，而其恢复的程度受阻塞时间长短的影响。临床上慢性梗阻性黄疸病手术前经皮肝穿刺胆管引流 2～3 周的时间，虽然可使血清胆红素水平有明显降低，但肝功能尚未能得到恢复。临床上梗阻性黄疸患者，引流手术后 1 周内系统的测定肝功能的各项指标改变时，可见血清碱性磷酸酶、甘氨胆酸、胆红素等指标随引流通畅而迅速下降，而反映肝功能的指标吲哚菁绿排泄试验则恢复缓慢，说明黄疸患者血清胆红素下降并不与肝功能恢复相平行。

常见引起肝外胆管梗阻性的原因有：结石、胆道蛔虫、胆管癌、壶腹周围癌、急性胆管炎、硬化性胆管炎。

（二）　解答及分析

此患者以腹痛及黄疸为主要症状。结合病史及外院 CT 检查考虑为胆囊

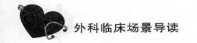

结石，并发胆总管继发性结石并引起梗阻性黄疸。初步诊断为：①梗阻性黄疸，②胆石症。

入院后需行血常规，尿、粪常规，肝肾功能，血电解质，乙型肝炎指标，HIV 抗体，出凝血功能，胸部 X 射线，心电图，胆系肿瘤抗原 CEA、糖类抗原（carbohydrate antigen，CA）、CA125、CA19－9 等。治疗上以消炎利胆、护肝、解痉、降黄、营养支持等为主。严密观察病情变化，注意有无急性化脓胆管炎表现。

【场景二】患者入院后化验检查示：总胆红素 213.3 μmol/L，直接胆红素 185.1 μmol/L，谷丙转氨酶 69 IU/L，谷草转氨酶 42 IU/L，谷氨酰转肽酶 170 IU/L，CA19－9 为 2317 ku/L，白蛋白 24.3 g/L，余正常。肝胆系 B 超示：①脂肪肝；②胆囊炎；③脾略大；④胰未见占位。经药物治疗后，复查总胆红素 113.3 μmol/L，直接胆红素 65.8 μmol/L，谷丙转氨酶 54 IU/L，谷草转氨酶 37 IU/L，CA199 为 254 ku/L，白蛋白 32.1 g/L。MRCP 示：①肝外胆管多发结石；②慢性胆囊炎；③肝左叶小囊肿。

提问：

对此患者的病情作何分析，下一步治疗方案？

（一）基础知识

外科性黄疸常需鉴别是否为恶性黄疸。胆总管下段癌，壶腹癌及胰头癌引起的恶性黄疸的特点为无痛性黄疸，伴有肿大的胆囊及肝内外胆管扩张，肿瘤标志抗原常阳性。肝门部胆管癌的特点：进行性加重无痛性梗阻性黄疸，肝大，胆囊空虚或不能触及，肝内胆管扩张，胆总管不扩张，肝门部肿块，肿瘤标志物可为阳性。而由胆总管结石引起的梗阻性黄疸常伴有胆绞痛发作，寒战、高热等胆囊炎及急性胆管炎的临床表现。CA19－9 肿瘤标志抗原在胆道感染时亦可显著升高。

胆石症引起胆绞痛常常由于结石嵌顿于胆囊颈或十二指肠壶腹部时引起胆囊内或胆管内高压，导致胆囊平滑肌痉挛性收缩，引起剧烈疼痛。经保守治疗后疼痛缓解，提示胆石可能已自行排出或移动。

胆石症的手术治疗方法选择如下。

结石性胆囊炎，可行腹腔镜胆囊切除术或小切口胆囊切除术。

胆囊切除术时，需同时行胆总管探查的手术指征：胆总管内扪及结石，术前有胆管炎及黄疸表现，术中胆管造影显示有胆管结石，胆总管扩张，直径 >1.2 cm。

胆总管结石可行：①胆囊切除，胆总管探查取石，T 管引流术；②腹腔镜胆囊切除，腹腔镜下胆总管探查取石或胆道镜取石；③术后残余结石可行经窦道 T 管取石或进行内窥镜下括约肌切开术取石。

肝内外胆管结石手术治疗原则：尽可能取尽结石，去除肝内感染性病灶，建立和恢复通畅的胆汁引流。手术方法可行高位胆管切开取石，胆管空肠吻合内引流术，若结石局限于一侧肝叶内如左肝外叶或右肝后叶，且已导致肝萎缩，可同时行肝段、肝叶切除术。

（二）解答及分析

此患者行 MRCP 检查后排除了恶性黄疸，并术前消炎利胆、解痉、护肝、营养支持治疗后，血清胆红素及血 CA19 – 9 明显下降，复查肝功能好转。其中 CA19 – 9 下降明显，进一步说明，CA19 – 9 升高为胆道感染引起。经充分术前准备后，行胆囊切除，胆总管探查取石，T 管引流术。

【场景三】患者行胆囊切除，胆总管探查、T 管引流术，术中探查见胆囊肿大，壁增厚，炎性水肿，胆囊内未及结石，胆总管直径约 1 cm，胆总管下段内可及 2 枚结石，遂行胆囊切除，胆总管探查取石，及 T 管引流术。术后恢复良好，于术后 12 天时，夹闭 T 管 48 小时无不适，行 T 管造影，结果显示肝内外胆管正常显影，未见充盈缺损，造影剂顺利排入肠道。

提问：

术后处理的要点是什么，可能会出现什么并发症，如何预防及处理？

（一）基础知识

1. 胆总管探查、T 管引流术后的处理要点

抗炎、止血、制酸、维持水电酸碱平衡、给予营养支持。

2. 术后 T 管的观察及管理要点

T 管是否固定及通畅。应注意观察胆汁的引流量、颜色、性状。胆汁量术后 2 天内一般较少，颜色较深，以后逐渐增多。若胆汁量少且稀薄且色浅，常表明有肝功能障碍，应加强保肝治疗。

T 管拔管：拔管前应常规做胆道造影，以了解胆管是否通畅，有无残余结石。如有结石，则暂缓拔除 T 管，待术后 4～8 周以后经 T 管窦道行纤维胆道镜取石。如 T 管造影检查无异常，则于术后 2 周左右拔管。拔管指征：①无发热及腹痛；②黄疸消退；③胆汁引流量减少，胆汁清亮；④夹管 48～72 小时患者无黄疸、发热等不适；⑤T 管造影证实无残余结石，胆总

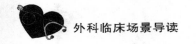

管下端通畅。

3. 常见的术后并发症

（1）胆汁渗漏。胆汁渗漏引起的原因主要为胆总管切开探查后 T 管固定缝合处因炎性水肿致胆汁渗漏，多于术后 1 周内停止；若缝合过疏或胆管远端梗阻，则渗漏不止常需再次手术解除梗阻，改善引流。

（2）结石残留。结石残留是胆总管探查术的常见并发症，在开腹手术中占 1.6%～7%，腹腔镜手术则约占 8.4%。残留结石的发生有两种情况：一种是结石未能被手术中造影或 T 管造影所发现，例如造影后从胆囊或肝内胆管排至胆总管的小结石；另外的情况是虽然已经发现结石，但大多因结石嵌顿在胆总管下端，当时胆道炎症较重，手术较困难，因此决定先安置 T 管引流，等炎症减轻后再设法经内镜取石。肝内胆管结石患者术中因合并炎症、出血，不能一次取净结石者，一般会计划性残留结石，分次取石。可留到以后等 T 管窦道形成以后经此窦道行胆道镜取石。

（3）复发结石。凡手术后 1 年以上再发现的结石被认为属复发性结石。此种胆管复发性结石的特点是多发性结石，常合并近端胆管扩张，有些患者还合并胆管括约肌乳头缩窄。此外约 30% 的结石患者中发现有不吸收的缝线材料：这些提示在前次胆总管探查术中使用金属探条试图通过括约肌时，有可能造成胆管损伤性狭窄，而在胆管狭窄、胆汁淤滞的基础上，则有利于以不吸收缝线作为异物核心的复发性结石的形成，因此强调胆道探查操作要轻柔和用可吸收的细缝线缝合胆总管，避免结石复发。对此种合并胆管狭窄的复发性或残留性结石，应考虑施行各种胆肠吻合术治疗。

（二）解答及分析

胆道术后处理除行常规的抗炎、止血、护肝、制酸，营养支持等治疗，应根据患者术后表现进行并发症的预防及治疗。

1. 严密观察患者的全身状况

观察患者有无发热。一般术后吸收热不超过 39 ℃，时间不超过 3 天。并结合血常规白细胞计数及分类，综合分析有无感染可能。常见感染有切口感染、肺部感染等。

2. 腹腔引流管情况

术后如腹腔引流管引流出胆汁，说明有胆瘘，应保持引流管固定通畅，观察有无胆汁性腹膜炎表现。如引流不畅，出现腹膜炎症状，并经腹腔穿刺证实。结合术中情况，如考虑可能为副肝管、迷走胆管胆瘘，则：①冲洗引流管，畅通引流；②选择时机二次进腹探查，缝扎胆瘘胆管，充分引流。

3. 胆道出血

由于胆道感染没有完全控制，术中胆道器械探查损伤胆管黏膜或术中胆管壁止血不彻底均可造成术后胆道出血。出血少则应用止血药，卡巴克洛 T 管内注入，抗感染，全身支持治疗，常可自行停止。出血量大，出血不止者，宜行数字减影血管造影（digital subtraction angiography，DSA）下肝动脉造影以明确出血部位及进行栓塞治疗。

4. T 管并发症及处理

（1）T 管过粗或缝合过紧，可能导致胆管壁缺血坏死，引起术后胆管狭窄。

（2）T 管脱出或误拔。术后 24 小时内脱出者应立即再手术，术后超过 24 小时者，可顺窦道小心放入细尿管引流胆汁，若有腹膜刺激征，及时手术治疗。

（3）T 管拔出困难，切忌强行拔管，每日反复持续牵引，等数日后 T 管松动方可拔除。

（徐小平）

第十七节　急性化脓性胆管炎

【场景一】患者张某，男，29 岁，广西博白人，因右上腹疼痛伴发热、皮肤及巩膜黄染 2 天于 2007 年 4 月 13 日 20 时入院。患者于 2007 年 4 月 11 日晚 22 时无明显诱因出现发热，体温最高为 39.2 ℃，无恶心、呕吐、咳嗽及咳痰。在当地卫生院治疗，具体诊断不详，给予口服安乃近及肌注退热针（具体用药不详）等对症治疗，效果不佳。于 2007 年 4 月 12 日凌晨 3 时许出现右上腹疼痛，为持续性绞痛，阵发性加重，伴右腰背部不适，难以缓解，并出现畏寒、发热、恶心、呕吐，呕吐为胃内容物。遂于 2007 年 4 月 12 日晨至当地卫生院就诊，行腹部 B 超示：胆囊肿大、壁增厚，未见结石影，肝外胆道显示不清。予抗感染、对症补液等治疗后，病情稍缓解。于 2007 年 4 月 12 日中午 12 点左右发现皮肤巩膜黄染，呈进行性加重，尿呈浓茶色。遂送至当地医院治疗，行 X 射线检查示：双肺纹理增粗、增多。考虑为"梗阻性黄疸，原因待查"，具体治疗不详。为求进一步诊治而来本院。门诊以梗阻性黄疸收入科。患者起病以来，精神、睡眠差，未进食，大便未解，小便少，呈浓茶色。既往明确胃溃疡病史 3 年，间断自服雷尼替丁。查体：体温 38.2 ℃，呼吸 25 次/分，脉搏 100 次/分，血压 85/55 mm-Hg。神志清楚，查体合作，面色潮红，呼吸浅快。全身皮肤及巩膜中度黄染，浅表淋巴结未及肿大。心肺查体：双肺呼吸音增粗，余无异常。腹稍膨隆，未见胃肠型及蠕动波，未见腹壁静脉曲张。全腹肌紧张，右上腹压痛，无反跳痛，全腹未扪及包块，肝脾肋下未及，Murphy 征阴性，肝脾无法触及，肝区叩击痛阳性。腹部叩诊鼓音，移动性浊音阴性。听诊肠鸣音减弱，未闻及血管杂音。

提问：

结合病史、体征，初步诊断是什么，应做何处理？

（一）基础知识

1. 急性化脓性胆管炎的病理生理

细菌感染和胆道梗阻是引发急性胆管炎的两个主要因素。梗阻可以是机械性的（如胆结石、胆道肿瘤、胆管狭窄等），亦可以是胆道的炎症、水肿造成的梗阻。当胆道细菌感染较重和胆道梗阻程度比较完全时，除了出现严重的典型临床症状，如寒战、高热、黄疸之外，尚可发生低血压、神志障碍、发绀等，伴有胆管内压力升高和充满脓性胆汁，此时，便称为急性梗阻性化脓性胆管炎，此时的并发症发生率和病死率均很高。1983 年，中华医学会外科学会在重庆市召开的胆石症讨论会上，根据急性梗阻性化脓性胆管炎在病因和病理上并非特殊的类型，临床上的严重情况可由急性胆管炎未缓解发展而成，肝胆道化脓症的后期亦常出现相类似的症状，而本病的致病因素并非是单一的，故提出它只是肝胆道化脓症的一种严重的病理过程，建议将此种情况称为重症急性胆管炎（acute cholangitis of severe type，ACST）。

急性梗阻性化脓性胆管炎（AOSC 或 ACST）是继发于原有胆道疾病的基础上。在西方国家，此症常并发于继发性胆（总）管结石，因继发性胆管结石能适时处理，故在临床死亡并不很常见；其次是并发于癌症胆道梗阻介入置管引流的继发感染。后者在临床上有日见增多的趋向。然而，在我国，急性梗阻性化脓性脂管炎则多继发于原发性胆管结石和肝内胆管结石、炎症性胆管狭窄、胆道蛔虫病等，往往因治疗不及时而发病，临床上仍比较常见，并成为胆道良性疾病致死的首要原因。此外，我国的急性化脓性胆管炎的病因学较为复杂，常见的如胆道寄生虫病（特别是胆道蛔虫引起的感染）、原发性肝内胆管结石、肝胆管狭窄、胆肠吻合术后、胆管结石的"排石"治疗的并发症等，介入性胆道检查如 PTC、ERCP 等亦可诱发急性梗阻性化脓性胆管炎，并发展成为胆源性肝脓肿，特别是在有梗阻性黄疸和肿瘤性胆道梗阻的患者施行这种介入性检查时。

ACST 的病因随着年代、社会环境因素而有改变，但更常发生于高危患者，如老年、重度梗阻性黄疸、营养不良、恶性肿瘤、免疫抑制治疗下的患者。有的患者在开始时身体情况可能尚好，若胆道感染未得到控制，在长时间的疾病消耗之下，最后发生 ACST、低血压和多器官衰竭；而另外一些患者，特别是老年患者，可以自一开始便发生休克症状。晚期 ACST 患者，常合并肝脏的多发性脓肿。

ACST 患者的胆汁细菌培养，一般均为阳性，并且很少是单一的细菌感染，且多是混合感染，厌氧菌阳性的比率高。ACST 同时亦是一种严重的全身性感染，血培养细菌阳性者比较常见。合并肝脓肿的患者，肝脓肿脓液培养厌氧菌阳性率增高，有时甚至为纯厌氧菌生长。急性梗阻性化脓性胆管炎的基本病理改变是胆道梗阻及感染，胆管内压力升高是本病的特点，手术中切开胆总管时，常可见混浊的或脓性的胆汁喷出。肝脏呈充血、肿大，镜下见肝细胞肿胀、胞质疏松不均、肝细胞紊乱、肝窦扩张、胆管壁及其周围有中性多核白细胞及淋巴细胞浸润、胆汁淤滞。晚期则有大片肝细胞坏死和多发性肝脓肿。临床上所表现的肝功能不全与肝细胞坏死有关。

当病程进入晚期而得不到有效的处理时，胆管内高压及感染致肝细胞坏死、胆小管破溃，含游离胆红素颗粒的胆汁可经坏死的肝细胞而进入肝窦，并形成胆小管肝静脉或门静脉分支瘘；有时，含胆红素颗粒的混合性血栓（胆砂石性血栓）可见于肝中央静脉及小叶旁静脉、肝静脉及其分支内，并经肺动脉进入肺循环，发生肺动、静脉内的胆砂石性血栓栓塞，造成肺局部梗死。肝静脉内的血栓，在临床上可引起不同程度的肝静脉阻塞综合征。由于胆道内的持续高压状态，胆汁及其内容物便可以源源不断地进入血循环。这些病理改变进程和临床表现，均与大量的细菌和内毒素进入血循环有关。血培养阳性患者，其细菌种类常与胆汁培养所获得的细菌一致。

ACST 常起病急骤，可随急性胆管炎发生而迅速出现感染性休克和多器官功能衰竭，也可由急性胆管炎逐步发展而诱发。在 Charcot 三联征，黄疸、高热、腹痛的基础上，进一步发展出现神智淡漠（中枢神经抑制）和休克（Reynold 五联征），如短期出现发绀或昏迷则是死亡的先兆。低血压多在腹痛和寒战之后出现，病情严重者可发生于起病后数小时内。出现低血压之前，患者常烦躁不安、脉搏增快、呼吸急促，血压可短暂上升，随后迅速下降，脉搏细弱。随着病情加重发生神志障碍，以反应迟钝、神志恍惚、烦躁不安、谵妄、嗜睡多见，重者可发展至昏迷。如胆道高压及脓毒败血症持续发展，则全身各重要器官如肝、肾、肺、心、凝血系统、中枢神经系统功能

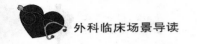

受到损伤甚至衰竭。

1983 年中华医学会外科学会提出的重症急性胆管炎的诊断标准如下。

（1）脉搏 > 120 次/分。

（2）白细胞计数 > 20 × 10 g/L。

（3）体温 > 39 ℃；或 < 36 ℃。

（4）血培养阳性。

（5）胆汁为脓性伴胆道压力明显升高。

（6）休克。

（7）表现有精神症状。

急性胆管炎患者若出现以上三项（Charcot 三联征）或五项（Reynold 五联征）症状指标者，可能发展成为 ACST。

（二）解答及分析

初步诊断：①急性梗阻化脓性胆管炎；②感染性休克（早期）。治疗方案：①严密监测患者的生命体征，进行心电监护，留置尿管，监测每小时尿量；②予以抗炎、抗休克、护肝、补液、维持水电酸碱平衡；③急查血常规、血电解质、肝功能、肾功能、淀粉酶、脂肪酶、凝血六项、床边腹部 B 超，床边心电图，腹部 CT 等；④严密观察病情变化，充分术前准备。

【场景二】患者入院后 4 小时经抗炎、抗休克、输液等治疗出现畏寒、发热、恶心、呕吐 1 次，为胃内容物，神情淡漠，间而烦躁。尿量 50 mL/h。查体：体温 38 ℃，呼吸 28 次/分，心电监护示心率 109 次/分，血压 60/40 mmHg。查体同入院查体。入院后急查血常规：白细胞计数 20.7 g/L，中性粒细胞百分比 95.3%，血红蛋白 136 g/L，血小板 71.6 g/L，总胆红素 138.5 μmol/L，直接胆红素 52.4 μmol/L，肌酐 176 μmol/L，谷草转氨酶 711 IU/L，谷丙转氨酶 599 IU/L，肌酸激酶 2560 IU/L，乳酸脱氢酶 433 IU/L，阴离子间隙 21 mmol/L。凝血功能：凝血酶原时间 21.1 秒，活化部分凝血活酶时间 43.7 秒，D–二聚体 9 999 μg/L，纤维蛋白溶解系统 40 mg/L。心电图示窦性心动过速。B 超示肝内外胆管扩张，胆囊壁增厚，胰腺显示不清。CT 示胆总管上段稍扩张，胆囊壁增厚，双侧胸腔少量积液。

提问：

评估患者目前情况，如何治疗？

（一）基础知识

1. ACST 的治疗原则

（1）一经诊断，应迅速采用强有力的非手术治疗措施。并根据患者对治疗的早期反应，决定进一步的治疗对策。

（2）如非手术治疗效果不佳，即使病情没有恶化或病情一度好转后再度加重，则应紧急手术解除胆道梗阻并引流，及早有效地降低胆管压力。

（3）应根据患者的具体病情、梗阻原因及可能的肝胆系统病变范围来选择有利的胆道减压方式，总的原则应快速、简单、有效，达到充分减压和引流的目的。

（4）手术时机。①有明显的 Charcot 三联征，体温 >39 ℃，持续不退，且黄疸较深，表示急性胆管炎较重；②皮肤发绀厥冷，结膜瘀血、潮红，表示微循环不佳；③出现精神症状（如精神萎靡，嗜睡昏迷，甚或烦躁不安，乃至谵妄等），表示毒血症严重；④肝脏、胆囊明显肿大，肝区有明显压痛或叩击痛，表示胆总管阻塞严重；⑤全腹壁有明显的腹膜炎体征，表示有胆道穿孔性腹膜炎；⑥血压逐渐下降（平均动脉压 <60 mmHg），尿量逐渐减少（<20 mL/h），表示已进入休克状态，肝肾功能已有衰竭，有可能发生或已发生多器官功能衰竭者。

2. ACST 的临床分级（华西标准）

Ⅰ级（单纯）：胆管有梗阻和感染因素，并出现急性胆管炎症状，病变局限于胆管范围内；Ⅱ级（ACST 伴感染性休克）：胆管梗阻和感染发展，产生胆道高压，胆管积脓，出现内毒素血症、败血症和感染性休克；Ⅲ级（ACST 伴胆源性肝脓肿）：胆道内压进一步增高，肝脏的病理损伤加重，继发肝脓肿，患者表现为顽固性败血症、脓毒血症和感染性休克，内环境紊乱难以纠正；Ⅳ级（ACST 伴多器官功能衰竭）：休克进一步发展，引起多器官功能衰竭，危及患者生命。

3. 手术方法选择

胆总管切开减压、解除梗阻及 T 管引流，在条件允许时，可以附加胆囊切除和其他胆道内引流术。

（二）解答及分析

患者经 4 小时的治疗后，血压有下降趋势，目前考虑有感染性休克，并发 DIC（血小板减少，凝血酶原时间及活化部分凝血活酶时间延长）、肝功能不全、肾功能不全（血肌酐增高）、心功能受损（心率加快、心肌酶谱增

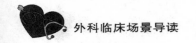

高），为多器官功能衰竭前期表现。目前治疗：①积极抗休克；应用血管活性药物；②加强抗感染；③积极治疗 DIC：输新鲜血浆、备血小板及冷沉淀；④紧急手术探查胆道减压 T 管引流。

【场景三】患者经充分术前准备后于全麻下行剖腹探查，胆总管切开探查 T 管引流术。术中见胆囊增大，壁增厚，胆囊内未及结石；胆总管增粗，直径 1.0 cm，壁增厚，炎症水肿严重。先穿刺胆总管确认胆总管，并抽出脓汁约 5 mL，送细菌学化验。切开胆总管见大量脓性胆汁流出，探查肝总管及左右肝管开口无狭窄，内无结石，胆总管下端通畅，未及结石，放置 T 管引流。术程顺利，术中患者生命体征平稳，血压回升，停用多巴胺，术后清醒，送 SICU 监护。

提问：

患者术后处理的注意事项及要点？

（一）基础知识

ACST 是导致良性胆道疾病患者死亡的最主要的原因，死亡率约为 25%。引起死亡的原因是胆道感染导致的感染性休克，酸中毒，多器官功能衰竭。器官衰竭发生频率的顺序常为肝、肾、肺、胃肠道、凝血系统、心血管系统、中枢神经系统。因此术后仍要严密观察生命体征及监测主要器官功能。

（二）解答及分析

（1）术后持续心电、血氧饱和度、血压监测。

（2）记录出入量，严密观察尿量，T 管胆汁引流量及腹腔引流管引流液的性质及量。

（3）应用头孢三代及替硝唑联合抗炎，再根据细菌学结果调整敏感抗生素。

（4）维持水电酸碱平衡。

（5）护肝、制酸。

（6）营养支持。

（7）监测血电解质、肝肾功、血白细胞及分类、血小板及凝血功能。

（8）继续抗休克、改善微循环治疗。

（徐小平）

第十八节　上消化道出血

【场景一】患者李某，男，33 岁，患者 15 年前无明显诱因出现上腹痛，伴间断排黑便，曾在当地医院就诊，诊断为"十二指肠溃疡"，服药治疗后好转。1 月前又出现上腹胀痛伴呕吐咖啡色样胃内容物入我院消化科，诊断为"十二指肠溃疡并出血，浅表性胃炎"，予以积极治疗后好转。患者两天前出现咳嗽、咳痰，考虑为感冒，自行服用维 C 银翘片、999 感冒颗粒剂后，排黑色稀便 1 次，量约 50 g，自行抠喉后呕吐出咖啡色为内容物，量约 10g，伴恶心、头晕、乏力、心悸、出冷汗，无伴发热、腹胀、晕厥、神志丧失等症状，由急诊收入院。查体：体温 36.7 ℃，脉搏 100 次/分，呼吸 18 次/分，血压 93/58 mmHg，心肺听诊未见明显异常，腹平，未见肠型及蠕动波，腹壁静脉无曲张，全腹腹肌紧张，剑突下压痛、反跳痛明显。未扪及包块，肝脾肋下未触及，Murphy 征阴性，肝及双肾区无叩击痛，移动性浊音（-），肠鸣音活跃。

提问：

（1）上消化道出血常见病因？

（2）患者的初步诊断及依据，需进一步做什么检查？

（3）试估计患者的出血量？

（一）基础知识

上消化道出血是指食管、胃、十二指肠或胆道发生的急性出血，在临床上以呕血为特征，同时伴有柏油样便。

常见病因见下。

1. 胃十二指肠溃疡

胃十二指肠溃疡溃疡占 50%，其中 3/4 是十二指肠溃疡，多为慢性溃疡，一般位于十二指肠球部后壁或胃小弯（图 3 - 38）。

（1）出血的严重程度取决于被腐蚀的血管：静脉出血较为缓慢；动脉出血则呈搏动性喷射。

（2）如在溃疡基底看到出血的血管，常预示出血不易自止或易反复发作。

2. 门静脉高压症

门静脉高压症约占 25%，是危及生命的上消化道大出血最常见的病因

（图 3 – 39）。

（1）食管、胃底的黏膜因静脉曲张而变薄，易被粗糙食物损伤，也易被反流的胃液所腐蚀；在突然门静脉压力增高时导致曲张静脉破裂，发生难以自止的大出血。

（2）出血很突然，多表现为大量呕吐鲜血。

3. 出血性胃炎

出血性胃炎（图 3 – 40）约占 5%，多有酗酒，服用非甾体抗炎药物如吲哚美辛（又名消炎痛）、阿司匹林等，或肾上腺皮质激素药物史。

（1）可发生在休克、脓毒症、烧伤、大手术和中枢神经系统的损伤以后。

（2）表现为表浅的、大小不等的、多发的胃黏膜糜烂，可导致大出血。

4. 胆道出血

肝肿瘤和肝外伤等原因导致血管与胆道沟通，引起血液涌入胆道，再进入十二指肠，称胆道出血。

（1）最常见的病因是肝外伤，其他有肝血管瘤、肝肿瘤、肝脓肿（图 3 – 41）以及胆管结石、胆道蛔虫症等引起的胆道感染等。

（2）胆道出血三联征是胆绞痛、梗阻性黄疸和消化道出血。

5. 胃癌

胃癌（图 3 – 42）占 2%～4%，癌组织缺血坏死，表面发生糜烂或溃疡，侵蚀血管引起大出血，黑便比呕血更常见。

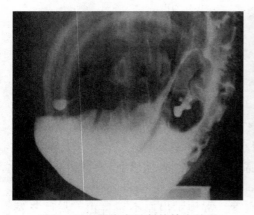

图 3 – 38　胃溃疡 X 射线检查结果

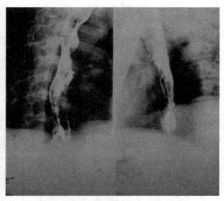

图 3 – 39　门静脉高压症 X 射线检查结果

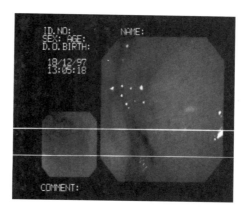

图 3-40　出血性胃炎内窥镜检查结果

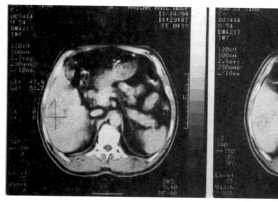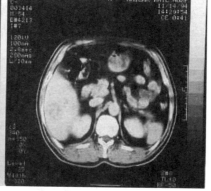

图 3-41　肝脓肿 CT 检查结果

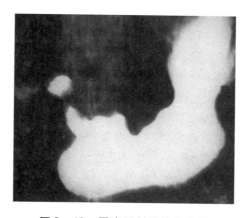

图 3-42　胃癌 X 射线检查结果

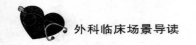

上消化道出血的临床表现可以归纳为以下 3 个方面。

（1）出血的局部表现，包括呕血与黑便的多少和性状，这主要决定于出血的部位和速度。

（2）机体的全身反应，包括血压脉搏等变化，亦因出血的速度、总量以及集体的耐受性和抵抗力而不同。

（3）原有疾病的固有症状和体征，因病变的性质和程度而各异，是鉴别其病因的基本临床表现。

常用的化验检查如下。

（1）血常规。可了解出血的程度。

（2）血生化。

（3）凝血功能。

（4）肝功能试验。十二指肠溃疡常正常，而门静脉高压明显异常。

（5）血氨测定。十二指肠溃疡正常，门静脉高压升高。

（6）磺溴酞钠试验。十二指肠溃疡无潴留，门静脉高压明显潴留。

常用辅助检查包括以下几种。

（1）鼻胃管或三腔管的检查。这是一种简单易行的方法，常可用于诊断上消化道出血的部位，判定出血的速度，并有止血作用。

（2）X 射线钡餐检查。在没有内镜检查条件、内镜检查为发现或不能确定出血部位，应在出血停止后 36～48 小时进行 X 射线钡餐检查。

（3）纤维胃十二指肠镜检查、胶囊胃镜、早期内镜检查是大多数消化道出血诊断的首选方法。

（4）选择性腹腔动脉或肠系膜上动脉造影。怀疑病变部位在小肠者。

（5）核素检查。

（二）解答及分析

上消化道出血是指食管、胃、十二指肠或胆道发生的急性出血，在临床上以呕血为特征，同时伴有柏油样便。食管出血主要是门静脉高压致食管静脉曲张；胃及十二指肠出血主要有十二指肠溃疡、出血性胃炎、胃癌；胆道出血通常是肝外伤等疾病致血管和胆道相通。以上只是常见的病因，其他一些疾病导致血管与消化道相通者也可出现消化道出血。患者有"十二指肠溃疡出血，浅表性胃炎"病史，出现呕血、黑便，伴恶心、头晕、乏力、心悸、出冷汗，脉搏 100 次/分，血压 93/58 mmHg，体格检查全腹腹肌紧张，剑突下压痛、反跳痛明显。考虑为消化道溃疡出血可能性大。最有必要做的是急诊内镜检查。患者呕血、头晕、出冷汗、脉率快、脉搏 100 次/分、血压下降、舒张压低于 60 mmHg，表示出血量多到将近休克的程度，出血量 600 ～ 1000 mL。

【场景二】患者查血常规：红细胞计数 3.24 T/L，血红蛋白 86.6 g/L。大便常规：高倍镜视野红细胞计数 8 ～ 11 个，白细胞计数 0 ～ 2 个，潜血（＋）。尿常规：高倍镜视野红细胞计数 12 个。生化：Cl^- 117.5 mmol/L，Ca^{2+} 2.07 mmol/L。床边胃镜示十二指肠球部溃疡。

提问：

（1）患者应该做哪些初步处理?

（2）是否要做手术?

（一）基础知识

上消化道出血治疗，其目标首先在于制止出血、抢救休克。使患者免于死亡；其次才要求治愈出血的病因，使出血不致复发。

1. 初步处理

（1）每 15 ～ 30 分钟测定血压、脉率，并观察周围循环情况。

（2）留置尿管测每小时尿量。

（3）中心静脉压测定。

措施：建立一条够大的静脉通道，先滴注平衡盐溶液或乳酸钠等渗盐水，同时既进行血型鉴定、交叉配血和血常规、红细胞压积检查。需注意以下几点。

（1）收缩压维持在 100 mmHg 以上。

（2）脉率在 100 次/分以下。

（3）HCT 大于 30% 以上。

2. 止血治疗

（1）全身治疗。

1）减酸药物：$H_2 - R$ 阻滞剂、质子泵抑制剂、生长抑素类药物。

2）保护胃黏膜药物：氢氧化铝凝胶。

3）止血药物，最常用的是垂体加压素、必要时可输新鲜冰冻血浆或血小板悬液。

（2）经胃管治疗。

1）冰盐水 200 mL + 去甲基肾上腺素 4 ～ 8 mg，经胃管灌注，保留 2 小时。

2）云南白药 1 g，口服，或凝血酶 1 g，经胃管灌注。

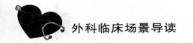

（3）内镜治疗。

纤维胃十二指肠镜局部电凝、激光、微波、硬化剂注射、圈套结扎、喷洒医用胶等。

（4）介入治疗。

施行选择性动脉造影时，在明确出血部位和病因后，可将导管推进至造影剂外溢部位，注射栓塞剂止血或灌注止血药物。

手术指征如下。

1）动脉性出血，不易止血且亦复发。

2）经积极输血、抗休克治疗仍继续出血且血压不易维持者。

3）过去反复出血。

4）有并发症的溃疡出血。

5）门脉高压出血保守未能控制，病情又允许。

6）老年患者因动脉硬化而不易止血者。

（二）解答及分析

患者入院后应上监护仪，随时观察患者的血压、脉搏、血氧饱和度的变化。并建立两条静脉通道，一条滴注血浆代制品或平衡盐溶液，并备好一定量的血，这些措施主要目的是抗休克；一条滴注垂体加压素等止血药物。患者清醒者可口服冰盐水 200 mL + 去甲基肾上腺素 4 ～ 8 mg，昏迷者可经胃管导入。必要时可经胃镜止血。病因治疗方面，不同疾病治疗不同。作为一个外科医师重要的是明确诊断，掌握手术指征及手术禁忌证，及时做出合理的处理。

【场景三】患者经充分术前准备后在气管内全麻下行胃大部切除术，术中见十二指肠球部前壁有一大小约 1.0 cm×0.8 cm 溃疡，周围呈灰白色瘢痕，质稍硬。决定行胃大部切除术（毕罗Ⅱ式），手术过程顺利，出血约 200 mL，输红细胞 1 200 mL，术后患者安返病房。术后第 5 天突感右上腹剧痛，向右放射，伴高热，呼吸急促，体检右上腹明显腹肌紧张，有压痛及反跳痛，未扪及包块，肝浊音界存在，腹部平片示右膈肌抬高，活动减弱，右肋膈角模糊，膈下未见游离气体，血常规：白细胞计数 24×10^9 g/L。

提问：

（1）腹部探查的顺序？

（2）该患者最可能是哪种术后并发症？该如何处理？

（一） 基础知识

对部位不明的上消化道出血，经过积极的处理后，急性出血仍不能得到有效控制，且血压脉搏部稳定，应早期行剖腹探查。顺序为首先检查胃和十二指肠；第二步查有无肝硬化和脾肿大，同时注意胆囊和胆总管情况；第三步检查空肠上段；第四步切开胃前壁，进行胃腔探查。探查要全面细致，排除一切可能情况。

胃大部切除术（毕罗Ⅱ式），术后早期并发症主要有以下几点。

1. 胃出血

腹腔内出血常见于手术时血管结扎或止血不严密，胃腔内出血多为胃切端的渗血，一般量少，1～2天内可停止。多需重新手术治疗。

2. 腹膜炎和十二指肠瘘

毕Ⅰ式多因吻合口张力过大，毕Ⅱ式多因十二指肠切端瘢痕过多而致缝合困难，或因术后输入空肠祥梗阻压力过高所致。

3. 重要器官的损伤

因十二指肠溃疡周围炎症和瘢痕过多，胆总管、肝动脉、门静脉、胰管或结肠中动脉，而致相应器官出现并发症。

4. 术后梗阻

（1）输入襻梗阻，多因输入襻悬吊过紧压迫输入襻，或输入襻过长形成内疝所致。

（2）输出襻梗阻，毕Ⅱ式吻合口下方输出段肠管因术后粘连、大网膜水肿压迫形成梗阻，或是结肠后空肠为吻合，将横结肠系膜裂口固定在小肠侧，引起梗阻。

（3）吻合口梗阻，吻合口过小，输出襻逆行套叠堵塞吻合口等引起。

（二） 解答及分析

手术的探查顺序见上面。该患者是十二指肠残端瘘，其后果是很严重的，不但因大量肠液丢失而致病情危重，且修补不易成功，因该处组织炎症、水肿而不耐缝合。如发现十二指肠残端瘘要尽早行再次手术修补，并行充分腹腔引流；肠瘘者较小者可禁食、抽出漏出肠液控制感染，较大者应用Y式吻合法可获良好疗效。

（纪术峰）

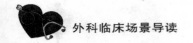

参考文献

[1] 吴在德，吴肇汉．外科学[M]．6 版．北京：人民卫生出版社，2004.

[2] 吴阶平，裘法祖．黄家驷外科学[M]．6 版．北京：人民卫生出版社，1999.

[3] 张启瑜．钱礼腹部外科学[M]．2 版．北京：人民卫生出版社，2006.

[4] 黎介寿，吴孟超，黄志强．普通外科手术学[M]．2 版．北京：人民军医出版社，2005.

[5] 麻树人．上消化道出血诊断的思考[J]．中国实用内科杂志，2007，27（12）：982 - 984.

[6] 张秀国．上消化道出血 105 例临床分析[J]．山东医药，2005，45（32）：65 - 65.

第十九节　胰腺炎

　　【场景一】 患者孔某，男，59 岁，突发腹痛伴神志不清 6 小时入院。患者饮酒后 3 小时感上腹部疼痛，伴恶心呕吐。疼痛逐渐加剧，同时伴神智淡漠，经解痉治疗后，疼痛无缓解，由急诊科收治入院。既往无类似发作史，否认外伤史。入院查体：体温 36.0 ℃，脉搏 100 次/分，呼吸 32 次/分，血压 90/70 mmHg。神智淡漠，全身皮肤巩膜无黄染，双侧肋腹部皮肤灰暗蓝色，肢端湿冷。双肺呼吸音粗，可闻湿啰音。心率快，无节律异常及杂音，腹部饱胀，全腹肌紧张，上腹部剑突下呈条带状压痛明显，伴腰背部压痛，反跳痛存在，未触及包块，叩诊移动性浊音阳性，肠鸣音消失。四肢未见畸形及异常，各关节活动良好。意识模糊，痛刺激能睁眼并呻吟。双侧肱二头肌反射、肱三头肌反射、膝腱反射、跟腱反射存在。双侧 Babinski 征未引出。

　　提问：

　　（1）该患者的可能诊断？

　　（2）为明确诊断需进一步行哪些检查？

（一）基础知识

1. 常见外科急腹症的原因

　　（1）胃十二指肠溃疡穿孔或出血：既往有溃疡病史。

　　（2）急性胰腺炎。

　　（3）性胆囊炎或胆囊坏疽穿孔。

　　（4）急性化脓性胆管炎（包括重症胆管炎）。

（5）急性小肠梗阻。

（6）急性阑尾炎。

（7）泌尿系结石。

（8）妇产科急腹症。

（9）少见外科急腹症。

（10）炎性肠病（克罗恩病、溃疡性结肠炎）合并穿孔、出血或梗阻。

（11）小肠或结肠血管畸形。

（12）外伤后空腔脏器或实质脏器破裂穿孔。

（13）消化道肿瘤所致穿孔，出血或梗阻。

2. 外科急腹症的诊断

（1）病史采集。腹痛诱因、部位、腹痛急缓、性质、程度、伴随的消化道症状、既往病史。

（2）腹部查体。视、听、叩、触。

生化检查：血尿常规、HCG、电解质钾钠氯钙等、血尿淀粉酶、胆红素、血气分析。

（3）辅助检查。X射线、B超、CT、内镜、动脉造影、胶囊电子小肠镜、诊断性腹穿或腹腔灌洗。

（4）腹腔镜探查或剖腹探查，针对原因不明、症状无缓解者。

（二）解答及分析

从入院查体和病史看，该患者可能的诊断有上消化道穿孔或出血、急性胆囊炎或胆囊穿孔、急性胰腺炎、急性小肠扭转等。伴有肢端湿冷，血压下降，意识改变说明存在休克。为明确诊断，立位腹平片，B超是必行的检查，可以了解有无肠梗阻，有无膈下游离气体，有无肝胆管结石或泌尿系结石梗阻等。生化检查如血尿常规，血尿淀粉酶，肝肾功能和电解质等，了解有无感染，是否存在失血性休克，有无严重电解质紊乱所致昏迷，有无胰腺炎等。腹部体格检查也是至关重要的，可以提供最直观的信息，了解有无腹膜炎。在情况不允许搬动患者的情况下，诊断性腹穿可以了解有无腹水或出血。

【场景二】该患者入院后急查腹部超声见胆囊内结石，胆囊壁厚毛糙。胰腺水肿增大，边缘模糊，腹腔大量积液。血生化检查如下：白细胞计数 $>16 \times 10^9$ g/L，$Ca^{2+} <2$ mmol/L，乳酸脱氢酶 >400 U/L，谷草转氨酶 >250 U/L，空腹血糖 >11.1 mmol/L，血液淀粉酶 524 U/L，腹水淀粉酶 1 624 U/L。胸部 X 射线片示双肺间质水肿，少量胸腔积液。腹穿抽出大量血性腹水

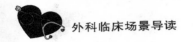
（图 3 – 43）。

经积极抗休克的同时，行腹部 CT 见图 3 – 44。

提问：

（1）该患者的初步诊断为何种疾病？

（2）该患者属于该疾病的哪种类型？

（3）该疾病的发病机制？

（4）该患者的损伤评分系统有哪些？

（5）下一步的治疗方案？

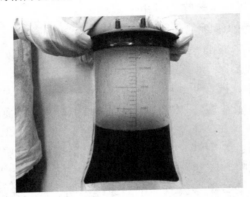

图 3 – 43　穿刺引流血性腹水

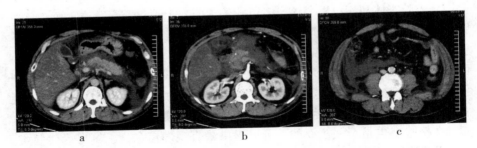

a：胆囊结石、胆囊炎、胆囊壁水肿增厚；b：胰周脂肪间隙不清，胰周积液；c：下腹腔积液

图 3 – 44　上腹部 CT

（一）基础知识

1. 急性胰腺炎

（1）多种病因导致胰酶在胰内被激活后引起胰腺组织的自身消化、水

肿、出血甚至坏死的炎症反应。

（2）临床以急性上腹痛、恶心呕吐、血尿淀粉酶增高为特点。

（3）轻者数日至数周后可完全恢复。重症并发多脏器功能衰竭，甚至死亡。

2. 病因和发病机制

（1）胆道疾病。解剖上大约 70%～80% 的胆总管与胰管汇合成共同通道，开口于十二指肠壶腹部。有关因素：①胆石、感染、蛔虫致壶腹狭窄或 Oddi 括约肌痉挛，胆管压大于胰管压，胆汁逆流入胰管，胆盐改变胰管黏膜完整性，消化酶进入胰腺实质，引起化学性炎症。②胆石移行损伤或炎症引起暂时 Oddi 括约肌松弛，肠液（肠激酶）反流入胰管，激活胰酶，致炎症。③胆道炎症时细菌毒素、游离胆汁、非结合胆红素、溶血磷脂酰胆碱等，经胆胰间淋巴管交通支扩散到胰腺，激活胰酶，引起胰腺炎。

（2）胰管阻塞。胰管结石、狭窄、蛔虫、肿瘤阻塞胰管，当胰液分泌增多时胰管内压上升，使胰小管和腺泡破裂，胰酶与消化酶渗入间质，引起炎症。胰管分裂症，主副胰管分流且引流不畅。

（3）酗酒与暴饮暴食。乙醇刺激胰外分泌增加，Oddi 括约肌痉挛，乳头水肿，胰液排出受阻。慢性酗酒常有胰液蛋白沉淀，形成蛋白栓堵塞胰管。暴饮暴食刺激乳头水肿，Oddi 括约肌痉挛，大量胰液分泌。

（4）手术与创伤。腹腔、胆胰、胃手术或创伤损伤胰或血液循环，进行经内镜逆行性胰胆管造影术（endoscopic retrograde cholangio-pancreatography，ERCP）。

（5）内分泌与代谢障碍。高钙血症产生胰管钙化，增加胰液分泌和促进胰蛋白酶原激活。妊娠、糖尿病昏迷、尿毒症。

（6）感染性胰脉炎。如急性流行性腮腺炎、传染性单核细胞增多症、柯萨奇病毒、肺炎衣原体，沙门菌、链球菌败血症。

（7）药物性胰脉炎。噻嗪类利尿药、硫唑嘌呤、糖皮质激素。

（8）免疫性胰脉炎（IgG4）。

（9）其他原因不明的胰腺炎。

3. 炎性细胞因子与急性胰腺炎部分

生理条件下，人体内只有少量细胞因子表达，且抗炎因子与促炎因子之间处于平衡状态。发生急性胰腺炎时，大量胰酶的释放激活单核－巨噬细胞、中性粒细胞和淋巴细胞产生多种细胞因子，抗炎因子与促炎因子之间平衡被破坏，大量促炎因子的释放导致内环境稳态失衡和免疫功能紊乱，引发低血压、全身炎症综合征、DIC、急性呼吸窘迫综合征、多器官功能衰竭等

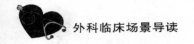
病理改变。

4. 病理分型

（1）水肿型。胰腺肿大、质脆，胰腺周围有少量脂肪坏死。胰腺实质水肿、充血和炎症细胞浸润，可见散在的点状脂肪坏死，无明显胰实质坏死和出血。

（2）出血坏死型。胰腺组织红褐色或灰褐色，胰腺细胞结构消失，组织内大量炎性细胞浸润，伴随静脉炎、淋巴管炎、血栓形成和周围脂肪组织的灰白色坏死皂化斑块。

5. 治疗措施

（1）内科治疗。①监护（合并呼吸衰竭采用呼吸机辅助呼吸）。②维持有效循环血容量和水电解质平衡。③解痉镇痛：阿托品、盐酸山莨菪碱注射液肌注，剧痛加哌替啶。④减少胰液分泌：a. 禁食、行胃肠减压；b. 给予抑酸药和生长抑素及衍生物减少胰腺分泌给予抑肽酶抑制酶蛋白原的自身激活和其他胰蛋白酶原的激活。⑤给予抗生素：根据血培养及药敏结果选择喹诺酮类、亚胺培南、三代头孢类、甲硝唑等。⑥腹膜透析和血液透析：清除毒素及炎性因子，维持电解质酸碱平衡。

（2）内镜治疗。行 ERCP 取石引流，用于急性胆道梗阻引起的胆源性胰腺炎或胰腺炎治疗好转后去除胆道结石，防止复发。

（3）中药治疗。外敷芒硝，内服大黄等泄下通便，抑杀肠道细菌及毒素，防止肠道菌群失调；减轻肠管张力，改善微循环。

（4）外科治疗。早期可行微创引流、腹腔盥洗等，以清除炎症介质；后期清除坏死感染胰腺组织，行胰腺脓肿外引流、胰腺假性囊肿的内或外引流。行 ERCP 或在腹腔镜下清除胆道结石，解除胆源性结石病因。

（二）解答及分析

该患者诊断为重症急性胰腺炎（胆源性），低血容量性休克，呼吸功能不全，胆囊结石。病理分型为急性出血坏死性胰腺炎。诊断依据如下：神智淡漠，腹胀，腰腹部出现 Grey－Turner 征，全腹肌肉紧张，上腹部压痛，反跳痛明显，移动性浊音阳性，肠鸣音消失。腹平片肠道积气积液，B 超见胆囊结石，胰腺轮廓不清，腹水。CT 见胰腺弥漫性肿大，轮廓不规则，密度不均，胰管扩张，胰周积液，脂肪间隙模糊，腹腔积液。腹水淀粉酶 1 624 mmol/L，血淀粉酶 524 mmol/L，钙离子 2 mmol/L，空腹血糖 >11.1 mmol/L，白细胞 16×10^9 g/L。急性胰腺炎目前多采用急性生理与慢性健康评分（acute physiology and chronic health evaluation，APACHE Ⅱ）评分系统进行病情评估。

　　该患者入院后立即行心电监护，监测中心静脉压，行深静脉插管，输血浆及晶体液抗休克，维持水电解质酸碱平衡，并进行腹穿和相关血液检查，在血压平稳的前提下完成 CT 扫描，进一步明确诊断。治疗措施包括给予哌替啶、阿托品止痛，插胃管行胃肠减压，制酸抑制胰酶分泌，输入碳酸氢钠缓解酸中毒。在局部麻醉下行腹部小切口置入双套管 2 根持续腹腔灌洗，备呼吸机辅助呼吸。

　　【场景三】该患者经腹腔灌洗置管中放出约 1 000 mL 血性腹水。后加入 5 - 氟尿嘧啶盐水持续灌洗，引流通畅。腹腔灌洗液从最初的血性腹水，渐变为洗肉水样红色腹水，后逐渐转清亮。一周后采用低剂量 5 - 氟尿嘧啶或不含 5 - 氟尿嘧啶液体灌洗。术后第 2 天，患者神志转清，诉腹痛缓解。第 3 天，患者呼吸 30 次/分，口唇轻度发绀，$PaO_2 = 60$ mmHg，氧饱和度 < 85%。6 天后，患者高热，腹痛再次加剧，复查胸片，双下肺斑片状影并积液，B 超提示胰腺周围水肿增厚加剧，周边结构不清，密度不均匀。

　　提问：

（1）该患者治疗原则？

（2）简单评价该上述治疗效果？

（3）该患者容易出现哪种并发症？

（4）出现这种并发症最可能的原因是什么？

（一）基础知识

1. 急性胰腺炎感染性并发症

因细菌易位、血行播散，胆道来源等，均可导致急性胰腺炎继发感染。

（1）局部。

患急性胰腺炎 2～3 周后，周围组织包裹形成胰腺假性囊肿。约 3～4 周后，如坏死性组织或积液继发感染则形成胰周脓肿，表现为高热、腹痛、腹部包块以及全身中毒症状。

（2）全身。

①消化道出血。出现应激溃疡或糜烂，上消化道出血；胰腺坏死穿透横结肠，造成下消化道出血及肠瘘。

②败血症及真菌感染。早期以革兰氏阴性细菌感染为主。后期为混合性。大量抗生素使用后易导致真菌感染。

③多器官功能衰竭。可发生急性肾衰、循环衰竭、呼吸衰竭、胰性脑病、弥漫性血管内凝血、血栓性静脉炎等。

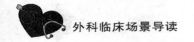

2. 急性胰腺炎治疗原则

（1）非胆源性重症急性胰腺炎。

1）一般治疗。给予禁食、胃肠减压，药物治疗包括解痉、镇痛，给予蛋白酶抑制剂和胰酶抑制治疗，如生长抑素及其类似物。

2）液体复苏及重症监护治疗。行液体复苏，维持水电解质平衡和加强监护治疗是早期治疗的重点。

3）器官功能的维护治疗主要是针对早期肾功能不全和呼吸功能不全或呼吸功能衰竭的维护治疗。

4）营养支持。肠功能恢复前，可选用肠外营养；肠功能恢复后，尽早进行肠内营养。

5）抗生素应用。不推荐静脉使用抗生素以预防感染，有感染证据后，根据血培养及药敏结果选用敏感抗生素。

6）中药治疗。可以使用中医中药治疗促进胃肠功能恢复及胰腺炎症的吸收，包括理气攻下的中药内服、外敷或灌肠等。

7）病因治疗。针对高脂血症、高钙血症，酒精依赖等进行相应的药物治疗。

（2）胆源性重症急性胰腺炎。

1）有胆道急性梗阻（胆总管结石或肿瘤多见）。在循环功能稳定情况下，早期手术解除胆道梗阻，缓解胰腺炎诱因，手术方式可采用 EST + EN-BD（或 ERBD）、经皮肝穿刺胆道置管或胆囊穿刺引流、腹腔镜胆总管切开取石等。手术力求微创，减轻创伤，达胆道引流减压目的即可，彻底性手术可待胰腺炎症状好转后进行。

2）无胆道急性梗阻（胆囊炎或胆囊结石）以非手术治疗原则为主，待胰腺炎症状缓解后择期行胆道或胆囊手术。

3）其他治疗原则同非胆源性胰腺炎。

（3）外科手术治疗。

主要针对胰腺局部并发症继发感染或产生压迫症状，如消化道梗阻、胆道梗阻等，以及胰瘘、消化道瘘、假性动脉瘤破裂出血等其他并发症。

胰腺及胰周无菌性坏死积液无症状者无需手术治疗。胰腺感染性坏死的手术方式可分为内镜、微创手术和开放手术。微创手术主要包括小切口手术、视频辅助手术（腹腔镜、肾镜等）。开放手术包括经腹或经腹膜后途径的胰腺坏死组织清除并置管引流。

（4）局部并发症治疗。

1）急性液体积液多无需手术和引流。

2）胰腺及胰周组织坏死。无感染征象则严密观察，继发感染则手术引流。

3）假性囊肿：直径 <6 cm 的假性囊肿留待观察，如合并感染则手术外引流；直径 >6 cm 者选择内或外引流术。

4）脓肿。手术引流。

5）肠外瘘。近端肠管造瘘外引流、腹腔负压引流，二期确定性手术肠吻合。

（二）解答及分析

该患者患胆源性胰腺炎，饮酒后诱发，无胆道梗阻，无明显感染症状，因此采用内科保守治疗为主。在积极抗休克的前提下，防治早期并发症的发生，待胰腺疾病好转后可行胆囊切除术。

本例患者经上述内科保守治疗原则进行治疗，同时行腹腔灌洗冲洗，虽然一度并发呼吸衰竭和胰腺周围组织感染，但经呼吸机辅助呼吸及积极抗感染治疗，病情最终好转。在传统内科保守治疗的基础上，腹腔持续灌洗和治疗中期的中药治疗对患者病情的恢复至关重要。腹腔灌洗一方面稀释中和了炎性因子和毒素的吸收，同时 5 - 氟尿嘧啶的腹腔吸收，也抑制了胰酶的分泌。中药导泄一方面清除了肠道内容物，减轻了肠道压力，减轻了腹压，还可防止后期菌群失，另一方面改善了肠管微循环，有效缓解肠功能的衰竭。因此，评价上述内科保守治疗的同时，腹腔灌洗和中药导泄发挥了积极的治疗作用。

本例患者早期出现了呼吸衰竭，这是重症急性胰腺炎早期致死性并发症之一，主要原因为炎症介质损伤肺泡细胞，导致间质水肿、肺微循环障碍、肺泡表面活性物质减少、肺顺应性下降，从而导致呼吸衰竭。因此应及时行呼吸机辅助呼吸，采用呼气末正压通气模式，增加氧流量。如果胸水多，必要时胸腔穿刺放液，在保持有效循环前体下可适当利尿，减轻肺间质水肿。本例采用 PEEP 后一周脱机，有效防止急性呼吸窘迫综合征引起的连锁性多器官功能障碍综合征。

【场景四】患者行呼吸机辅助呼吸后氧饱和度达 95%，1 周后脱呼吸机。在上述抑制胰酶分泌、制酸、抗炎、维持水电解质酸碱平衡治疗的同时，采用经胃管注入中药导泄，促进肠功能恢复，并行胃肠外营养加强营养支持。4 周后停止腹腔冲洗，拔出腹腔双套管流管。6 周复查各项生化指标正常出院。患者出院 1 月后上腹部出现进行性增大包块，同时伴纳差再次入

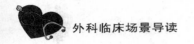

院，行腹部 CT 检查，见图 3 – 45。胰腺周围形成正大襄性包块（假性襄肿）。

提问：

（1）该患者出现哪种并发症？

（2）该患者下一步治疗原则？

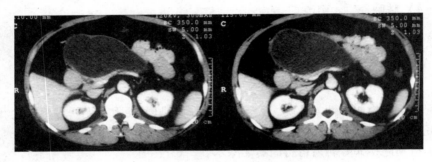

图 3 – 45　上腹部 CT

（一）基础知识

1. 急性胰腺炎的手术指征

目前普遍一致的认识是不主张在发病 2 周内对重症急性胰腺炎进行手术治疗，延期手术是为了让胰腺及胰周坏死组织出现分界。一般认为发病后 3～4 周是坏死组织清除术的最佳时机。但是在以下情况下必须考虑早期手术：①急性暴发性胰腺炎迅速发展恶化，出现多器官功能衰竭；②胆源性重症急性胰腺炎引流无效；③坏死并发感染，甚至出现感染性休克；④重症急性胰腺炎早期出现腹高压，甚至出现腹膜间室综合征。手术方式应尽可能地简化，手术的目的是去除坏死感染的组织，阻止大量的炎症介质入血而引发的级联瀑布反应。

2. 胰腺真性囊肿和假性囊肿的区别

真性囊肿有先天性单纯囊肿、多囊病、皮样囊肿、潴留囊肿等，囊肿内壁覆有上皮。假性囊肿的囊壁为纤维组织构成，不覆有上皮组织。真性囊肿发生于胰腺组织，囊肿在胰腺内，囊内层为腺管或腺泡上皮细胞组成；而假性囊肿是胰腺周围组织形成囊壁将积液包囊形成的囊肿，囊壁内没有上皮细胞，故名为假性囊肿。大约 75% 的假性囊肿病例由急性胰腺炎所致；约 20% 病例发生在胰腺外伤后；5% 病例由胰癌所致。

3. 胰腺囊肿内外引流的手术方式

（1）胰腺囊肿手术的适宜时间。凡炎症和外伤后形成的假性囊肿，应经 3～6 个月后才能手术。如时间短于 6 个月，应先行保守治疗或外引流术，以免行吻合手术时囊壁太薄，导致吻合口漏。

（2）胰腺囊肿的切除。除个别真性囊肿可作切除外，常合并胰腺囊肿切除术 + 胰体或胰尾切除术。单个孤立假性囊肿，体积小者，也可切除。

（3）假性囊肿外引流术。适用发病 3 月内，囊壁不成熟，壁薄难以吻合者。

（4）胰腺囊肿内引流术。临床常用的有 3 种。

1）胰腺囊肿胃吻合术。位于胃上方、胃后方和与胃壁相贴近的囊肿，宜采取此种术式。

2）胰腺囊肿十二指肠吻合术。位于胰头部或囊壁与十二指肠肠壁相贴近的囊肿，宜采取此种术式。

3）胰腺囊肿空肠吻合术。位于网膜腔的大而膨胀性，以及位于胰头部但又不与十二指肠壁接近的囊肿，宜采取此种术式。

（二）解答及分析

患者出现重症急性胰腺炎的远期并发症——假性囊肿，为急性期胰液大量分泌，周围组织炎性包裹后形成。随着胰液分泌的增多，囊肿会逐渐增大，压迫胃和十二指肠，出现上腹部包块，并伴有饱胀厌食等症状。由于已经是初次发病后两个半月，CT 检查见囊壁厚约 0.3 mm，可以行囊肿内引流术。目前多采用囊肿空肠 ROUX - EN - Y 吻合。因为存在诱发胰腺炎的基础疾病——胆囊结石，因此术中同时行胆囊切除，可以从根本上治愈胰腺炎。图 3 - 46 为假性囊肿空肠 ROUX - EN - Y 吻合术情况。

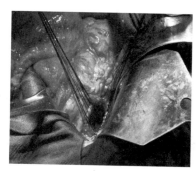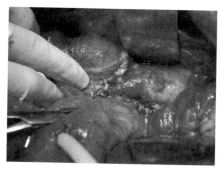

图 3 - 46　假性囊肿空肠 ROUX - EN - Y 吻合术

（范应方）

参考文献

[1] 吴在德，吴肇汉．外科学[M]．6 版．北京：人民卫生出版社，2004．

[2] 吴阶平，裘法祖．黄家驷外科学[M]．6 版．北京：人民卫生出版社，2004．

[3] 中华医学会消化病学分会胰腺疾病学组．重症急性胰腺炎诊治指南[J]．中华外科杂志，2007，45（11）：727-729．

[4] 中华医学会外科学分会胰腺外科学组．急性胰腺炎诊治指南（2014）[J]．中国实用外科杂志，2015，35（1）：4-7．

[5] 黎介寿，李维勤．重症急性胰腺炎手术指征和时机的再认识[J]．中国实用外科杂志，2003，23（9）：513-515．

[6] 张太平，李建，赵玉沛．重症急性胰腺炎手术治疗时机及方式选择[J]．中国实用外科杂志，2012，32（7）：535-538．

第二十节　胰腺肿瘤

【场景一】患者简某，女，59 岁，进行性黄疸伴纳差、乏力、消瘦 1 月入院。否认曾有上腹痛及发热病史。入院查体：体温 36.4 ℃，脉搏 70 次/分，呼吸 18 次/分，血压 130/80 mmHg。消瘦，全身皮肤巩膜中度黄染，心肺听诊未及异常，腹部平软，上腹饱满，未触及明显包块，无移动性浊音，肠鸣音 5 次/分，四肢未见畸形及异常，各关节活动良好，无病理征引出。

提问：

（1）该患者的可能诊断？

（2）为明确诊断需进一步行哪些检查？

（一）基础知识

1. 黄疸的分型

（1）内科黄疸。

1）溶血黄疸。各种病因导致红细胞破坏增多，血中非结合胆红素增多，超过肝脏代谢能力而导致的黄疸，多见于溶血性疾病。

2）先天性非溶血性黄疸（Gilbert 综合征）。此为常染色体显性遗传病。肝细胞有某种缺陷，不能完成胆红素的正常代谢过程而导致的非溶血性、非结合性胆红素血症所致的黄疸，而血清胆酸与其他肝功能指标正常。

3）肝细胞性黄疸。由于肝细胞病变、肝功能障碍、胆红素代谢失常如各种病毒性肝炎、中毒性肝炎、肝硬化、肝癌等疾病，使血中结合胆红素和非结合胆红素浓度均增高而导致的黄疸,叫肝细胞性黄疸。

(2)梗阻性黄疸(又称外科黄疸)。

由于肝内或肝外道系统发生梗阻,影响胆汁的排泄,使胆红素排不出去而导致的黄疸。常见原因为肝内外胆管结石、炎性狭窄导致的胆道梗阻,肝脏肿瘤、胆道系统肿瘤压迫,以及肝门部肿瘤及胰腺肿物压迫等,可分为肝外阻塞性黄疸和肝内阻塞性黄疸。

2. 梗阻性黄疸的病因

(1)胆总管结石(或合并肝内胆管结石)。B 超或 CT 可见结石影。

(2)急性化脓性胆管炎。表现为 Charcot 三联征或 Reynolds 五联征。

(3)胆胰汇合部畸形。ERCP 或 MRI 可明确诊断。

(4)胰头癌。总胆红素和直接胆红素升高;ERCP、MRCP、B 超、CT 等可明确诊断。

(5)胆管癌(肝门部胆管癌,低位胆管癌)。以直接胆红素升高为主,ERCP、磁共振胰胆管造影、B 超、CT 等可明确诊断。

(6)壶腹部周围癌。以直接胆红素升高为主,ERCP、磁共振胰胆管造影、B 超、CT 等可明确诊断。

(7)先天性胆道闭锁。常见于小儿患病,直接胆红素、间接胆红素均升高,ERCP、磁共振胆管成像、CT 等可明确诊断。

(8)胆总管外占位压迫。常见腹部占位,行 MR、CT 检查等可发现包块。

(9)慢性胰腺炎或胰腺结核。以直接胆红素升高为主,既往有胰腺炎病史或结核病史,无消瘦等恶病质表现。

(二)解答及分析

该患者黄疸的诊断明确,但仅根据病史和查体无法明确黄疸原因,因此也无法进行分类。从症状看伴有纳差、乏力、消瘦,要高度怀疑恶性肿瘤所致的黄疸。进一步检查首先要明确外科性黄疸或内科性黄疸,其次寻找黄疸的病因。因此首先进行肝功能和胆红素的化验,明确以哪种胆红素升高为主。为明确诊断,B 超或 CT 是必行的检查。腹部超声检查了解肝胆管系统有无梗阻或扩张,有无结石、占位和畸形等。CT 扫描可进一步进行胆道系统三维成像,了解有无胆道内外梗阻,胰腺及其他脏器有无占位病变。

【场景二】该患者入院后急查胸部 X 射线片未有异常发现,腹部超声示肝内胆管广泛扩张,胆总管扩张,直径达 2.0 cm,胰头部肿大,直径 3 cm,

胰体尾部萎缩。实验室检查：白蛋白 29.3 g/L，胆红素异常，总胆红素升高，直接胆红素升高为主，转氨酶正常；肾功能正常，钾、钠、氯、钙等离子正常。CA125 55 U/mL、CA19-9 80×10^3 U/L、CEA 60 μg/L，腹部 CT 检查见图 3 –47～图 3 –50。

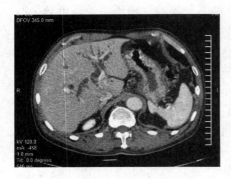

图 3 –47　肝内胆管扩张

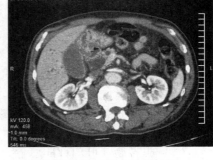

图 3 –48　肝外胆管扩张

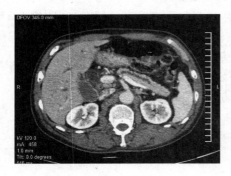

图 3 –49　胰管扩张

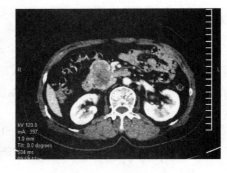

图 3 –50　胰头低密度肿块

提问：

（1）该患者的最后诊断是什么？

（2）该疾病的病理分型有哪些？

（3）该疾病的鉴别诊断有哪些？

（一）基础知识

1. 胰腺癌的诊断

（1）肿瘤标志物。

胰腺癌标志物文献中已报告 20 余种，主要指标包括 CEA、CA50、

CA19-9、胰胚抗原（panereatic oncotetal antigen，POA）、CA195、CA242、抗人胰腺癌细胞学高分子糖蛋白 Span – 1、Dupan – 2 等。目前对肿瘤标志物的诊断价值评价是特异性不强，存在假阳性，早期胰腺癌阳性率低。由于肿瘤具有多抗原性，应用多指标联合检测可提高确诊率。目前研究认为 CA19-9 是目前对胰腺癌诊断最具价值的标志物之一，CA195 水平反映胰腺癌的病期，CA242 是胰腺癌的一种新标志物，CA242 水平随着胰腺癌的进展而升高，但临床应用较少。

（2）癌基因。

有多种癌基因和抑癌基因在胰腺癌中表达，如 *ras*、*p53*、*c-erB2*、*c-myc*、*p21* 等。

（3）影像检查。

影像学诊断近来有较大进展，如经口胰管镜（peroralpancreatoscope，PPS），胰管内超声（intraductal endoscopic ultrasonography，IDUS），超声内镜（endoscopic ultrasonography，EUS），磁共振胰胆管成像，正电子放射断层扫描，动态螺旋 CT 等。

2. 胰腺癌的治疗

（1）手术切除。治愈胰腺癌的唯一方法仍然是根治性切除。手术的目标是提高手术切除率，降低手术并发症及死亡率，提高 5 年生存率。标准术式胰腺十二指肠切除术（Whipple 手术）手术死亡率一般小于 2%，但目前总 5 年生存率低于 20%。

（2）辅助治疗。目前胰腺癌的治疗已进入综合阶段，治疗效果明显提高。很多文献报告对胰腺癌联合化疗的临床应用。效果较好的有：5 – 氟尿嘧啶，丝裂霉素，链佐星，5 – 氟尿嘧啶，阿霉素等，敏感性可达 40% 左右，显著延长生存期。新近报告盐酸伊立替康（又名开普拓）对胰腺癌生长有明显抑制作用。为提高局部药物浓度，胰腺区域性化疗已有成功的报道。术中放疗及术后体外放疗联合应用可提高生存率。白介素、干扰素、单克隆抗体等免疫治疗已广泛应用于临床，将大大改善胰腺癌的预后。开腹手术或微创术中置入 I^{125} 粒子近距离放疗，冷冻及微波治疗等成为新的治疗手段。

3. 胰头癌与壶腹部周围癌的区别

胰头癌指发生于胰腺头部的原发性肿瘤，壶腹部周围癌则包括胆总管下段癌、壶腹部癌和十二指肠癌。由于壶腹部周围癌发生梗阻早，临床黄疸出现早，因此，临床诊治较胰头癌早，导致其预后远较胰头癌好。

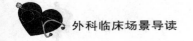

（二）解答及分析

该患者诊断为胰头癌、梗阻性黄疸。从病史看，患者进行性黄疸并伴有明显消瘦，符合癌性症状特点。CT 可以看到胰腺头部占位。反映胰腺癌的非特异性肿瘤标志物 CA - 125、CA19 - 9、CEA 等均升高。胰腺癌包括胰头癌和胰体尾癌，病理类型 90% 为导管细胞腺癌，少见为黏液囊腺癌和腺泡细胞癌，本例患者的具体病理类型待术后病理检查确诊。

胰头占位性病变主要与壶腹部周围癌和慢性胰腺炎或胰腺结核所致的胰头肿大鉴别，尤其是后两者。如果伴有周围淋巴结的肿大，行淋巴结活检能确诊是理想选择。如果术中未见明显肿大淋巴结，由于术中胰腺穿刺活检将造成假阴性及胰漏的危险，有时术中难以鉴别。对慢性胰腺炎活所致的胰头占位导致的梗阻性黄疸，是胰十二指肠联合切除的手术指征之一。

【场景三】该患者经积极术前准备，在全麻下行剖腹探查术（图 3 - 51 ～图 3 - 54），术中见胰腺头部肿瘤约 4 cm×3 cm×4 cm 于肠系膜上静脉，门静脉右后方清除 4 枚肿大淋巴结，病理证实为转移性腺癌，下腔静脉表面无淋巴结。术中顺利行胰腺十二指肠切除术，术中留置 T 管、胰腺导管引流管、胰肠吻合口双套管引流管等。术后各腹部引流管引流通畅。术后 6 天拔胃管，进全流饮食。第 8 天，患者诉上腹部剧烈疼痛，体温 38.9 ℃，脉搏 92 次/分，呼吸 18 次/分，血压 110/70 mmHg。查体上腹部肌紧张，拒按，肠鸣音消失。胰肠吻合口双套管引流出胆汁混合肠液样液体，胰腺导管引流液减少到 200 mL。行腹部超声检查，见胰肠吻合口周围液性暗区约 5 cm×4 cm×3 cm。

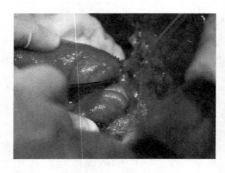

图 3 - 51　胰头肿瘤

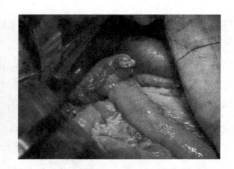

图 3 - 52　肿瘤侵犯肠系膜上静脉右侧壁（血管钳处）

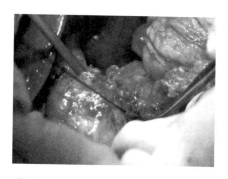

图 3 - 53 胰肠吻合口、胆肠吻合口

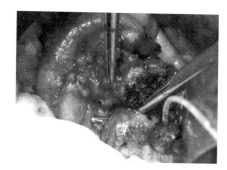

图 3 - 54 胃肠吻合口

提问：

（1）简单评价该手术效果。

（2）该患者术后出现哪种并发症，如何诊断？

（3）出现这种并发症最可能的原因是什么？

（4）目前需要如何处理？

（一）基础知识

1. 常见胰腺癌的手术方式

胰腺癌的术式包括胰腺部分切除术（胰头癌的胰腺十二指肠切除术，体尾癌的胰体尾切除）、全胰切除术、扩大根治术（即区域性胰腺切除）。胰头癌的手术选择方式包括 Whipple 术、保留幽门的胰十二指肠切除术及各种姑息性引流短路手术。

2. Whipple 术常见并发症

（1）上消化道出血。原因主要为应激性溃疡、胃空肠吻合口出血、胰腺残端出血、动脉性出血、胆道出血等，主要由感染腐蚀和应激性溃疡引起。

（2）腹腔出血。术后感染，腐蚀结扎血管，尤其是胃十二指肠动脉引起出血；其次为感染诱发 DIC，腹腔创面广泛渗血。

（3）胆漏。胆肠吻合口溃破或缝合技术不当，或术后吻合口水肿，胆道压力大导致吻合口溃破等。

（4）胰瘘。胰瘘是 Whipple 术后最容易发生的并发症，也是致死性并发症之一。发生原因主要是吻合技术粗糙或术后胰液腐蚀吻合口导致吻合口漏。临床处理主要是保证吻合口引流通常，同时抗感染，应用胰酶抑制剂，进行胃肠外营养等。

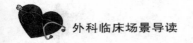

（5）腹腔脓肿：腹腔引流不畅，细菌感染引起。

（6）术后糖尿病：切除胰岛过多，多见全胰切除术后。

3. 胰瘘的处理措施

（1）持续有效的胰床双套管引流。

（2）有效胃肠减压。

（3）行胃肠外营养支持，或经胃管经胃肠吻合口入空肠襻行全肠内营养。

（4）给予有效抗生素治疗。

（5）应用质子泵抑制剂。

（6）一旦发生胰瘘，保持胰液通畅引流的同时，同时可使用奥曲肽或生长抑素抑制胰腺分泌。

（二）解答及分析

患者行标准的 Whipple 术，术后一周肠功能恢复，进全流饮食，无腹腔出血、消化道出血及腹腔感染、肺部感染等并发症，近期手术效果理想。患者术后突发腹痛，B 超发现胰肠吻合口附近液性暗区，引流管引流出胆汁和小肠液，胰液引流减少，说明存在胰瘘。考虑其最可能的原因是由于胰肠吻合张力大，愈合不良。由于引流通畅，加强双套管冲洗引流，可以达到胰液外引流的目的，可保守治疗。该患者经双套管持续引流，并采用上述胰瘘的药物治疗方案，术后 1 月拔出各腹腔引流管，治愈出院。

（范应方）

参考文献

［1］吴在德，吴肇汉．外科学［M］．6 版．北京：人民卫生出版社，2004.

［2］吴阶平，裘法祖．黄家驷外科学［M］．6 版．北京：人民卫生出版社，2004.

［3］中华医学会外科学分会胰腺外科学组．胰腺癌诊治指南（2014）［J］．中华外科杂志，2014，52（12）：881 － 887.

［4］张太平，熊光冰，杜永星，等．胰十二指肠切除术后胰瘘发生影响因素及处理［J］．中国实用外科杂志，2015，35（8）：827 － 831.

［5］楼文晖．胰瘘－胰瘘诊断标准、分级评价及修改建议［J］．中国实用外科杂志，2015，35（8）：815 － 817.

第二十一节　外周动脉疾病

【场景一】患者张某，男性，43 岁，因双下肢间歇性跛行 2 年余，于 2007 年 4 月 9 日 11：00 步行入院。

病例特点：①患者为中年男性，病程较长；②患者缘于 2004 年初无明显诱因出现双下肢间歇性跛行，快速行走 150 ~ 200 m 时，出现双下肢酸痛，以左下肢为重，经 2 ~ 3 分钟后缓解。患者未予重视，未进一步诊治，从未出现过静息痛，无感觉异常。2007 年 1 月 24 日曾在本院门诊行 B 超检查提示：双下肢动脉多处大小不等的附壁斑块形成，造成管腔局部不同程度狭窄，建议住院治疗。故为进一步诊治，来本院就诊，门诊以双下肢动脉闭塞收住入院。患者自起病以来，精神、食欲、睡眠好，大小便正常。③既往有糖尿病史 10 年，给予胰岛素（门冬胰岛素注射液：早 48 nmol、午 48 nmol、晚 96 nmol，皮下注射）控制血糖。④查体：体温 36.9 ℃，脉搏 78 次/分，呼吸 20 次/分，血压 140/90 mmHg。神智清，全身浅表淋巴结未触及肿大。双肺呼吸音清，两肺未闻及干湿性啰音，心界不大，心率 78 次/分，心律齐，各瓣膜听诊区未闻病理性杂音。腹平软，全腹无压痛、反跳痛及肌紧张，肝脾肋下未触及，肠鸣音正常。生理反射存在，病理反射未引出。外科情况：右下肢股动脉、腘动脉、右足背动脉脉动弱；左下肢股动脉触不清搏动、腘动脉、左足背动脉脉动弱；双下肢皮温无异常、感觉无异常、无运动障碍；苍白实验阳性，以左下肢明显；左下肢体抬高试验阳性，双下肢无凹陷性水肿。

提问：

根据患者的病史、体征，初步诊断是什么？尚需做何检查明确诊断？

（一）基础知识

动脉硬化性闭塞症是一种全身性疾患，可以发生在全身大、中动脉，但以腹主动脉远侧及髂－股－腘动脉最为多见，病变后期可以累及腘动脉以远的主干动脉如胫前、胫后及腓动脉。

动脉硬化性闭塞症的发展与性别（男性）、年龄、糖尿病、吸烟、高血压、高胆固醇血症、高纤维蛋白原血症和高半胱氨酸血症呈正相关。其中，吸烟为最重要的单一高危因素，吸烟者发生外周动脉疾病的概率较非吸烟者高 3 倍，多个危险因素并存会增加外周动脉疾病的发病率。

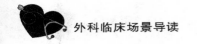

临床分期：由 Fontaine 提出的临床分期对确立治疗方案有重要意义。

Ⅰ期：缺乏症状但可客观上诊断的周围动脉疾病。

Ⅱ期：间歇性跛行。

Ⅲ期：静息痛。

Ⅳ期：坏疽。

Ⅱ期常常被划分为Ⅱa期（绝对跛行距离 > 200 m）和Ⅱb期（绝对跛行距离 ≤ 200 m）。与临床更为相关的区别是"跛行距离主观满意/耐受性较好"和"跛行距离主观不满意/耐受性较差"。由于损伤（褥疮、手足病治疗等）和/或伴随的疾病（例如慢性静脉功能不全），坏疽和溃疡也会出现在Ⅰ期和Ⅱ期，鉴于这些情况的预后良好，必须将这些损伤与Ⅳ期坏疽相区分，可以相应地称为"复杂性Ⅰ期"和"复杂性Ⅱ期"。

真正的Ⅲ期和Ⅳ期（"严重肢体缺血"）是以静息痛持续至少两周和或出现自发性坏疽为特征，伴随有收缩期外周动脉压 < 50 mmHg。

涉及主髂动脉的动脉硬化性闭塞症根据累及部位可分为三型：1型：仅累及腹主动脉末端和髂总动脉常伴有间歇性跛行，无股动脉搏动；2型：病变延伸至髂外动脉，临床常表现为严重的间歇性跛行；3型：合并腹股沟以远下肢动脉病变，临床表现常有静息痛及坏疽。因为动脉硬化性闭塞症常为多发性病变，故以3型最为多见。

诊断技术有以下几种。

（1）数字减影动脉造影。数字减影动脉造影是最为精确的检查方法，为金标准。但由于其为有创介入性检查方法，往往预计须行手术或经皮介入治疗时，才考虑进行。

（2）多普勒超声血流检查。在无创伤性检查中，多普勒节段测压和波形描记以及踝肱指数是一种判定下肢缺血及其严重性的常用方法。通常踝肱指数 > 1.0，该指数的降低与缺血程度呈相对应关系。相邻或左右对称两个部位之间压力差 > 30 mmHg 或更多显示了这两个平面之间的动脉闭塞。踝肱指数是唯一评价下肢缺血程度的有量化指标的一种检查。

（3）彩色超声多普勒检查。能较好显示局部的动脉病变如管腔形态、内膜硬化斑块，血流状态等，是术后随访监测移植血管的常用检查方法。

（4）CTA。快速多层的扫描可获得高分辨率的下肢动脉血管成像。随着技术的提高及软件的升级，临床应用越来越广泛。

（5）MRA。MRA 正逐渐用于下肢动脉硬化性闭塞症的诊断。其敏感性及特异性正接近外周动脉疾病的精确性且可用于慢性肾功能不全患者。但费用昂贵。

（6）实验室检查。在首次诊断周围动脉疾病时，应常规安排适当的实验室检查，以发现可以治疗的高危因素（如糖尿病、高脂血症），及对治疗周围动脉疾病有重要意义的相关动脉硬化所致器官损害（肾功能）。实验室检查包括①血细胞计数（血红蛋白浓度、血红蛋白增多症、红细胞增多症、血小板增多症）。②饥饿和餐后血糖。③尿液检测。④血清肌酐。⑤脂质（总胆固醇、HDL 胆固醇、LDL 胆固醇；甘油三酯）。

只有在异常症状（如发病年龄轻、缺乏动脉硬化高危因素、患者本身多次发生血栓性事件、家族史、阻塞部位异常、治疗后不应发生的复发）出现时才需要进一步的周围动脉疾病实验室检查。对于这些病例，需要考虑非动脉硬化的可能性，通常是炎症原因，以及高凝状态或代谢缺陷（心磷脂抗体综合征、胆固醇栓塞、高半胱氨酸血症等）原因。

鉴别诊断见下。

（1）动脉硬化闭塞症 Fontaine Ⅱ、Ⅲ、Ⅳ期症状非特异性，可出现行走和静息时的疼痛。但是，疼痛也可来源于神经系统疾病（例如：神经根部刺激或椎管狭窄症所致神经根疼痛、多发性神经病、神经系统疾病），骨关节疾病（例如：膝关节病、髋关节病、不正确腿部姿势、脊柱病变）和一般内科临床疾病。

因为 65% 的周围动脉疾病确诊患者同时合并有神经系统和骨关节系统疾病，这些疾病的症状可以掩盖周围动脉疾病或激发无症状期的动脉硬化闭塞症出现症状，所以，在下列情况应该行神经系统和骨关节系统检查。

1）动脉硬化闭塞症已经通过特殊器械检查排除，但存在类似跛行的症状。

2）动脉硬化闭塞症已经确诊，但临床表现与客观血流动力学检查不符。这种情况适用于疼痛强度大于与检查结果所匹配的强度，以及在站立和行走初期马上出现疼痛。

如果症状类似于跛行，但停止行走并不能使疼痛快速缓解，疼痛持续存在或者行走时疼痛位于动脉阻塞近端时，应考虑非动脉硬化闭塞症的原因所致。这也适用于由近端向动脉阻塞部位发展的一般的行走疼痛，或者虽诊断为动脉硬化闭塞症，但行走时疼痛出现于髋、膝、踝关节，且不向缺血的肌肉放射。多发性神经病所引起的累及脚和小腿的袜套型疼痛，以及腰椎变性伴随的神经根性和节段性疼痛可以掩盖动脉硬化闭塞症的症状。

（2）动脉硬化闭塞症应与血栓闭塞性脉管炎的鉴别（表 3-14）。

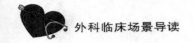

表 3 - 14　动脉硬化性闭塞症与血栓闭塞性脉管炎临床特点

临床特点	动脉硬化性闭塞症	血栓闭塞性脉管炎
发病年龄	多见于 >45 岁	青壮年多见
血栓性静脉炎	无	常见
高血压、冠心病、高脂血症、糖尿病	常见	常无
受累血管	大、中动脉	中小动静脉
受累动脉钙化	可见	无
其他部位动脉病变	常见	无
动脉造影	广泛性不规则狭窄和节段闭塞、硬化动脉扩张、扭曲	节段性闭塞，病变近、远侧血管壁光滑

（二）解答及分析

结合患者的病史、体格检查，初步诊断为以下疾病。

（1）动脉硬化闭塞症，II 期。

（2）II 型糖尿病。

鉴别诊断：血栓闭塞性脉管炎、骨关节病及神经系统疾病。

诊疗计划：①进行行常规化验检查，如三大常规、血生化、凝血功能、乙肝及 HIV 抗体，胸部 X 射线、心电图、腹部超声等。②为明确下肢动脉的受累情况，需行下肢血管多普勒超声，CTA 检查。③动态监测血糖，皮下应用胰岛素控制血糖。

【场景二】患者入院后查彩色多普勒超声示：双下肢动脉多处大小不等的附壁斑块形成，造成管腔局部不同程度狭窄。CTA 检查所见：腹主动脉远段及双侧髂总动脉近段、双侧股动脉中上段、腘动脉多发性狭窄并血管软斑块，右侧髂总动脉近段动脉瘤，左侧髂总动脉近段狭窄，狭窄率约 90%。

提问：

患者血管多普勒检查及 CTA 检查后明确为动脉硬化闭塞症，动脉病变涉及双侧髂总动脉，以左髂总动脉为重，狭窄 90%，并左股、腘动脉多发斑块狭窄。结合患者临床表现以左下肢慢性缺血性改变为主，考虑下一步治疗方案。

（一） 基础知识

动脉硬化闭塞症（图 3 – 55）主要治疗目标是解除缺血症状，控制下肢动脉硬化闭塞的病情进展，特别是降低其高合并症发病率和死亡率。

1. 早期处理高危因素

有跛行症状的患者，除了行走能力受限，进一步的问题是致命的心血管并发症高发率。动脉硬化闭塞症患者通常并不是死于周围循环疾患，而是死于心肌梗死或卒中。原发性动脉硬化症是一种全身性疾病，通常会同时影响多个动脉血管部位。因此，早期处理存在的高危因素是非常重要的。高危因素的处理。

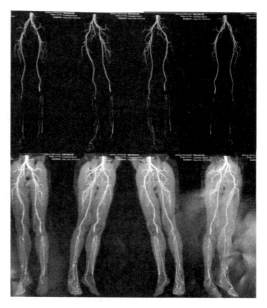

图 3 – 55　CTA 下肢血管造影

（1）吸烟。吸烟是动脉硬化闭塞症发生发展最重要的危险因素。继续吸烟的患者面临阻塞性疾患恶化、心肌梗死和中风的危险性肯定要高。跛行患者行走能力的恢复和截肢率与吸烟也有直接的关系。不幸的是，戒除吸烟习惯的成功率相当低。近年对外周动脉疾病患者进行的戒烟活动显示 5 年后只有 22% 的患者仍不吸烟。少数患者能够取得部分成功。

（2）糖尿病。推荐空腹血糖水平应控制在 80 ～ 120 mg/dL（餐后血糖 <180 mg/dL），糖化血红蛋白值应低于 7%。合并有神经病变的动脉硬化闭塞症患者需要特别的注意。必须详细向他们介绍有关糖尿病的知识，并严密监测病情。

（3）脂代谢异常。外周动脉疾病发展重要的危险指标包括低密度脂蛋白胆固醇浓度升高、甘油三酯水平升高和高密度脂蛋白胆固醇水平降低。最近的研究显示，脂蛋白 a 水平升高是动脉硬化闭塞症的另一个独立危险因素。由于动脉硬化闭塞症患者有相关的冠状动脉疾病发病率，死亡率与冠状动脉疾病类似，因此美国国家胆固醇教育项目推荐，动脉硬化闭塞症患者应采取与冠状动脉疾病患者一样的激进降血脂方案：低密度脂蛋白胆固醇 <

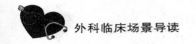

100 mg/dL, 低密度脂蛋白胆固醇 >125 mg/dL 的患者需要治疗。如果饮食控制不能使低密度脂蛋白胆固醇降至 100 mg/dL 以下, 则推荐使用药物控制血脂。

(4) 高血压。大规模研究发现, 动脉硬化闭塞症患者中动脉高压的发生率是正常人群的 2～3 倍。目前, 还没有证据显示高血压对动脉硬化闭塞症病程有直接的影响。但降压治疗对于有动脉高压的动脉硬化闭塞症患者能够起到预防中风、心肌梗死和血管性死亡的作用。显著的血压降低可导致某些患者行走距离基本稳定地缩短。现在跛行患者已不再禁止使用 β 受体阻滞剂。对于严重肢体缺血的患者, 应避免过度降压。过快地降低血压可进一步加重静息时已存在的灌注不良状态。

(5) 高半胱氨酸血症。新的研究表明高半胱氨酸血症可能是动脉硬化闭塞症发展中一个独立危险因素。Meta 分析显示当同型半胱氨酸水平高于 5.5 mg/dL 时, 发生冠状动脉疾病的危险性明显升高。高半胱氨酸血症是预测冠状动脉疾病患者死亡率的独立因子。采用叶酸、维生素 B_{12} 和维生素 B_6 治疗可以降低同型半胱氨酸水平, 但对动脉硬化闭塞症患者是否有效还不清楚。同样, 这种措施能否降低死亡率也没有研究。

2. 贯穿整个治疗的药物治疗

(1) 抗血小板药物。常用抗血小板药物有: 阿司匹林, 氯吡格雷 (又名波立维), 双嘧达莫, 西洛他唑 (又名培达), 盐酸沙格雷酯 (又名安步乐克) 等。

(2) 抗凝药物。如速避凝、克赛、法安明等低分子肝素药物, 对于血管移植物有高度血栓形成危险时可考虑应用华法林。

(3) 扩血管及促进侧支循环形成。常用药物有前列腺素、妥拉唑啉等。

3. 外科血管重建手术

适用于出现静息痛、溃疡坏死的慢性严重肢体缺血患者, 以防止截肢和肢体功能的丧失。手术包括内膜剥脱术和外科血管重建术。内膜剥脱术只适用于局部性病变如腹主动脉或髂动脉和股动脉狭窄。对于长段病变, 需行主髂动脉或主股动脉人工血管转流。对于腹股沟以下动脉转流, 自体静脉通畅率最高, 对于远端病变行膝下动脉重建术时, 采用大隐静脉转流是首选的治疗方法。

4. 血管腔内介入治疗

总体长期通畅率低于外科手术, 但介入治疗可减少并发症及围手术期死亡率, 创伤小, 恢复快, 而且不排斥以后的手术治疗或与手术联合应用。

对于短段主髂动脉病变的球囊扩张和支架置入术效果满意, 而腹股沟下行球囊扩张和支架术效果欠佳，3 年通畅率低于 60%。

髂动脉腔内支架置入治疗的指征：

（1）经皮腔内血管成形术（percutaneous transluminal angioplasty，PTA）术后急性内膜剥脱和闭塞，不能通过 PTA 术有效解决。

（2）在介入操作过程中，已经扩张和再通的血管发生再闭塞。

（3）PTA 成功术后 6 个月后又再闭塞。

（二）解答及分析

此患者以左下肢严重的间歇性跛行为主要症状。CTA 及彩色多普勒血管超声明确为主髂动脉受累，左侧髂总动脉狭窄 90% 狭窄段约 3 cm。虽然 CTA 及超声示双侧股动脉有硬化斑块，但尚未引起明显狭窄。

治疗方案：①治疗控制糖尿病；②应用扩血管药物；③行下肢动脉 DSA 并行 PTA 及支架置入。

【场景三】患者经充分术前准备后于局麻下行下肢动脉 DSA，造影显示动脉病变与 CTA 一致，遂行 PTA 及支架置入见图 3 – 56。左髂总动脉成功置入支架后，狭窄部位扩开约 70%。术后第一天右下肢足背动脉可及搏动，测踝肱指数 1.1。术后第七天，行走 400 m 无疼痛。

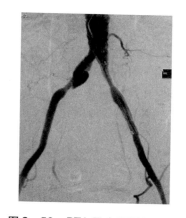

图 3 –56　PTA 及支架置入

提问：

（1）简述术后处理的注意事项。

（2）评价手术效果。

（一）基础知识

腔内介入治疗已经成为髂动脉狭窄闭塞疾病的标准治疗方法。PTA 和支架置入术可在局麻下进行，具有成功率高、创伤小、恢复快的优点，但费用较高是其缺点。

常见并发症见下。

（1）穿刺部位出血和血肿形成。穿刺部位出血和血肿形成是最常见的并发症。注意局部压迫止血充分。巨大血肿需行手术清除血肿。

（2）血管穿孔或破裂假性动脉瘤形成。血管穿孔或破裂假性动脉瘤形成与术中导丝和导管操作不当有关。如形成假性动脉瘤，常需手术治疗。

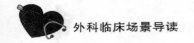

（3）下肢远端动脉栓塞。一方面可能为术中抗凝不够，或操作时间过长，另一方面是病变血管内有大量粥样斑块在穿刺过程中脱落，在血管远端形成栓塞。如明确为大的粥样斑块应尽早行血管切开取栓。

术后应常规监测心电图和凝血指标，注意观察下肢动脉搏动，加压包扎穿刺部位，防止血肿形成。术后3天内应用低分子肝素抗凝及低分子右旋糖酐，应用扩血管药物及祛聚药物治疗。

腔内治疗有效并治愈的标准为：病变段脉管管腔扩张大于50%，病变动脉两端动脉血压力差小于5 mmHg，患者的症状消失或基本消失。

（二）解答及分析

术后处理：

（1）持续心电监护，观察患肢动脉搏动情况，监测患肢踝肱指数。

（2）监测及控制血糖。

（3）应用低分子肝素抗凝，监测凝血功能。

（4）扩血管、祛聚治疗。

（5）应用抗生素至体温正常及白细胞计数及分类正常。

（6）出院继续服用阿司匹林、双嘧啶胺醇（又名潘生丁）等祛聚药物。定期复查。

术后疗效评价：踝肱指数1.1，较术前0.6有明显改善。走行400 m无疼痛。术前症状基本消失。因此评价为治愈。

（徐小平）

第二十二节　下肢静脉曲张

【场景一】患者蔡某，女性，64岁，因左下肢静脉曲张5年余，加重半年，步行入院。

患者缘于5余年前发现左小腿内后侧出现蚯蚓状迂曲团块，左踝内后侧静脉显露明显，于站立、走路较久时加重，坐位或抬高左侧下肢减轻。约于半年前左下肢迂曲静脉较前明显加重，出现踝部皮肤肿胀，皮肤颜色变黑。无疼痛，无瘙痒，无溃破出血，未曾给予治疗。患者为求手术治疗，今日来我院门诊，诊断为"左下肢静脉曲张"，收入我科。患病以来，精神好，胃纳差，睡眠好，大小便正常，体重较前无明显改变。既往有高血压及房颤病史。体检：体温 36.9 ℃，心率 72 次/分，脉搏 64 次/分，呼吸 18 次/分，血压 110/72 mmHg。双肺呼吸音清，未闻及干湿啰音。心律绝对不齐，心率 72 次/分，各瓣膜听诊区未闻及杂音。腹壁平坦，无腹壁静脉曲张及胃肠型蠕动波，腹肌软，无压痛及反跳痛。专科情况：左踝内侧皮肤可见色素沉着，双侧小腿皮温基本对等，嘱患者站立时左下肢小腿内侧处可见浅表静脉呈蚯蚓状迂曲扩张，无溃疡，无明显压痛，无波动感。大隐静脉瓣膜功能试验阳性。交通静脉瓣膜功能试验阳性。左侧大腿未见静脉曲扩张。生理反射存在，病理征阴性。辅助检查：暂缺。

提问：

结合病史、体征，初步诊断是什么病？作何处理？

（一）基础知识

下肢慢性静脉功能不全按血流动力学变化，可分为两大类：血液反流性功能不全与回流障碍性功能不全，临床常见为急性深静脉血栓形成及下肢浅静脉曲张症。

慢性静脉病变分级法由临床分类、病因分类、解剖分类及病理生理分类四部分组成。具体见表 3 – 15～表 3 – 16。

图 3 – 15　慢性静脉病变分级

分级类别	分级	临床特点
临床分级	C0	无静脉病视，触诊体征
	C1	毛细胞血管扩张或网状静脉
	C2	曲张静脉
	C3	浮肿
	C4	皮肤改变：色素沉着、湿疹、脂质性硬皮病
	C5	皮肤改变＋已愈合的溃疡
	C6	皮肤改变＋活动期溃疡
病因分类		
	Ec	先天性
	Ep	原发性
	Es	继发性血栓形成，创伤性，其他

（续上表）

分级类别	分级	临床特点
解剖分级		
	As	浅静脉
	Ad	深静脉
	Ap	交通支静脉
病理生理分级		
	Pr	静脉返流
	Po	静脉阻塞
	Pr、Po	静脉反流伴阻塞

表3-16　解剖分类（18个节段）

As 浅静脉	Ad 深静脉	Ap 交通静脉
1. 大隐静脉	6. 下腔静脉	17. 大腿交通静脉
2. 膝上大隐静脉	7. 髂总静脉	18. 小腿交通静脉
3. 膝下大隐静脉	8. 髂内静脉	
4. 小隐静脉	9. 髂外静脉	
5. 非隐静脉	10. 盆腔及性腺静脉	
	11. 股总静脉	
	12. 股深静脉	
	13. 股浅静脉	
	14. 腘静脉	
	15. 小腿主干静脉（胫前、胫后、腓静脉）	
	16. 肌肉静脉丛交通静脉（腓肠肌、比目鱼肌）	

　　下肢慢性静脉功能不全是一组下肢静脉疾病的总称，诸多因素造成了下肢慢性静脉功能不全发病机制的复杂性，临床表现与治疗方法的多样性。下肢慢性静脉功能不全的病因以原发性占明显优势，包括有遗传倾向的不累及深静脉的原发性浅静脉曲张，其病程特点为慢性进行性疾病。

先天性静脉壁薄弱和瓣膜结构不良或瓣膜缺陷是单纯性下肢静脉曲张发病的主要原因，有明显的遗传倾向，女性多于男性。常见诱因：重体力劳动、长时间站立、慢性咳嗽、便秘、妊娠、盆腔肿瘤等。

上述原因可导致下肢静脉处于高压状态。静脉瓣膜承受过度的压力，在结构不良时导致瓣膜关闭不全，产生反流。小腿肌肉泵对下肢静脉起着主动的推动作用，肌组织的病理改变和收缩力的减弱，将使其泵血功能减弱，结果是静脉腔内血液淤滞，压力升高，肢体酸胀、沉重、乏力，并加重静脉曲张，可引起血栓性静脉炎的发生，出现红、肿、热、痛等症状。炎症消退后，静脉壁可与皮肤粘连呈条索状，色素沉着，静脉炎可反复发作。如进一步发展，静脉高压向皮肤微循环传递，内皮细胞损害、纤维蛋白素渗出和沉积、局部组织缺氧，造成营养交换障碍及代谢产物聚集，逐步引起皮肤和皮下组织色素沉着，脂质硬化，皮下硬结形成，甚而导致皮肤溃疡。

常用检查技术如下。

（1）顺行静脉造影，适用于诊断下肢静脉阻塞和交通支静脉功能不全。

（2）逆行静脉造影，可提供下肢静脉系统的瓣膜功能和形态学情况，以显示瓣膜的部位、功能及深静脉逆流的严重程度。

（3）超声检查，例如彩色多普勒超声，可检查静脉内血流情况，即血流方向和腔内有无血栓。其敏感性和特异性均在 90% 以上，但对髂静脉及小腿静脉的检查敏感性欠佳。

（4）MRI，可获得良好的下腔静脉和髂静脉通畅情况影像。

（5）阻抗容积描记术，可测量下肢深静脉回流时暂时性加压阻断后静脉排空率及静脉波的变化，可确定有无血栓存在。仅为定性检查。

（6）光电容积描记术，是一种间接和定性检查静脉反流的方法。

下肢静脉逆行造影 5 级分度法见表 3 - 17。

表 3 - 17　下肢静脉逆行造影 5 级分度法

分级	逆流程度
0 级	瓣膜关闭功能正常、无反流
1 级	逆流到大腿近侧深静脉
2 级	逆流到大腿远侧深静脉（膝关节上）
3 级	逆流到大腿远侧深静脉（膝关节下）
4 级	逆流到小腿远侧深静脉

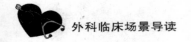

外科临床场景导读

（二）解答及分析

结合病史，体检，初步诊断：①左下肢大隐静脉曲张（C4EpAsPr）；②高血压2级（高危组）；③心房纤颤。

诊疗计划：①常规术前化验检查；②为进一步了解深静脉情况及交通静脉情况，可行顺行下肢深静脉造影；③请心内科会诊协助治疗。

【场景二】入院第二天，患者一般情况好，无诉不适。查体同前。三大常规、肝炎七项、抗HIV、凝血六项、电解质及肝肾功能无明显异常。心电图示：心房纤颤。胸片示：心影增大，请结合临床。腹部B超检查未见异常。左下肢造影示：左内踝浅静脉曲张，小腿交通支静脉反流，深静脉未见异常。

提问：

如何治疗？

（一）基础知识

下肢静脉曲张治疗方法如下。

1. 非手术疗法

（1）一般治疗。要求患者避免久站、重体力劳动、强体育运动或训练，休息时抬高患肢，要求超过心脏平面。以促进静脉回流。

（2）穿弹力袜。要求患者晨起床时即穿着，可延缓病情发展，但不能达到彻底治疗目的。晚间上床休息时禁用，有诱发深静脉血栓形成的危险。

（3）梯度压力治疗。肢体水肿时，用梯度压力理疗法治疗，对肢体静脉淋巴水肿疗效较好。

（4）药物治疗。用于治疗的药物有地奥司明片（又名爱脉朗）、葛泰（主要成分为地奥司片）、迈之灵（以欧洲马栗树籽提取物为主要成分）、前列腺素E1（又名前列地尔）等。

2. 手术治疗

（1）大隐静脉高位结扎剥脱术，曲张静脉皮下缝扎术。

（2）微创手术治疗如激光、射频、刨切术，电凝术、内镜深筋膜下交通支静脉结扎术。

（3）硬化剂注射疗法。

（4）合并原发性深静脉瓣膜功能不全（Ⅲ、Ⅳ级）时，可选择行股浅静脉瓣膜成形术、股浅静脉瓣膜带戒术，股静脉壁环缝术等。

（二）解答及分析

患者诊断明确，有手术适应证，无手术禁忌证，遂经充分术前准备，包括停用抗凝及祛聚药物（阿司匹林），继续口服降压药，拟行大隐静脉高位结扎剥脱术＋内镜下深筋膜下交通支静脉结扎术。

【场景三】患者经充分术前准备后行左大隐静脉高位结扎剥脱术＋内镜深筋膜下交通支静脉结扎术，出现术后下肢肿胀，左踝部感觉麻木。

提问：

（1）原发性下肢静脉曲张常见的并发症及如何处理？

（2）手术常见的并发症及处理？

（一）基础知识

原发性下肢静脉曲张常见的并发症有以下几种。

1. 溃疡

是下肢静脉曲张最常见的并发症。最主要的是针对曲张静脉本身进行治疗。对于溃疡局部的治疗方法有以下方面。

（1）湿敷法。可使用生理盐水或高渗盐水湿敷换药，油纱敷盖。

（2）在处理小腿处三支交通静脉后，可于溃疡周围皮下静脉广泛经皮缝扎，使下肢淤血消失，改善皮肤营养。

（3）对巨大溃疡面、无肉芽皮岛，在溃疡周围经皮缝扎后，溃疡创面须点状植皮，可加速溃疡愈合。

术后抬高患者对溃疡局部清洁换药即可，不需其他治疗。

2. 急性出血

曲张静脉急性出血，出血时抬高患肢并局部压迫、包扎止血，必要时可暂时缝扎破裂的静脉。

3. 皮肤湿疹

保持局部清洁及干燥，可用 1：5 000 高锰酸钾溶液清洗以及应用弹力绷带包扎等。待湿疹控制后，再行曲张静脉切除术。

4. 血栓性静脉炎

较常见，且常伴有丹毒。治疗包括抬高患肢，局部热敷以及应用抗生素等。待静脉炎控制后再行手术治疗。

5. 手术并发症及处理

（1）切口出血及血肿以及淋巴肿形成。一般手术中注意结扎止血，可

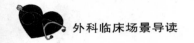

避免。

（2）股静脉损伤及术后深静脉血栓形成。较少见，与手术中过度牵拉大隐静脉及离断结扎大隐静脉时位置过高有关，一旦损伤应立即行血管修补缝合、吻合，若术后发现有深静脉血栓形成，出现股青肿者可考虑手术取栓，若症状较轻者，行溶栓、抗凝、祛聚等治疗，并严防出现肺梗死。

（3）隐神经损伤。隐神经自股神经分出后于内收肌管内走行于股动脉前方，出内收肌管后于大隐静脉伴随下行。在行大隐静脉剥脱时，可能损伤隐神经，造成髌下方，小腿和足内侧感觉障碍。如术后发觉有损伤可给予复合维生素 B 及谷维素等治疗，一般均可缓解。

（二）解答及分析

患者术后出现左小腿轻度肿胀，为术后炎性水肿，可抬高患肢，口服爱脉朗，下地着弹力袜，一般一周后可减轻或完全消退，但若水肿加重并伴深静脉走行疼痛或压痛，应排除深静脉血栓形成的可能。左踝部感觉麻木，可能与局部皮肤感觉神经损伤有关，可口服复合维生素 B 及理疗。

（徐小平）

第四章　心胸外科

第一节　胸部损伤

【场景一】患者，男，20岁。1天前被人用匕首刺伤左侧胸部，伤部剧烈疼痛，大量流血，伴胸闷、气促，无昏迷，由旁人急送至当地医院。查体：血压88/54 mmHg，心率120次/分，呼吸22次/分，全身皮肤湿冷，结膜苍白，气管略右偏，左侧胸廓饱满，左侧腋后线第7肋间可见一长约4 cm的纵行伤口，示指沿伤口可探入左侧胸腔，左侧呼吸运动较右侧减弱，右肺叩诊呈清音，左肺叩诊呈浊音，左肺呼吸音稍弱，双肺均未闻及干、湿啰音。心界不扩大，心率120次/分，心律齐，心音有力，各瓣膜听诊区未闻及杂音。

提问：

（1）该患者的诊断及鉴别诊断?

（2）该患者的治疗方案?

（一）基础知识

胸部损伤按致伤暴力分为钝性和穿透性，暴力可损伤胸壁的软组织、胸骨、肋骨、胸腔和胸内脏器包括肺、支气管、心脏和纵隔器官。常见的有肋骨骨折、开放性气胸、张力性气胸、血胸、肺挫伤，少见的有创伤性窒息、肺爆震伤、食管损伤、膈肌损伤、气管支气管损伤及心脏大血管损伤。

1. 胸部损伤的紧急处理

院前急救措施为 A（Airway）、B（Breath）及 C（Circulation）。A（Airway）即保持呼吸道通畅，恢复有效呼吸；B（Breath）即解除张力性气胸、封闭胸壁开放性伤口、固定连枷胸；C（Circulation）即维持循环功能，控制出血、补充血容量等。院内急诊处理：对濒死和重度休克患者（特别是穿透性胸部损伤）需实施急诊室剖胸手术；对伤情不稳定患者首先要分清

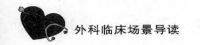

是循环还是呼吸功能障碍，立即进行最必要的诊疗处理。对伤情已稳定者在严密观察下再完成体检和辅助检查。

2. 非手术治疗

对于胸壁伤，按骨折类型固定（包扎、牵引或手术内固定）；对于胸腔积液、积气行穿刺或引流；对于严重肺挫伤合并低氧血症者给予机械通气，心肌挫伤给予监护治疗。

3. 手术探查

急诊手术指征为：①胸腔进行性出血；②心脏大血管损伤；③严重肺裂伤或气管、支气管损伤；④食管破裂；⑤胸腹联合伤；⑥胸壁大块缺损；⑦胸内较大的异物存留。

（二）解答及分析

该患者属于胸部穿透性损伤，伤口位于左侧腋后线第7肋间，结合病史及体征，可以判断患者损伤贯穿左侧胸壁全层，并伴有大量的失血，有休克表现，诊断考虑：左侧胸部开放性损伤、左侧血胸、失血性休克。因为胸壁贯通伤，所以可能合并有开放性气胸及肺挫裂伤。另外，由于伤口位置在左侧腋后线第7肋间，要注意心脏大血管损伤的可能以及膈肌损伤、胸腹联合伤的可能。

治疗方案：立即予持续心电、血压、脉搏氧监测，吸氧、输血、补液等抗休克治疗，行左侧胸腔闭式引流术，观察引流液性状及引流量，行胸部 X 射线检查了解胸部情况，同时积极做好急诊开胸探查止血手术的准备。

【场景二】患者胸腔闭式引流 5 小时共引出约 3 000 mL 鲜红色血性液体，胸片提示左下胸腔大片高密度影，给予输红细胞悬液 1 200 mL 后血压 85/60 mmHg，心率 130 次/分，复查血红蛋白仅 73 g/L。考虑有活动性出血且胸腔内有凝血块，遂行左侧开胸探查术，术中见胸腔内大量积血及血凝块，左上肺舌段有一 1 cm 的裂口，探查胸壁伤口见左侧第 7 肋间动脉破裂，有活动性出血，缝扎左侧第 7 肋间动脉，清除胸腔内积血及血凝块并修补左上肺叶裂口后关胸。术后患者恢复良好，顺利出院。

提问：

（1）如何判断该患者是否存在进行性血胸？

（2）该患者血胸的处理原则？

（一） 基础知识

胸腔内积血是胸部损伤后常见的并发症，按胸腔积血量多少可分为：①少量血胸：血量在 500 mL 以下，X 射线片上只见肋膈角消失，液面不高过膈顶；②中量血胸：血量在 500～1 500 mL，上界在 X 射线片上达肺门平面。③大量血胸：血量在 1 500 mL 以上，上界可达上肺野，严重压缩肺脏。

血胸的来源：①肺组织裂伤出血：肺动脉压力低（为体动脉压力的 1/4），因此在肺实质周边的裂伤，大多能引起局部的肺内血肿而自行止血。②胸壁血管出血：来自体循环，压力较高，出血不易自止，往往引起持续性出血，一般为胸廓内动脉或肋间动脉损伤。③纵隔大血管出血：心脏、主动脉、腔静脉以及肺动静脉主干出血，多为致命伤，往往抢救不及时的伤员可迅速死亡。

大量出血可引起出血性休克。胸腔内积血压迫肺脏，并将纵隔推向健侧，严重影响呼吸和循环功能。胸膜腔内少到中量的积血由于肺、心、膈肌运动所起的去纤维蛋白作用，多不凝固。但急性大量出血，去纤维蛋白的作用不完善，可形成凝固性血胸，血块机化后形成纤维板束缚肺及胸廓，影响呼吸功能。

提示存在进行性血胸的征象有：①脉搏逐渐增快，血压持续下降；②经输血补液后，血压不回升或升高后又迅速下降；③血红蛋白、红细胞计数和血细胞比容等重复测定，呈继续降低；④胸膜腔穿刺可因血液凝固而抽不出血液，但 X 射线检查显示胸膜腔阴影继续增大。⑤胸腔闭式引流每小时引流量超过 200 mL 持续 3 小时。有以上征象，需要考虑急诊开胸手术止血。

（二） 解答及分析

该患者胸腔闭式引流 5 小时共引出约 3 000 mL 鲜红色血性液体，胸腔闭式引流后胸片仍提示左下胸腔大片高密度影，给予输红细胞悬液 1 200 mL 后生命体征仍未平稳，复查血红蛋白仅 73 g/L，均提示存在进行性血胸。对于非进行性血胸，可经胸穿或胸腔闭式引流排出，但该患者为进行性血胸且伴有凝固性血胸，需要及时进行剖胸探查止血及血块清除术。

（张福伟）

参考文献

[1] 湖南医科大学. 医学临床"三基"训练医师分册[M]. 3 版. 长沙：湖南科学技术

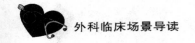

出版社，2005.

[2] 吴肇汉. 外科学学习指导[M]. 北京：人民卫生出版社，2003.

[3] 顾恺时. 胸心外科手术学[M]. 2版. 北京：人民卫生出版社，1996.

第二节　肺部肿瘤

【场景一】 患者男性，58 岁，因反复咳嗽、咳痰、咯血 1 年，加重 1 个月入院。患者 1 年前无明显诱因出现阵发性咳嗽，伴咳痰，痰液呈黄色黏液状，并带少量鲜红色血丝，无伴发热、盗汗、气促、胸痛、头晕、头痛、骨关节疼痛、金属音咳嗽、声嘶等不适，当时未予重视，未到医院就诊。发作后咯血症状基本消失，但反复出现咳嗽、咳痰症状。入院前 1 个多月患者在受凉后再次出现咳嗽及咳痰，性质如前，但黄色黏液痰量较前明显增加，且痰中再次出现鲜红色血丝，量亦较 1 年前增多。患者到当地医院检查，行胸部 X 射线片检查示右下肺占位性病变；胸部 CT 示：①右肺下叶后基底段占位性病变。②冠状动脉硬化。患者及家属为进一步诊治来本院。门诊拟诊"右下肺肿物性质待查"收入科。患者平素体健，吸烟 34 年，15 支/天，无其他不良嗜好，家族中无类似疾病患者。入院查体：体温 36.5 ℃，脉搏 80 次/分，呼吸 18 次/分，血压 130/80 mmHg。浅表淋巴结无肿大。双肺呼吸运动两侧对称，语颤对称，无胸膜摩擦感，叩诊清音，双肺呼吸音清，两肺未闻及干、湿啰音及胸膜摩擦音。无杵状指（趾）。辅助检查结果同前述。

提问：

（1）该患者可能的诊断是什么？

（2）需与哪些疾病鉴别？下一步需行何种检查？

（一）基础知识

1. 肺癌的临床表现

（1）支气管及肺部症状。包括咳嗽、咯血、呼吸道感染及偶尔出现胸部钝痛及喘鸣。

（2）肺外胸内症状。由于肿瘤直接侵犯至脏层胸膜外，或有纵隔淋巴结转移、胸膜腔转移，可出现胸痛、声嘶、上腔静脉阻塞综合征等。气促可由胸腔积液或膈神经麻痹引起。吞咽困难、上肢痛、颈交感神经麻痹综合征（Horner 综合征）可由于食管、臂丛神经、颈及上纵隔交感神经节受压所致。

（3）肺外转移症状。如头晕、呕吐、黄疸、骨关节疼痛、皮肤结节等，与肿瘤转移至脑、肝、骨骼系统、肾上腺、皮下等有关。

（4）肺外非转移症状。部分患者可有低热、体重下降等全身症状，患者也可能出现神经肌肉、骨骼、皮肤、血管、血液方面等变化，如肺性骨关节病、杵状指等。大概有2%肺癌患者由于出现这方面的临床症状与体征而就医，但这些临床表现是非特异性的，在其他恶性肿瘤中亦可能出现。

2. 肺癌的影像学特点

肺癌的影像学诊断方法包括X射线平片、CT、MR、血管造影及介入性放射学等，影像学检查的主要目的是发现病变和鉴别诊断，并用于判断病变的严重程度（TNM分期），进行介入性治疗及评价治疗效果。肺癌影像学特征与病变的位置、病变的类型均密切相关。不同类型的肺癌有其相对特殊的影像学表现，现分述如下。

（1）中央型肺癌的影像学表现。

1）X射线表现。

早期肺癌。早期中央型肺癌在胸片上可无异常表现，有异常者主要表现为支气管狭窄的继发改变，如肺含气量不足，表现为局部的透光度减低，引起小斑片状阴影。

进展期肺癌。肺癌发展到中晚期后表现为肺门肿块及支气管阻塞改变，肺门肿块呈球形、椭圆形或不规则状，边缘一般清楚，可有分叶，合并阻塞性肺炎及肺不张者边缘毛糙或不清楚，支气管阻塞改变主要为阻塞性肺炎及肺不张，为肺叶、肺段或一侧肺的密度增高阴影。

2）CT表现。

早期肺癌。早期肺癌表现为肺不张或阻塞性肺炎，其程度较轻，支气管有轻度狭窄，管壁增厚或腔内结节，也可出现支气管阻塞。

进展期肺癌。中央型肺癌的直接征象是患侧肺门肿块及支气管异常，肺门肿块可位于某一肺叶支气管周围或附近，边缘比较清楚，外缘光滑或有浅分叶，肿块的密度均匀，但也可见有钙化，多为原有的肺门淋巴结钙化。支气管异常包括狭窄、梗阻、管腔内结节及管壁增厚。支气管狭窄范围较局限，管腔不规则，支气管梗阻位于狭窄段的远端，或突然截断，在狭窄、梗阻部位的支气管壁常有不规则增厚，支气管内软组织结节，常合并管壁增厚。支气管阻塞的继发改变为中央型肺癌的间接征象，阻塞性肺炎表现为小叶融合，肺段、肺叶或一侧肺的炎性影像，小叶或小叶融合病灶为斑片状模糊影像，合并支气管增粗、模糊。肺段或肺叶实变表现为肺段或肺叶范围的密度增高影像，肺体积常缩小，肺门区密度增高或有肿块。阻塞性肺不张在肺门区有肿块凸出肺不张的外缘，增强扫描可见肺不张内的肿块轮廓，其密度较肺不张增强的密度低，在肺不张内还可见黏液支气管征，即肺不张增强影像内的条状或结节状低密度影，为支气管内潴留的黏液不增强所致，阻塞性支气管扩张为柱状或带状高密度影像，从肺门向肺野方向分布，近端相互靠近，形似手套，称为手套状影像。阻塞性支气管扩张常合并炎症，或轻度肺不张。螺旋 CT 的气管、支气管多平面重建及三维立体重建图像可使气管支气管树清楚显示，可显示支气管狭窄的程度、范围及狭窄远端的情况，并可了解肿瘤向管腔外侵犯的范围。CT 仿真支气管内镜为无创性支气管内腔检查技术，可观察狭窄远端及腔外的形态，对患者进行治疗和随访，但此法不能反映早期及细微的大体病理形态表现，其应用价值有待于进一步的研究。

3）MR 表现。

MRI 三维成像可从横轴位、冠状位及矢状位显示支气管壁增厚、管腔狭窄和腔内结节，中央型肺癌继发阻塞性肺不张及阻塞性肺炎时，T_2 加权及 T_1 加权的增强检查可在阻塞性肺不张中显示肿瘤瘤体的形态。T_2 加权上肺不张的信号比肿块信号高，这是由于肺不张可为胆固醇型或在肺不张内有支气管黏液潴留。T_1 加权增强扫描较易于显示肺不张中的肿瘤，在多数患者肿瘤的信号强度低于肺不张，这是由于肺不张内有较多的血流通过，但如果肿瘤侵犯肺动脉，则肿瘤的增强效果高于肺不张，注射造影剂后连续摄片可进一步提高肿瘤与肺不张的密度差别，因为肿瘤信号强度的增加比肺不张缓慢，肺不张较快强化，大约在注射造影剂 3 分钟后到达峰值。

（2）周围型肺癌的影像学表现。

1）X 射线表现。

早期肺癌。80% 以上的早期周围型肺癌表现为结节阴影，呈分叶状轮廓，边缘模糊，有胸膜凹陷征，少数病例为浸润阴影、空洞及条索状表现。

进展期肺癌。进展期肺癌表现为较大的结节或肿块阴影，有或无分叶，边缘模糊或清楚，有空洞者较早期肺癌多见，X 射线平片显示肿块有钙化约占 1%。

2）CT 表现。

早期周围型肺癌。周围型肺癌主要为 2 cm 以下的结节影像，肿瘤密度、边缘及周围征象的 CT 表现如下。①肿瘤的密度。肺癌有空泡征或磨砂样结节征者约占 24.0%～48.0%，多见于细支气管肺泡癌和腺癌。早期肺癌很少有钙化，若有钙化，一般位于病灶中心，或为偏心性，呈斑点状。具有这种钙化的肿瘤一般认为是在钙化的肉芽肿基础上发生的。②肿瘤的边缘。肺癌边缘毛糙约占 28% ～ 100%，分叶征为肿瘤边缘较为明显的凹凸不平表现，约占 80%。③肿瘤的周围征象。胸膜凹陷是肿瘤与胸膜之间的线形或三角形影像，发生率约为 50%，以腺癌和细支气管肺泡癌多见，肿瘤周围的血管向肿瘤集中为较常见的征象，累及的血管可为肺动脉或肺静脉。④增强扫描。一般认为肺癌增强后 CT 值高于良性结节而低于炎性病变，肺癌的增强 CT 值比平扫增加可达 80 Hu 以上，最大到达 100 Hu 以上，但一般不小于 20 Hu；良性肿瘤及肉芽肿增强扫描 CT 值为 －4 ～ 58 Hu。目前认为肺内较小孤立结节增强后高分辨率 CT（high resolution CT，HRCT）扫描显示最大增强值为 15 ～ 60 Hu 时，有助于肺癌诊断，对于不强化或轻度强化的结节，良性可能性大。由于有的良性病变增强后 CT 值也增加 15 Hu 以上，因而对于明显强化的结节，增强扫描鉴别诊断的可靠性相对较低。在 CT 强化的形态上，肺癌表现为完全强化，肺结核球为病灶包膜的环形强化，错构瘤为包膜强化，少数为完全强化。在动态 CT 增强扫描检查中，肺癌的时间 - 密度曲线呈逐渐上升的形态，5 分钟达到高峰，周围型肺癌螺旋 CT 的三维重建像可显示结节的胸膜凹陷征、分叶及卫星灶、与血管的关系和结节向胸膜的侵犯，较全面地提供了结节与周围结构的立体关系。

进展期周围型肺癌。多数肿瘤的密度较均匀，为软组织的 CT 值，有些较大的肿瘤可有钙化，CT 检查时，其发生率约为 6% ～ 7%，高于 X 射线胸片所见。这是由于 CT 有较高的密度分辨能力，可显示平片不易发现的钙化，CT 结果钙化形态为斑片状及结节状，斑片状钙化位于瘤体的中心部位，是肿瘤因供血障碍坏死后而发生。由于斑片状钙化的密度较低，X 射线检查不易显示。结节状钙化多位于肿瘤边缘部位，是因肿瘤生长增大过程中将肺内原有钙化包裹到瘤体内，因其密度较高，X 射线胸片上可以显示。肿瘤坏死后可形成空洞，其洞壁薄不均，内壁可有结节。b. 瘤体边缘。多数肿瘤具有分叶征，发生率为 60% 以上，但也有的肿块边缘呈浅分叶状或呈光滑的球状，肺癌的分叶征与肿瘤各部位生长速度不同有关，在支气管、血管进出肿瘤及胸膜陷入的部位可形成明显的凹陷，肿瘤的边缘较毛糙，但也可边缘清楚。

3）MR 表现。

MR 可用于位于肺门周围的肺内结节与血管断面影像的鉴别，由于流空效应，血管断面结节为无信号区，CT 平扫对此鉴别困难。MRI 也可显示肿瘤结节的边缘毛糙、分叶征和胸膜凹陷征。MR 增强扫描可鉴别周围型肺癌与肺内良性结节，肺癌的强化比结核球明显，为均匀性强化，其原因为周围型肺癌有较多的细胞外间隙，较多的肿瘤血管及肿瘤毛细血管通透性增加，

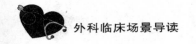

因而使较多量的二乙烯五胺乙酸钆（Gd-DTPA 造影剂）沉积于肿瘤内。结核球由干酪性坏死构成，结节内无造影剂强化，仅在纤维包膜形成环形增强。MR 动态增强检查可用以鉴别肺内良、恶性孤立结节。

（二）解答与分析

患者为中老年男性，长期吸烟，有咳嗽及咯血症状，加之 X 射线及 CT 提示右下肺包块，且 CT 片提示肿物密度不均、毛刺征及分叶征明显，应高度怀疑肺部恶性肿瘤可能。但肺部包块不一定都是肺癌，这就需要相关的进一步检查来进行鉴别诊断，以指导治疗。

鉴别诊断：

1. 肺部良性肿瘤

支持点：胸部 X 光片及胸部 CT 提示右肺占位病变。

不支持点：CT 扫描肿物呈分叶状，强化明显，密度不均，无明显包膜，非良性肿瘤影像学特点，同时患者有咯血，良性肿瘤一般无此表现。

2. 支气管扩张

支持点：患者咳嗽、咳痰，并咯血。吸烟史 34 年，15 支/天。

不支持点：胸部 X 光片示右下肺占位性病变。胸部 CT 示：①右肺下叶后基底段占位性病变；②冠状动脉硬化。

3. 肺结核

支持点：患者咳嗽、咯血、发现肺部包块。

不支持点：患者为老年男性，无盗汗、发热、乏力等结核中毒表现，胸部 CT 示肿物位于肺野外周，分叶、毛刺、胸膜凹陷影像学特点明显，增强扫描中度强化。

根据以上分析，该肺部包块为周围性肿物，需与炎症、结核、良性肿瘤等鉴别，故在检查中，除三大常规、肝肾功能检查外，需要行血沉、结核抗体、结核菌素皮试以排除有无结核，同时可行血清肿瘤学指标检测，了解肺癌相关指标如细胞角质素片段（鳞癌特异性高）、癌胚抗原（腺癌特异性高）、神经元烯醇化酶（小细胞癌特异性高）有无异常。如果患者存在骨关节疼痛或恶心、呕吐、头痛等，还需考虑骨及脑转移可能，必要时需行发射型计算机断层成像（emission computed tomography，ECT）或头颅 CT 检查明确。如经济条件好，还可建议患者行 PET-CT 检查，了解全身转移情况。如考虑手术治疗建议术前行肺功能检查，了解及评估肺功能情况，以便制定手术方案。至于术前是否采用 CT 引导穿刺活检明确病理，需根据情况，如能够手术根治，术中可行肿物楔形切除 + 冰冻病理检查。如为良性则结束操作。如为恶性需扩大至肺癌根治，尽可能避免术前穿刺活检造成针道转移可能。如若术前检查肿瘤已远处播散或有相关手术禁忌，可考虑行 CT 引导下穿刺活检，以便取得部分组织，明确病理性质，指导化疗及放疗方案的制定。此外，由于该结节为周围型，故行支气管镜检查成功获取组织病理可能性较小，无检查必要。但如果肿物位于肺门部，支气管镜检+活检有助于明确肿物位置及病理性质。

【场景二】该患者入院后，查血常规：白细胞计数 11.5×10^9 g/L，血红蛋白 122 g/L，血小板 394×10^9 g/L；凝血四项、电解质正常；肝功能：球蛋白 32.4 g/L，总胆红素 20.8 μmol/L，直接胆红素 3.9 μmol/L，谷丙转氨酶、谷草转氨酶正常；肺肿瘤指标：癌胚抗原 5.08 μg/L，神经元特异性烯醇化酶 24.4 μg/L；肝炎七项、人免疫缺陷病毒抗体正常；尿、粪常规正常；心电图未见异常；胸片示右下肺后基底段肿块影，考虑周围性肺癌。肺功能检查：用力肺活量 3.30 L，占预计数百分比 90%，一秒用力呼气容积实际数 1.70 L，占预计数百分比 64%。腹部 B 超未见明确异常。综合患者情况，考虑患者的右下肺癌目前尚无远处转移征象，完善术前准备，于气管内全麻下行右下肺癌根治术，术程顺利，术中探查肿块位于右下肺叶后基底段内，直径约 6 cm，质地坚硬，边界欠清晰；右下肺韧带内、叶间支气管旁、隆突下、上腔静脉前后可见多个肿大淋巴结。术中楔形切除肿物送快速冰冻病理检查，结果提示低分化腺癌，后行右下肺癌根治术。手术过程顺利，术后病理诊断：右下肺腺状细胞癌，中-低分化；支气管切缘未见肿瘤；隆突下淋巴结见癌细胞转移；术后行抗感染、化痰等对症支持治疗，恢复情况良好，两天后拔除胸腔引流管，拔管后复查胸片提示右残肺及左肺未见确切病变，右膈影升高并少量积液及胸膜粘连，主动脉硬化。患者伤口痊愈拆线后出院，出院时同时嘱患者 3 周后返院化疗。

提问：

（1）该患者分期如何？

（2）术后需注意哪些问题？

（一）基础知识

1. 肺癌的病理类型及分期

（1）肺癌的病理。支气管肺癌是原发于支气管上皮、细支气管肺泡上皮及腺体的恶性肿瘤。根据对肺癌的光镜及电镜观察，结合免疫组织化学标记，按照组织发生和分化情况将肺癌进行组织学分类，肺癌有四种常见类型

①鳞状细胞癌（表皮样癌）；②小细胞癌，包括燕麦细胞癌中间细胞类型、混合燕麦细胞癌等；③腺癌，包括腺泡样腺癌、乳突样腺癌、细支气管肺泡癌、黏液样实性癌等；④大细胞癌，包括变形巨细胞癌、透明细胞癌等，其中鳞状细胞癌及腺癌的发病率分别为 30%～50%，小细胞癌的发病率为 20%～30%，大细胞癌的发病率为 10%～15%。普遍认为肺癌的组织学类型和肿瘤侵及的解剖范围对预后有重要意义。小细胞癌因生长速度快易广泛转移，预后差，而非小细胞肺癌生长速度及转移发生时间较小细胞肺癌慢及晚，预后相对较好。

（2）肺癌的 TNM 分期。肺癌的分期对临床治疗方案的选择具有重要指导意义。1950 年国际抗癌联盟成立了肿瘤命名和统计专门委员会。肺癌的 TNM 分期（详见表 4-1～表 4-2）之所以被如此密切关注，在于其对肺癌的诊治起着非常重要的作用。它不仅可以准确地反映病灶的范围和病变程度，而且还有助于判断预后和指导临床选择治疗方案。

表 4-1　肺癌 TNM 分期（UICC，2009 年）

分期		含义
T_x		原发肿瘤不能评价，或痰、支气管冲洗液找到癌细胞但影像学或支气管镜没有可视肿瘤
T_0		无原发肿瘤证据
T_{is}		原位癌
T_1		肿瘤最大径≤3.0 cm，周围为肺或脏层胸膜所包绕，镜下肿瘤没有累及叶支气管以上
	T_{1a}	肿瘤的最大径≤2 cm
	T_{1b}	肿瘤的最大径＞2 cm，且≤3 cm
T_2		肿瘤最大径＞3.0 cm 但≤7.0 cm，或符合以下三点中的任何一点：①累及主支气管但距隆凸≥2 cm）；②肺不张或阻塞性肺炎影响到肺门，但未累及全肺；③侵及脏层胸膜
	T_{2a}	肿瘤的最大径＞3 cm，且≤5 cm
	T_{2b}	肿瘤的最大径＞5 cm，且≤7 cm
T_3		肿瘤最大径＞7.0 cm 或任何大小的肿瘤已直接侵犯下述结构之一者：胸壁、膈肌、膈神经、纵隔胸膜、心包；支气管镜检查见肿瘤距隆突不及 2.0 cm 但尚未累及隆突，阻塞性肺炎或肺不张涉及一侧肺；原发肿瘤同一叶内出现卫星结节

（续上表）

分期	含义
T_4	肿瘤可以任何大小但侵及纵隔、心脏、大血管、气管、食管、椎体、隆突；同侧肺其他肺叶出现的转移结节
N_x	不能确定局部淋巴结受累
N_0	无区域淋巴结转移
N_1	转移到同侧支气管旁和（或）同侧肺门（包括直接侵入肺内的淋巴结）淋巴结
N_2	转移到同侧纵隔和（或）隆突下淋巴结
N_3	转移到对侧纵隔、对侧肺门、同侧或对侧斜角肌或锁骨上淋巴结
M_x	远处转移无法评估
M_0	无远处转移的临床或影像学证据
M_1	远处转移
M_{1a}	对侧肺叶出现的肿瘤结节；胸膜结节或恶性胸腔积液或恶性心包积液
M_{1b}	远处器官转移

T：原发肿瘤；N：区域淋巴结；M：远处转移

表 4-2　肺癌 TNM 分期（UICC，2009 年）

分期		T	N	M
隐匿性癌		T_x	N_0	M_0
0 期		T_{is}	N_0	M_0
Ⅰ期	Ⅰ A	$T_{1a,b}$	N_0	M_0
	Ⅰ B	T_{2a}	N_0	M_0
Ⅱ期	Ⅱ A	T_{2b}	N_{0-1}	M_0
		T_{1-2a}	N_1	M_0
	Ⅱ B	T_{2b}	N_1	M_0
		T_3	N_0	M_0
Ⅲ期	Ⅲ A	T_{2b}	N_2	M_0
		T_{1-2b}	N_{1-2}	M_0
	Ⅲ B	T_4	N_2	M_0
		T_4	N_3	M_0
		任何 T		
Ⅳ期		任何 T	任何 N	M_1

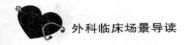

（二）解答与分析

1. 该患者分期

（1）T分期。肿瘤位于外周，未累及主支气管，直径大于 3 cm，未侵犯脏层胸膜，无胸腔积液，T 分期为 T_2。

（2）N分期。患者术后病理，隆突下淋巴结见癌细胞转移，提示纵隔内淋巴结转移，故判定为 N_2。

（3）M分期。由于患者相关检查暂无远处转移证据，故 M 分期为 M_0。

综合以上 TNM 分期，可见患者术后分期为ⅢA 期。对于ⅢA 期的患者，2008 版 NCCN 肺癌临床诊疗指南中明确指出该分期患者术后需行辅助化疗并纵隔局部放疗，以减少术后转移复发概率。故术后出院时告知患者 3 周后返院化疗。

2. 肺癌手术后需注意的事项

肺癌根治术后早期除常规监测生命体征变化外，尤其需要注意胸腔引流管引流情况，除定期挤压胸管，保持引流通畅外，还应密切观察引流液的性状、引流量变化及有无气体溢出等，如术后胸管内持续引流出较多血性胸水，200 mL/h，连续 3 小时以上，提示胸腔内有活动性出血，往往需再次剖胸探查止血。如持续引流出较多气体，则需考虑是否存在较大的肺裂口或发生支气管胸膜瘘。正常情况下，肺部手术术后 3 天左右，当胸液引流量少于50 mL/d，引流液色泽变淡，无气体溢出时，即可考虑拔除胸腔引流管。

此外，术后患者呼吸道的管理亦至关重要。全麻剖胸术后，患者由于气管插管、麻醉药物使用等因素，肺部往往存在较多分泌物，但由于伤口疼痛，患者经常不敢用力咳嗽，久之，会造成痰液潴留，诱发肺部感染。而持续的肺部感染会对支气管残端的愈合以及术后肺功能恢复造成不良影响，严重者会导致支气管胸膜瘘或呼吸衰竭。故术中除做好止痛措施（如肋间神经封闭、肋间神经冷冻等）外，术前还应教会患者正确的咳嗽方法，术后多鼓励患者咳嗽、排痰，同时给予化痰药物，以帮助痰液排出，减少肺部感染等并发症。另外，术后还应督促患者练习深呼吸、吹气球或使用呼吸锻炼器等，以促进术后肺功能恢复。

【场景三】该患者术后遵医嘱定期返院行辅助化疗，共四疗程，方案为健择 1000 $mg/m^2 d_1$，d_8 + 顺铂 30 $mg/m^2 d_1 - d_3$，同时给予纵隔区放疗 1 疗程，治疗期间多次复查肺肿瘤指标均为正常。疗程结束后，嘱患者定期返院复查，每 3 个月行 1 次，胸部 X 射线检查，每半年行 1 次胸部 CT。检查术后 1 年，患者无明显诱因出现四肢骨关节疼痛，再次返院复查，考虑骨转移可能，后行 ECT 检查，结果提示双侧肱骨、双侧股骨及腰椎、骨盆多发骨转移。鉴于患者情况，再次入院后给予骨膦以减少破骨细胞对骨骼破坏，同时给予双氯芬酸二乙胺盐乳胶剂（又名扶他林）口服镇痛，但效果欠佳，后调整止痛药物，改为芬太尼透皮贴（又名多瑞吉）外贴，效果仍一般，同时患者频繁出现恶心、呕吐及头痛不适，考虑脑转移可能，后行头颅 CT 检查，结果提示全脑多处散在转移病灶并脑水肿。综合患者情况后给予甘露醇脱水等处理，以减轻脑水肿，效果较好。针对患者骨痛症状，拟行锶 – 89 内照射治疗，但因经济原因，患者及家属后放弃治疗出院，出院后随访 1 个月，患者因呼吸循环衰竭死于家中。

提问：

（1）该患者为何术后 1 年即发生脑及全身骨转移？

（2）骨转移有哪些处理方法？

（一）　基础知识

癌症的三阶梯止痛原则：世界卫生组织于 1982 年在意大利组织了专家会议，成立了世界卫生组织癌痛治疗专家委员会。与会专家们一致认为应用现有的和为数有限的镇痛药就可以解除大多数患者的疼痛。提出到 2000 年达到全世界范围内"使癌症患者不痛"的目标。将镇痛药按三个阶梯分类。一阶梯为非阿片类镇痛药，代表药物为阿司匹林，此外还有对乙酰氨基酚（又名扑热息痛）、布洛芬、吲哚美辛和萘普生等，用于轻度疼痛。二阶梯为弱阿片类镇痛药，代表药物为可待因，此外还有右丙氧酚、氧可酮和曲马多等，用于中度疼痛。三阶梯为强阿片类镇痛药，代表药物为吗啡，此外还有美沙酮、氧吗啡、哌替啶和二氢吗啡酮等，用于重度疼痛。同时提出镇痛药物治疗指导原则，即口服给药、按时给药、按阶梯给药和个体化给药。

（二）　解答与分析

肺癌的生物学行为与肿瘤的病理类型有直接的关系，同是非小细胞肺癌，鳞癌与腺癌的生物学行为大不相同。临床上鳞癌往往较早出现淋巴转移，而血行转移较少。腺癌对比鳞癌更早出现血行转移。临床上肺部癌灶仅有 1 cm，但已有脑部等远处器官播散转移，这样的病例并不少见。该患者术后较早出现脑部及全身骨骼的多处转移，正是腺癌生物学行为的体现。

目前临床上初次就诊的肺癌多为中晚期患者，骨转移为其常见并发症，约占此类患者的 30%～40%，并成为预后不良因素之一。骨转移主要为溶骨性破坏，少数为成骨性破坏。由于局部骨质和骨膜的破坏，所致的并发症有局部剧痛、骨及关节活动障碍、病理性骨折、脊髓压迫、高钙血症等，从而严重影响患者的生活质量及行为状态。肺癌骨转移多采用综合治疗方法，且多为姑息治疗，目标旨在减轻疼痛、防治骨折、维持日常活动和改善生活质量、延长生存期。主要方法分为局部治疗和全身治疗，前者包括局部外科手术干预和局部放疗，后者包括全身化疗、放射性同位素治疗、双磷酸盐类药物治疗、内分泌治疗和支持对症处理。治疗方案的选择必须考虑治疗时间、效果、代价与患者预计生存期之间的关系。

（李　辉）

参考文献

[1] 马大庆. 支气管肺癌的影像诊断[J]. 中国医学计算机成像杂志，2001，7（1）：14－23.

[2] 胡中华，胡义德，钱海洪，等. 肺癌骨转移特征临床分析[J]. 四川医学，2006，27（4）：382－383.

[3] 孙瑜霞，毛毅敏，潘丽娟. 非小细胞肺癌骨转移临床特点探讨[J]. 中医正骨，2006，18（1）：14－16.

[4] 董碧蓉. 癌性疼痛的三阶梯止痛治疗原则[J]. 成都医药，2003，29（2）：117－119.

[5] 吴一龙，张明和，廖美琳，等. 肺癌的诊断和分期临床指引[J]. 中国肺癌杂志，2003，6（5）：330－334.

第三节　食管癌

【场景一】患者男，60 岁。2 个月前无明确诱因出现进食干硬食物后哽噎感，并呈进行性加重，2 周前开始出现进食稀饭等半流即有较明显的梗阻感。无声嘶、饮水呛咳，无胸闷、胸痛、气促，无咳嗽、咳痰，无畏寒、发热，无恶心、呕吐，无腹痛、腹胀，无便血。为进一步诊治收入我科。起病以来体重减轻约 5 kg。查体未见明显异常。

提问：

（1）该患者的诊断及鉴别诊断？

（2）为进一步明确诊断需要进行哪些相关检查？

（一）　基础知识

食管癌早期症状常不明显，但在吞咽粗硬食物时可能出现硬噎感、胸骨后烧灼样、针刺样或牵拉摩擦样疼痛。随着肿瘤的增长，中晚期的食管癌典型症状表现为进行性吞咽困难，先是难咽干的食物，继而吞咽流质食物亦有不适，最后连水和唾液也无法下咽。中晚期食管癌患者往往出现消瘦、体重减轻甚至发展到恶病质。持续胸背痛常常提示肿瘤已侵犯食管外组织。

食管癌早期需要与下列疾病鉴别：①食管炎；②食管中段牵引型憩室；③食管静脉曲张。

中晚期食管癌应与下列疾病相鉴别：①贲门失迟缓症，一般患者年龄较轻，病程长，症状时轻时重，食道钡餐 X 射线检查食管下段呈光滑的鸟嘴状狭窄；②食管良性狭窄，多有化学灼伤史，食道钡餐 X 射线检查示不规则细线状狭窄，病变往往累及大部分食管甚至咽喉及胃肠；③食管良性肿瘤常为平滑肌瘤，一般病史较长，食道钡餐 X 射线检查示食管腔外压迫，食管镜下可见肿瘤位于黏膜下，食管黏膜常光滑完整。

对可疑食管癌病例，均应作食管吞钡 X 射线检查。早期可见：①食管黏膜皱襞紊乱、粗糙或有中断现象；②小的充盈缺损；③局限性管壁僵硬、蠕动中断；④小龛影。中、晚期则有明显的不规则狭窄和充盈，管壁僵硬，有时狭窄上方食管腔有不同程度的扩张。食管拉网检查脱落细胞是一种简便易行的普查筛选诊断方法。对临床已有典型进行性吞咽困难症状而又未能明确诊断者，则应尽早作纤维食管镜检查，在直视下钳取多块活组织作病理组织学检查。CT、超声内镜检查（endoscopic ultrasonography，EUS）、纤维支气管镜检查等有助于判断食管癌的浸润层次、与相邻组织器官的关系及有无纵隔、淋巴结或腹腔脏器转移，对有效地估计外科手术切除肿瘤的可能性有参考意义。

（二）　解答及分析

该患者的症状为典型的进行性吞咽困难，起病至今体重减轻约 5 kg。查体没有明显的阳性体征。初步诊断首先考虑中晚期食管癌。需要与贲门失迟缓症、食管良性狭窄及食管良性肿瘤等疾病相鉴别。为进一步明确诊断需要进行食管吞钡 X 射线造影、纤维食管镜、胸腹部 CT 检查。因为食管癌手术往往需要利用胃上提至胸腔与上段食管作吻合，所以作食管吞钡透视时一般建议同时行上消化道钡餐检查了解胃的情况是否适合手术。术前 CT 检查有助于判断食管癌的浸润程度及有无淋巴结或腹腔脏器转移。纤维食管检查可

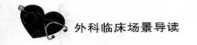

以明确病变的部位、形状及大小等情况，同时可以取样活检以明确病理性质。

【场景二】患者行纤维食管镜检查所见：进镜达十二指肠，插镜顺利，食管距门齿 26 cm～30 cm 处见菜花样隆起肿物，质地脆，易出血，占食管周围约 2/3，该处取活组织病理学检查证实为中分化鳞状细胞癌，胃底黏膜未见异常，胃黏液清，量中等，胃体黏膜未见异常，胃角弧形，黏膜未见异常，胃窦黏膜充血，幽门圆形，开闭良好。十二指肠球部黏膜未见异常，十二指肠降部及乳头口未见异常。食管吞钡 X 射线造影检查食道中下段见长约 5 cm 充盈缺损段，边缘欠光整，黏膜中断，壁僵硬，蠕动消失，钡剂通过轻度受限。胃呈钩形，壁柔软，黏膜纹稍粗，未见确切龛影及充盈缺损。幽门开放功能正常。十二指肠球大小、形态正常，无激惹表现，未见确切龛影，余部十二指肠及空肠无特殊。胸部 X 射线检查提示双肺未见病变，心膈正常。胸部 CT 检查可见胸中段食管管壁局限性增厚，管腔明显变窄，增强扫描增厚管壁轻度强化，双肺纹理清晰，双肺未见结节及片状病灶，气管及叶、段支气管无狭窄，肺门、纵隔未见明确肿大淋巴结。心电图、肺功能、全身 ECT 骨扫描、头颅 CT、血液化验均未见明显异常。

提问：

（1）该患者食管癌的解剖及病理形态分型？

（2）该患者的治疗方案？

（一）基础知识

临床上食管癌的解剖分段为 3 段。①颈段：自食管入口至胸骨柄上沿的胸廓入口处；②胸段：又分为上中下 3 段，胸上段——自胸廓入口至气管分叉平面；胸中段——自气管分叉平面至贲门口全长度的上一半；胸下段——自气管分叉平面至贲门口全长度的下一半；③腹段：食管裂孔水平至贲门口，通常将食管腹段包括在胸下段内。胸中段食管癌较多见，下段次之，上段较少。一般鳞癌多见。按病理形态可分为 4 型。①髓质型：管壁明显增厚并向腔内外扩展，多数累及食管周径的全部或大部分，较多见，恶性程度高；②蕈伞型：多向腔内呈蘑菇样突起，瘤体表面多有溃疡；③溃疡型：溃疡多深入肌层，阻塞程度轻；④缩窄型：形成明显的环形狭窄，累及食管全部周径，较早出现梗阻症状。

食管癌患者如果全身情况良好，有较好的心肺功能储备，无明显远处转移征象者，可考虑手术治疗。一般以颈段癌长度 <3 cm、胸上段癌长

度 <4 cm、胸下段癌长度 <5 cm 切除的机会较大。然而也有瘤体不太大但已与主要器官如主动脉、气管等紧密粘连而不能切除者。对较大的鳞癌估计完全切除困难而患者全身情况良好者可先采用术前放疗或新辅助化疗，降低肿瘤临床分期后再评估手术的可行性。

手术方式最常见的为食管癌根治术。手术切除全部或大部分食管，游离胃或结肠上提与上段正常食管进行吻合。吻合的部位一般位于主动脉弓上胸膜顶水平或颈部。术后根据具体情况进行放、化疗及免疫治疗等综合治疗。

对全身情况差，已呈恶病质；或有严重心、肺或肝、肾功能不全者；或病变侵犯范围大，已有明显外侵及穿孔征象；或已有远处转移者均禁忌行手术切除治疗。可以考虑行放、化疗等综合治疗或食道支架置入术以改善进食梗阻症状，从而提高患者生活质量。对于少部分不能耐受上述治疗的患者，还可以考虑行胃造瘘或空肠造瘘手术以维持患者的营养，延长患者的生存期。

（二）解答及分析

结合相关检查，诊断为胸中段食管癌，病理形态分型为髓质型。患者全身情况良好，心肺功能佳，相关检查未见远处转移灶，病灶长约 4～5 cm，胸部 CT 亦未见降主动脉、气管等重要器官受累征象，估计切除的可能性较大，所以应首选手术治疗。患者造影及胃镜均提示胃、十二指肠大小、形态正常，无溃疡、穿孔或肿瘤侵犯，所以可以采用胃代食管主动脉弓上吻合术。根据术后病理结果如肿瘤有无外侵、淋巴结有无转移等再决定是否需要行后续放、化疗等综合治疗。

【场景三】该患者经过术前准备，于 2008 年 4 月 22 日在气管插管静吸复合全麻下行食管癌根治、胃代食管主动脉弓上吻合术。术后早期给予禁食、抗感染、持续胃肠减压及静脉营养支持，术后第 5 天肛门排气，拔除胃管，开始少量进食全流，术后第 7 天上午患者进食后忽然出现左侧胸痛、气促，并伴持续发热，体温最高达 39.6 ℃。查体：左上肺叩诊为鼓音，左下肺叩诊为浊音。左肺呼吸音明显减弱，未闻及干湿啰音。

提问：

（1）该患者出现了何种并发症？

（2）如何处理此类并发症？

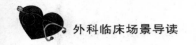

（一）基础知识

食管癌根治术后最主要的问题就是并发症的防治。常见的并发症有以下几点。

1. 肺部感染

肺部感染为最常见的并发症。由于患者往往年龄较大，肺功能较差，手术时间长，创伤大，手术时对肺部的挤压，术中麻醉气管插管及麻醉剂的刺激，术后因伤口疼痛不敢进行深呼吸、咳嗽等呼吸功能锻炼，导致术后呼吸道分泌物的潴留，引发肺部感染。表现为发热、气促，无明显胸痛，肺部听诊可闻及干湿啰音。

2. 吻合口瘘

吻合口瘘为最严重的并发症，死亡率较高。常见的原因有：手术缝合技术不当、胃肠减压效果不佳导致吻合口张力过大、食管残端或胃壁血运不良、吻合口污染，营养支持不力等。早期吻合口瘘可发生在术后5天内，一般多在术后7～12天发生。多伴有严重的中毒症状如体温升高、脉搏加快、突发胸痛、呼吸困难，严重者可产生休克或突然死亡。胸部X射线检查可见液气胸，胸腔穿刺或引流可见浑浊臭味液体。查体患侧肺呼吸音明显减弱甚至消失，下肺野叩诊呈浊音。通过口服亚甲蓝观察胸液的颜色或口服碘油透视拍片可以确诊。

3. 乳糜胸

由于食管与胸导管解剖关系相贴近，食管癌手术时很容易将其损伤，胸导管破裂可导致淋巴液大量渗漏，胸内大量积液，往往术后早期患者即出现胸闷、气促、心悸等症状，胸部X射线可见患者大量胸腔积液，胸腔引流或穿刺可见大量乳糜状液体。进食少则乳糜胸液量少，进食多则乳糜胸液量多。

4. 吻合口狭窄

术后恢复进食后，早期进食基本正常，但又逐渐出现吞咽困难。可能与术后吻合口疤痕形成、挛缩有关，也可能与吻合技术有一定关系。行食道吞钡检查及胃镜检查可以明确诊断。

（二）解答及分析

该患者术后第7天上午进食后忽然出现左侧胸痛、气促，并伴持续发热，体温最高达39.6 ℃。查体：左上肺叩诊为鼓音，左下肺叩诊为浊音。左肺呼吸音明显减弱，未闻及干湿啰音。高度提示吻合口瘘，但需要与肺部感染或单纯脓胸相鉴别。行胸部 X 射线检查发现左侧液气胸，行胸腔闭式引流引出大量气体及黄褐色浑浊液体，口服碘油透视拍片证实为吻合口瘘。

胸内吻合口瘘的内科保守处理：①胸腔闭式引流，保持引流通畅，保证患侧肺叶膨胀；②持续胃肠减压，减少胃液外漏；③禁食、水；④静脉高营养支持或空肠造瘘肠道高营养支持治疗；⑤胸液细菌培养及药敏鉴定，选用敏感抗生素加强抗感染治疗；⑥对症支持治疗。

胸内吻合口瘘的外科处理方法：①胸腔闭式引流术，适用于发现较早的较小的瘘；②开胸重吻合术，适用于腹段食管癌及较小的贲门癌残留胃较大的早期瘘；③吻合口瘘修补术，对吻合部位较小的瘘可将瘘口边缘切除，重新缝合；④结肠移植术，适用于早期胃食管吻合口瘘，全身情况较好者。

（张福伟）

参考文献

［1］湖南医科大学. 医学临床"三基"训练医师分册［M］. 3 版. 长沙：湖南科学技术出版社，2005.
［2］吴肇汉. 外科学学习指导［M］. 北京：人民卫生出版社，2003.
［3］顾恺时. 胸心外科手术学［M］. 2 版. 北京：人民卫生出版社，1996.

第四节　纵隔肿瘤

【场景一】男性患者，45 岁，因右侧眼睑下垂 3 个月，加重 1 个月入院。患者于入院前 3 个月无明显诱因逐渐出现右侧眼睑下垂伴复视，症状常在晨起半小时后出现，逐渐加重，曾在当地医院就诊，怀疑为"重症肌无力"，给予"吡斯的明"、"泼尼松"治疗，症状好转。1 个月前患者"感冒"后出现复视及右侧眼睑下垂加重，服"吡斯的明"、"泼尼松"效果不明显。为进一步治疗来本院求治，门诊以"重症肌无力"收入住院。起病以来，患者无明显四肢无力，行走正常，无偏身麻木、无力，无头晕、头痛，无视物模糊、耳鸣、视物旋转，无跌倒发作，无肢体抽搐、大小便失禁、意识丧失等。无发热，饮食、大小便正常，精神好，无体重下降。入院查体：体温 36.7 ℃，脉搏 83 次/分，呼吸 20 次/分，血压 135/85 mmHg。双肺呼吸音清晰，未闻及干湿性啰音。心率 83 次/分，律齐，无杂音。腹部无异常。神经系统相关检查：嗅觉、视力无异常，粗测左眼外侧视野缩窄。

右眼球活动外展、上视受限。右侧眼睑下垂，未见眼球震颤，双瞳孔等大等圆，对光反射灵敏，调节、辐辏反射正常。角膜反射灵敏，张口无受限，无下颌偏斜，咬合有力。额纹、鼻唇沟两侧对称，露齿无口角偏斜，鼓腮检查不漏气。伸舌不偏，未见舌肌震颤及舌肌萎缩。肢体痛、温、触觉检查无异常，关节位置觉、震动觉检查存在。双侧肢体肌张力正常，肌力 5 级。指鼻试验、跟膝胫试验稳、准。闭目难立征正常。浅反射及深反射正常。双侧 Babinski 征、Chaddock 征、Schaffer 征、双划征、Babinski 加强征阴性。颈软，Brudzinski 征、Klinefelter 征阴性。直腿抬高试验阴性。

提问：

（1）该患者可能的诊断是什么？需与哪些疾病鉴别？

（2）如进一步明确诊断还需要什么检查？

（一）基础知识

1. 重症肌无力的发病机制

重症肌无力的病因及其确切的发病机理目前仍不明确。目前一般都认为是一种自身免疫性疾病。多数患者（80% 以上）伴有胸腺肥大、增生或胸腺肿瘤；也可与甲状腺功能亢进、多发性肌炎、皮肌炎、类风湿性关节炎、红斑狼疮、干燥综合征等同时存在。过度疲劳、病毒感染、分娩等可能为诱因。少数患者可有家族史，如家族性遗传性重症肌无力。大量的研究发现，重症肌无力患者神经肌肉接头处突触后膜上的乙酰胆碱受体数目减少，受体部位存在抗乙酰胆碱受体抗体，突触后膜上有 IgG 和 C3 复合物的沉积。并且证明，血清中的抗乙酰胆碱受体抗体的增高和神经肌肉接头处突触后膜上的沉积所引起的有效的乙酰胆碱受体数目减少，是本病发生的主要原因。而胸腺是乙酰胆碱受体抗体产生的主要场所，本病的发生一般与胸腺有密切关系。所以，调节人体乙酰胆碱受体，使之数目增多，化解突触后膜上复合物的沉积，抑制抗乙酰胆碱受体抗体的产生是治疗本病的关键。

2. 重症肌无力的分类

重症肌无力根据受累肌群范围的临床表现及严重程度可分为以下类型。①眼肌型：以眼外肌受累症状为主，表现眼睑下垂、闭目无力、复视、斜视或眼球固定；②延髓性麻痹型：以延髓肌受累症状为主，表现为吞咽困难，饮水发呛，咀嚼无力，构音障碍，发音不清；③全身型：以四肢躯干肌症状为主，表现为四肢运动及抬头无力，以及呼吸困难等。

（二）解答与分析

典型的重症肌无力诊断并不困难，根据临床特征，如受累骨骼肌极易疲劳，经休息和服用抗胆碱酯酶药物后症状减轻或好转，即可诊断。该病例中患者主要表现为眼外肌受累的症状，如右侧眼睑下垂、复视，并且具有晨轻暮重，活动后加重，休息后减轻的特点。加之服用吡斯的明及激素后症状缓解，故临床上基本可确诊眼肌型重症肌无力。但重症肌无力在临床上需与以下可致眼外肌或全身肌肉无力的疾病相鉴别。

1. 各种原因所致的眼肌麻痹

眼肌麻痹常见原因为先天性动脉瘤及颅底蛛网膜炎，常引起单独动眼神经麻痹，并有滑车及外展神经瘫痪，常为一侧，发病较急（尤以动脉瘤为最急）。与休息及疲劳无关，眼内肌也往往受损。脑脊液检查可发现出血及白细胞轻度增加。

2. 眼肌营养不良症

易与单纯眼肌型肌无力相混淆，眼肌营养不良症起病隐匿，青年男性多见，病情无波动，抗胆碱酯酶药物治疗无效等可作鉴别。

3. 格林－巴利综合征

可有颅神经瘫痪或四肢瘫痪，需与重症肌无力各型相鉴别。但前者发病较急，无疲劳现象，注射新斯的明后症状无变化。两周后可有脑脊液蛋白细胞数分离现象。

4. 运动神经元病

可为延髓及肢体瘫痪。而很少有眼肌瘫痪，其瘫痪表现为下单元型（肌萎缩及肌纤维震颤），又可表现为上单元型（肌张力增高，腱反射亢进，病理反射阳性）。

5. 延髓麻痹

是延髓肌型肌无力所需鉴别的疾病。借助舌肌萎缩、肌束颤动、强哭、强笑等情感障碍，以及抗胆碱酯酶药物治疗无效等可作鉴别。

6. 肌营养不良症

多发性肌炎等，需与单纯肢带型重症肌无力相鉴别。肌营养不良、多发性肌炎者常起病慢或伴肌肉压痛，病情无明显波动，近端肌肉肌力减退明显以及血清乳酸脱氢酶、肌酸磷酸激酶等酶活性增高可作鉴别。

7. 肌无力综合征

中老年男性肺癌患者伴发的肌无力和易疲劳现象。患者肌无力在短暂用力收缩后肌力增强，持续收缩后又呈肌无力疲劳表现，高频神经重复刺激波

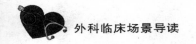

幅明显增高，依酚氯铵或新斯的明试验呈阴性等特征，可与重症肌无力患者相鉴别。

8. 神经官能症

可发生肌疲劳，但常在清晨重，至下午则逐渐好转，与重症肌无力患者肌无力时间相反。常有明显精神因素，暗示治疗效果较好。

鉴于以上分析，故该患者除行三大常规、生化全套，心电图、胸片等检查外，还需行肌电图及胸部 CT 检查，其中肌电图检查通过对靶神经的高频重复刺激可诱发肌肉疲劳，具有直观的诊断效果，胸部 CT 检查用以了解患者是否合并胸腺瘤或胸腺增生。此外，还可通过依酚氯铵或新斯的明试验来间接验证是否存在肌无力：①依酚氯铵试验：依酚氯铵 10 mg，先静脉注射 2 mg，观察 20 秒，若无不良反应，则于 30 秒内将其余的 8 mg 注入。0.5 ～ 1 分钟内肌肉无力现象明显好转为阳性。目前多用于肌无力危象种类的鉴别；②新斯的明试验：用甲基硫酸新斯的明 1.0 ～ 2.0 mg，皮下注射。注射后，每 10 分钟观察 1 次，共 6 次，计 60 分钟。肌无力症状明显好转为阳性。为减少新斯的明的副作用，可同时肌肉注射阿托品 0.5 mg。另外，重症肌无力患者往往血清中可监测出乙酰胆碱受体抗体，也有助于重症肌无力的诊断。若行手术治疗，尚需进行凝血、血型、肝炎系列检查。

【场景二】 该患者入院后完善相关检查，血尿便三大常规未见明显异常，胸片示：两肺野清晰，未见实质性病变，双侧肺门影响不大，上纵隔影不宽，心影形态、大小未见异常，双膈面光整，两肋膈角锐利。心电图检查提示窦性心律。胸部 CT 示胸腺增大，双肺未见明显异常。肌电图检查单纤维肌电图重复电刺激阳性，新斯的明试验结果阳性。血清免疫学检查乙酰胆碱受体抗体阳性。考虑患者重症肌无力诊断明确同时合并胸腺增生，完善术前相关检查，后行胸腺切除术，术中见胸腺明显增生增大，未见胸腺肿瘤，胸腺与周围组织无粘连。术程顺利，术毕留置纵隔引流管一根，术后患者安返病房。

提问：

（1）重症肌无力是否均需手术治疗？

（2）手术切除多大的范围？

（一）基础知识

1. 胸腺在重症肌无力发病过程中的作用

胸腺在重症肌无力的发病中有特殊的意义，80% 以上伴有胸腺肥大、增生或胸腺肿瘤。重症肌无力患者胸腺中的生发中心有对乙酰胆碱受体特异的T细胞，由于对自身抗原决定簇的交叉反应，其所产生的乙酰胆碱受体抗体能够阻断乙酰胆碱与神经肌接头处乙酰胆碱受体的正常结合，并在补体的参与下溶解、破坏乙酰胆碱受体，引起肌无力。切除胸腺可通过以下机理产生治疗作用：①去除抗原发源地；②减少抗体的产生；③减少直接作用于神经肌接头的致敏T杀伤细胞；④减少致敏T辅助细胞，该细胞能促进外周淋巴细胞产生乙酰胆碱受体抗体；⑤减少产生乙酰胆碱受体抗体的B细胞；⑥减少"胸腺因子"（"胸腺因子"能活化介导受体溶解的补体通路）。

2. 胸腺切除术手术适应证

（1）重症肌无力合并胸腺瘤，应进行胸腺切除术。

（2）无胸腺瘤的全身型重症肌无力，特别是经抗胆碱酯酶药、免疫抑制剂及血浆置换法治疗无效的重症肌无力患者。

（3）对单纯眼肌型肌无力目前多数主张手术切除胸腺。

（二）解答与分析

国际上曾对单纯眼肌型肌无力是否需手术治疗存在争论。不主张手术者认为，单纯眼肌型肌无力一般不危及患者生命，又有约30%自然缓解的可能，且手术需正中开胸，尚存一定程度风险，故对无胸腺瘤的单纯眼肌型肌无力患者不推荐手术。但主张手术的专家认为，胸腺切除治疗疗效不仅与全身型肌无力相同，且单纯眼肌型肌无力随着术后时间的延长，疗效会明显提高。目前随着对胸腺与重症肌无力关系的进一步阐明以及大量的相关临床试验报告，证明胸腺切除术治疗重症肌无力不仅有较高的安全性，而且术后效果明显，故主张对于能够耐受手术的患者建议手术治疗。本例患者属于眼肌型肌无力者，但术前服用抗胆碱酯酶药及激素，症状控制效果欠佳，在此种情况下，加大药物剂量会带来各种各样的并发症，故积极早期手术治疗就十分必要。

至于手术范围，建议探查整个前纵隔区，两侧切除至膈神经，上下分别至颈根部及膈肌水平，将区域范围内所有的胸腺组织及脂肪组织一并剔除。之所以划定这一切除范围，是在于目前对胸腺的解剖学认识。研究表明胸腺腺体广泛分布于纵隔脂肪甚至颈部脂肪中，如果不清除上述脂肪组织，可能存在于上述脂肪组织内的异位活性胸腺小体继续发挥功能而影响重症肌无力术后症状的改善。因此，重症肌无力手术成功的关键在于完整切除胸腺及彻底清除前纵隔的脂肪组织。

【场景三】术后早期患者一般情况好，生命体征平稳，术后当晚麻醉清醒后顺利拔除气管插管，拔管后即给予患者口服溴吡斯的明，同时静脉给予少量激素维持治疗。术后至第 2 日晨纵隔引流管引流量约 200 mL，色红，术后尿量约 3 500 mL。术后第 1 日，患者生命体征稳定，精神尚可，但神情略显倦怠，邻近中午时患者诉胸闷、气促及四肢乏力不适，自感呼吸费力困难，查体：听诊双肺呼吸音清，未及明显干湿啰音。后予面罩吸氧对症处理，当时心电监护示心率 145 次/分，氧饱和度 91%，呼吸 30 次/分，考虑溴吡斯的明用量不足，后临时增加 60 mg 剂量口服，但病情未见好转，下午14 时患者出现明显呼吸窘迫，大汗淋漓，血氧饱和度下降至 50%，口唇发绀，神志不清，大便失禁，随即出现呼吸心脏骤停。后立即给予床边心肺复苏、气管插管、呼吸机辅助呼吸，同时予肾上腺素、地塞米松等抢救措施，并予新斯的明注射。抢救 3 分钟后，患者恢复自主心律，心率升至 120 次/分，血压升至 150/98 mmHg，期间查电解质示低钾血症（2.2 mmol/L），即予高钾微量泵缓慢静脉输注，2 小时后患者神志转清，复查血钾情况，（3.5 mmol/L），患者四肢肌力逐渐恢复，呼吸窘迫感明显缓解。此后患者一般情况逐渐改善，病情趋于稳定，后逐步停用呼吸机并拔除气管插管，于术后第 20 天顺利出院，出院时患者右侧眼睑下垂及复视较前明显好转，口服溴吡斯的明用量较术前减少，并停用激素。

提问：

（1）该患者发生肌无力危象的原因是什么？

（2）如何评价手术效果？

（一）基础知识

1. 肌无力危象

由于肌无力患者呼吸、吞咽困难加重，以致不能维持基本生活、生命体征，危及患者生命时，称为肌无力危象。感染、分娩、妊娠、药物应用不当（抗胆碱酯酶停用、过量，卡那霉素、链霉素等的使用）均可诱发。根据肌无力危象发生的原因可分为 3 种情况：①重症肌无力性危象。系由疾病自身发展和抗胆碱酯酶药物不足所引起。临床表现吞咽、咳嗽不能，呼吸窘迫，不能维持正常的换气功能，乃至呼吸停止的严重情况。以瞳孔扩大、浑身出汗、腹胀、肠鸣音正常和新斯的明注射后症状好转等为其特点。

2. 胆碱能性危象

由使用抗胆碱酯酶药物过量所引起。患者除有肌无力表现外，还伴有瞳孔缩小、浑身出汗、肌肉跳动、肠鸣音亢进，肌肉注射新斯的明后症状加重等为其特征。

3. 反拗危象

由于感染、中毒和电解质紊乱，对抗胆碱酯酶药物治疗不敏感所致，表现为应用抗胆碱酯酶药物后暂时减轻，继之又加重的临床状态。

（二）解答与分析

1. 重症肌无力危象的常见诱因

重症肌无力危象的常见诱发因素有感染、外伤、精神刺激、过度疲劳、应用神经肌肉阻滞药物如链霉素、庆大霉素等。本例患者术后早期生命体征稳定，能够顺利拔除气管插管说明术后当时全身肌力基本正常，术后引流量也不多，也未予输血，基本排除大出血创伤加重肌无力的可能。同时为减少肌无力危象发生，术后即开始给予溴吡斯的明口服并予甲强龙静脉滴注，术后处理措施得当。但病情在第二天突然发生变化，最可能的诱发因素是低钾血症。正常情况下，血液中钾离子对维持神经和肌肉的应激性至关重要。细胞外液中钾浓度降低则神经肌肉应激性降低，在神经肌肉接头处突触后膜上的乙酰胆碱受体数目减少。体内存在乙酰胆碱受体抗体的条件下，更易出现肌肉麻痹症状。该患者由于术前禁食、术后尿量多（16 小时达 3 500 mL，按照 1 000 mL 补钾 1 g 计算，术后应当补充至少 3 g 氯化钾），故而造成低钾，诱发重症肌无力危象。虽然，低钾诱发肌无力危象较为少见，但从此例我们可以看出术后水电解质平衡对重症肌无力患者术后的康复至关重要，维持内环境的稳定是预防和减少肌无力危象的必需条件。

2. 手术效果判断

首先，该患者术后症状缓解，如右侧上睑下垂、复视，说明手术有效。其次，重症肌无力非手术治疗的患者往往会在症状控制不佳时增大溴吡斯的明用量，而加大胆碱酯酶抑制剂的用量会带来胆碱能过量的副作用，如口水多、腹痛、腹泻等。这种情况下，医生会协同使用少量激素，以提高疾病控制效果并减少胆碱酯酶抑制剂的用量。但长期服用激素亦会带来诸如消化系溃疡、皮肤紫纹、面部浮肿等诸多副作用。因此，在药物控制症状效果不佳时，采用手术切除胸腺就有必要了。该患者术后不仅溴吡斯的明用药量较术前减少，而且能够停用激素，也间接的说明手术的有效性。

（李　辉）

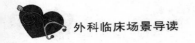

参考文献

[1] 张广生. 重症肌无力[J]. 中国实用乡村医生杂志, 2007, 14 (2): 6-8.

[2] 郑晓璇, 方小君, 李琼妹, 等. 1 例低钾诱发重症肌无力危象患者的抢救护理[J]. 现代临床护理, 2006, 5 (4): 86-87.

[3] 刘爱东, 李柱一, 林宏. 重症肌无力和胸腺的关系 (综述)[J]. 中国神经免疫学和神经病学杂志, 2007, 14 (6): 327-330.

[4] 贾民, 史松, 张靖华. 重症肌无力外科治疗进展[J]. 新疆医科大学学报, 2005, 28 (9): 912-913.

第五节　先天性心脏病

【场景一】患儿，女，8 岁，因"发现先天性心脏病 8 年"入院。患儿出生后 1 个月即因体检发现心脏杂音被当地医院诊断为先天性心脏病，当时因年纪尚小及家中经济原因，一直未行手术治疗。8 年来，平素活动情况好，无活动后胸闷、气促、胸痛、口唇发绀、咳嗽、咯血、双下肢水肿等，但智力发育水平及语言能力低下，学习能力较差。患儿家属为求手术矫形治疗心脏畸形入院。入院查体：体温 37.2 ℃，脉搏 90 次/分，呼吸 18 次/分，血压 87/64 mmHg，体重 24 kg，营养中等，智力低下，体检基本合作。头颅大小正常，面色红润，特殊面容，眼距宽，眼裂小，眼外角上斜，鼻梁低平，双侧通贯手。胸廓对称，无畸形，两侧呼吸运动对称，语颤对称，无胸膜摩擦感，双肺叩呈清音，双肺呼吸音清，未闻及干湿啰音，无胸膜摩擦音。心前区无异常搏动隆起，胸骨左缘第 3、4 肋间可触及震颤，心尖冲动位于第 5 肋间左锁骨中线处，心界稍向左扩大，心率 90 次/分，律齐，P2 增强，胸骨左缘第 3、4 肋间可闻及粗糙收缩期吹风样杂音，Ⅲ/6 级，较为固定。余瓣膜区未闻及杂音。周围血管征阴性。

提问：

（1）该患儿的可能诊断？

（2）为明确诊断需进一步行哪些检查？

（一）基础知识

1. 先天性心脏病的分类

先天性心脏病临床根据左右两侧心腔及大血管之间有无特殊的通道及血液分流的方向分为三大类：①左向右分流型（潜在发绀型）：正常时由于体

循环压力高于肺循环，左心的压力高于右心，故血从左向右分流而不出现青紫。当肺循环压力超过体循环时，右心内未经肺氧合的静脉血流向左心，造成主动脉内血氧和饱和度降低，从而产生不同程度的青紫。常见有房间隔缺损，室间隔缺损，动脉导管未闭。②右向左分流型（青紫型）：该型中多数存在异常的心内交通或大血管位置异常，使得静脉血不经过肺直接流向左心系统进入体循环，故而产生持续性的发绀。此型常见有完全性大动脉转位、右室双出口、三尖瓣闭锁、单心室等。③无分流型：常见有肺动脉狭窄、主动脉缩窄和右位心等，由于不存在心内异常交通，故无动静脉血混合，临床上往往不出现发绀，但对于程度较重的肺动脉狭窄，如法洛四联症，由于肺动脉发育不全，造成流经肺部的血液减少，血氧和饱和度降低，故而出现紫绀。

2. 先天性心脏病的病因及其与唐氏综合征的关系

心脏是胚胎发育过程中第一个形成的器官，其发育过程极其复杂，涉及多种因素在不同时间和空间的相互作用。目前认为引起小儿先天性心脏病的病因包括两大类，即内在因素和外在因素。

（1）内在因素。

内在因素主要与遗传有关，包括单基因遗传缺陷、染色体畸变、先天性代谢紊乱和多基因遗传缺陷：①单基因遗传性疾病：包括常染色体显性、隐性遗传性疾病和 X 隐性连锁性疾病。由单基因突变所致的先心病约占 3%；②多基因遗传缺陷：多数为心血管畸形而不伴有其他畸形，包括了全部先心病病例的 90% 以上；③染色体畸变：约占 4%～5%，多伴有心脏外其他畸形。其临床类型有：21 - 三体综合征、18 - 三体综合征、13 - 三体综合征和染色体 4 或 5 臂缺失症（又称猫叫综合征）；④先天性代谢紊乱：其基本缺陷是某种酶缺乏，如 Ⅱ 型糖原累积病和同型半胱氨酸尿症，心血管畸形表现为巨大心脏、肺动脉和主动脉瓣关闭不全等。

21 - 三体综合征又称唐氏综合征，系因细胞多出一条 21 号染色体而造成的发育畸形。该病显著的临床特点是患儿智力低下、发育迟缓，同时合并极其特殊的面容，故又被称为先天愚型。该病患儿中 45%～60% 有先天性心脏病，其中 45% 为完全性房室管畸形（complete atrioventricular canal malformation，CAVD），35% 为室间隔缺损（ventricular septal defect，VSD），8% 为房间隔缺损（atrial septal defect，ASD），4% 为法洛四联症，而大动脉和内脏转位少见。

因此，在诊断先天性心脏病的同时需注意患儿发育、智力等情况，必要时行染色体检查，排除有无遗传致病因素。

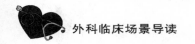

（2）外在因素。

外在因素主要与宫内感染、药物和环境因素等有关：①宫内感染：心脏胚胎发育的关键时期是在第 2～8 周，先天性心脏病的形成主要在这一时期。在这一时期内，孕妇如发生风疹、麻疹、流行性感冒、流行性腮腺炎和柯萨奇病毒感染等，则胎儿出现心血管畸形的风险明显增高；②药物或疾病：孕妇在妊娠早期，如果应用某些药物如孕酮、苯丙胺、抗癌药和甲苯磺丁脲（又名甲糖宁）等，或患有糖尿病等疾病，则其胎儿患先天性心脏病的概率明显提高；③环境因素：孕妇在工作环境或生活环境中接受过量的放射性物质或毒物，如染料、油漆、涂料等，则胎儿患先天性心脏病的概率明显增高；④个人行为：母亲在怀孕期间酗酒和吸烟是先心病的危险因素。

总之，先天性心脏病主要是由于胚胎期遗传因素和环境因素共同作用、相互影响，导致心血管系统发育异常所引起。

（二）解答与分析

诊断方面，首先该患儿具有极为典型、特殊的面容及体征，如：眼距宽，眼裂小，眼外角上斜，鼻梁低平，双侧通贯手，加之智力发育水平低下，诊断为唐氏综合征（又名先天愚型，21 - 三体综合征）不难，但确诊需靠染色体核型分析，故该项检查必要。其次，患儿心脏杂音也较为典型，凭借胸骨左缘第 3、4 肋间伴有震颤的收缩期杂音以及 P2 亢进，室缺诊断基本能够成立，但对于复杂先心或杂音不典型的室缺病例，除常规行胸片、心电图检查以了解心脏大小、肺部情况及心电活动情况外，心脏彩超检查不仅可以明确诊断，同时还可以详细评估室缺情况，如：缺损大小、具体位置、肺动脉压力等，以便指导手术治疗。另外，如果预备手术治疗，那么必须行腹部 B 超检查，尤其是泌尿系 B 超，了解肾脏发育情况，排除有无单肾、马蹄肾、多囊肾等，因为先心病患者往往合并身体其他脏器的畸形，若术前存在隐匿性的肾脏疾病，体外循环后发生肾功能衰竭的风险将成倍增加，严重者将危急患儿生命，基于以上原因，该患儿术前必须行胸片、心电图、心脏彩超及腹部 B 超检查。对于心脏彩超检查仍不能明确诊断或合并中重度肺动脉高压的患者，还必须行 CTA、多分辨率分析（multiresolution analysis，MRA）或心导管检查，达到明确诊断及评估手术风险及可行性的目的。

【场景二】该患儿入院后，完善相关辅助检查，胸部 X 射线检查：双肺纹理增多、增粗、杂乱，未见明确实质性病变，右肺门影增大，心影增大，以右心为著，双侧肋膈角锐利。考虑为左向右分流型先天性心脏病。心电图检查：窦性心律，房室传导阻滞（Ⅰ度），右心室肥大，右心房肥大，T 波改变。腹部 B 超检查：肝、胆、脾、胰、双肾、膀胱未见异常回声。心脏彩超：右心房及右心室轻度扩大，肺动脉轻度增宽。室间隔膜部回声失落，大小约为 5.4 mm，应用彩色多普勒超声检查探及经室缺左向右分流，分流速度较低，约 1.9 m/s。应用彩色多普勒超声检查探及三尖瓣及肺动脉瓣轻度反流，瓣叶本身无明显增厚。经三尖瓣反流测肺动脉压约 66 mmHg。左、右室流出道正常。大血管位置及连接关系正常。主动脉内径正常。未见动脉导管未闭征象。未见心包积液。术前相关检查无手术禁忌证。后于入院后第 3 天，于全麻体外循环下行室间隔缺损修补术，术中见右心室明显增大，未见双上腔静脉、肺静脉异位引流、动脉导管未闭等畸形。右心室表面肺动脉下方可扪及细震颤，房间隔完整，室间隔缺损位于膜部，大小约 5 mm，缺损周围后下缘为三尖瓣环和二尖瓣交界，上缘为主动脉瓣环，前下缘为肌肉组织，室上嵴发育欠佳，膈束肥厚，右室壁肥厚。探查完毕，后取部分心包补片修补室缺。

提问：

（1）室间隔缺损相关检查可能出现何种异常？

（2）室间隔缺损的手术指征是什么？

（3）室间隔缺损手术方法有哪些？

（一）基础知识

1. 室间隔缺损的病理生理改变

室间隔缺损的病理生理影响，主要是由于左右心室相沟通，引起血液分流，以及由此产生的一系列继发性变化。分流量的多少和分流方向取决于缺损口径的大小和左右心室之间的压力阶差，而后者又取决于右心室顺应性和肺循环阻力情况。

在肺循环阻力和体循环阻力正常的情况下，左心室收缩期压力明显高于右心室，两者比值约为 4∶1。存在室间隔缺损时，每当心室收缩，血液通过缺损产生左向右分流。婴儿出生后头几周内，由于肺小动脉仍保持一定程度的胚胎时期的高阻力，因此左向右分流量少，随着肺小动脉阻力的下降，此后分流量逐渐增多。由于肺血流量增多，肺静脉和左心房压力亦随之升高，肺间质内的液体增多，肺组织的顺应性降低，肺功能受损，且易招致呼吸系感染。因此，分流量较多时，特别在婴幼儿时期，会出现呼吸窘迫。呼吸困难增加能量消耗，加以体循环血流量相应减少，因而影响全身发育。心室水平的左向右分流，使左、右心室负荷均增加。起初，随着肺血流量的增

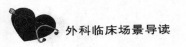
多，肺总阻力可作相应调节，因而肺动脉压力增高不明显（肺血管床正常时，肺血流量增加 4 倍，仍可依赖肺总阻力的自身调节而保持肺动脉压力无明显变化）。继之，肺小动脉发生痉挛、收缩等反应性改变，肺血管阻力随之增加，肺动脉压力亦相应升高，肺静脉和左心房压力反见下降，肺间质水肿合肺组织顺应性相应好转，呼吸功能和呼吸系感染等可随之改善。虽然有这种相对平衡和缓解阶段，但是肺小动脉却逐步由痉挛等功能性改变，向管壁中层肌肉肥厚、内膜增厚、管壁纤维化和管腔变细等器质性改变方面发展，使肺动脉阻力日益升高，产生严重的肺动脉高压。随着上述病理生理演变，左向右分流量由逐渐减少发展至双向分流，以至最终形成右向左分流，后者使体循环动脉血氧饱和度减低，出现口唇及指、趾端发绀，进行体力活动时尤甚，即所谓艾森曼格综合征。

2. 艾森曼格综合征

艾森曼格综合征（Eisenmenger's Syndrome）一词，以往曾用以称一种复合的先天性心脏血管畸形，包括室间隔缺损、主动脉右位、右心室肥大而肺动脉正常或扩大者。患者有发绀。本病与法洛四联症不同之处在于本病并无肺动脉口狭窄。自心脏导管检查在临床上广泛应用以来，通过对先心病的血流动力学研究，艾森曼格综合征一词多用以指心室间隔缺损合并肺动脉显著高压伴有右向左分流的患者。推而广之，心房间隔缺损、动脉导管未闭、主动脉—肺动脉间隔缺损等先心病发生肺动脉显著高压而有右至左分流时，都可有类似的临床表现，亦可以归入本综合征的范畴。因此本综合征可以称为肺动脉高压性右至左分流综合征。一般而论，室间隔缺损患者发生本综合征的较多，且发生年龄较早，可能与该畸形原来的左至右分流可从左心室直接喷入肺动脉，冲击肺血管而使胎儿期肺动脉的高阻力状态得以持续发展有关。动脉导管未闭和房间隔缺损发生综合征者则较少亦较晚。临床上一旦发展至艾森曼格综合征，即预示着丧失手术机会，因此时肺动脉压力已经发展至重度高压，右向左分流已成为右心缓解压力的通路。若强行手术修补缺损、阻断分流，右心室将无法承受过高的肺动脉压力，必将发生右心衰竭，导致患者死亡。故对于先天性心脏病，就要积极早期手术矫正，以免发展至艾森曼格综合征而丧失治疗机会。

（二）解答与分析

1. 室间隔缺损的临床表现

室间隔缺损时典型病例可在胸骨左缘第 3、4 肋间闻及响亮、粗糙的全收缩期杂音，伴有震颤，分流量较大的缺损于肺动脉瓣听诊区可闻及第 2 音增强或亢进。

（1）X射线检查。小型缺损的胸部平片提示心肺基本正常，肺纹理正常或稍增粗增多。中大型缺损有大量分流者肺纹理明显增粗增多，肺动脉段突出，肺门动脉扩张，搏动增强，甚至呈"肺门舞蹈"征，左右心室增大，左房轻度增大。并发重度肺动脉高压者，肺动脉呈瘤样扩张，肺门血管呈"残根状"，肺血流量减少。

（2）心电图检查。小型缺损的心电图多为正常或左室高电压。中大型缺损随着肺血管阻力的逐步增高，心电图往往表现为右室肥大，部分患者会合并右束支传导阻滞。

（3）超声心动图。超声心动图可明确室缺的位置、大小及分流方向，同时还可以通过三尖瓣反流测算肺动脉压力，评估肺血管阻力情况。肺血管阻力发展至重度肺动脉高压时，彩超上往往提示分流减少，甚至出现右向左分流。

2. 室间隔缺损的手术指征

室间隔缺损如不手术治疗，其平均寿命为25～30岁，出现艾森曼格综合征后，生命期限明显缩短，故目前主张早期手术矫治。缺损直径小于5 mm的缺损约20%可在学龄前自行闭合，但对大于5 mm的缺损往往自行愈合困难，最终仍需要手术治疗，手术时间宜在学龄前期进行。但对缺损大于10 mm，有心衰、肺部感染无法控制的婴儿，可不考虑年龄限制，尽早手术治疗。

3. 室间隔缺损的手术方法

根据缺损大小不同，修补方法主要有以下两种。

（1）单纯缝合法。适用于缺损小于1 cm，且边缘为白色组织者，一般采用间断带垫片褥式缝合，直接缝在纤维组织上使缺损闭合。

（2）补片修补法。适于较大缺损，周边纤维不全以及干下型、隔瓣下型室缺，可连续缝合，也可间断褥式缝合，补片可取自体心包也可采用外用材料修补，但缝合时注意避免对传导束及主动脉瓣的损伤，以免造成术后完全性房室传导阻滞和主动脉瓣关闭不全。

【场景三】该患儿手术过程顺利，但手术结束，心脏复跳后自主心率较慢，心电图波形提示房室分离，疑损伤传导束或术中传导束附近组织水肿压迫导致传导功能障碍，后予留置心外膜起搏导线。术后患儿恢复情况好，查体原胸骨左缘第3、4肋间收缩期震颤及杂音消失，复查心脏彩超：室间隔修补术后，未见明确分流频谱。为促进传导束功能恢复，除予异丙肾上腺素

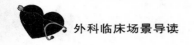

持续静注提高窦房结自律性、改善房室传导，还应用适量激素以减轻心肌组织水肿，改善传导束功能，但术后连续观察 3 周，复查心电图仍提示：完全性房室传导阻滞。考虑患儿完全性房室传导阻滞为永久性，后于左前胸壁皮下植入永久性起搏器，以提高患儿心率及满足日常生活需要。起搏器植入后，顺利拔除原心外膜起搏导线，观察 1 周后出院。

提问：

（1）室间隔缺损修补术后，可能会出现哪些并发症？

（2）三度房室传导阻滞的心电图特征有哪些？

（一）基础知识

正如身体的肌肉由神经系统控制一样，心脏的心肌活动也受神经的调节，但心脏的神经不是由我们平时所讲的神经细胞构成，而是一群特殊分化的心肌细胞，其具有高度自律性，可调节心脏收缩活动的节律。解剖上讲心脏的传导束首先由窦房结开始发出，通过心房内的三条结间束到房室交界处，尔后至左、右束支和浦肯野纤维。其中窦房结位于右心房与上腔静脉交界处的心外膜下，房室结位于房间隔下方由冠状静脉窦，Todaro 腱及三尖瓣所构成的 Koch 三角顶端，在此三角区域内房室结及房室束穿行而过，膜部室缺时房室束位于缺损的后下方，心内膜垫缺损时则位于缺损的前上方。由于传导组织与正常心肌外观上无明显差异，术中无法将传导组织与正常心肌辨别，故该区域手术损伤传导束及房室结的可能性较高，术后发生传导阻滞等心律失常的概率较高。

（二）解答与分析

心脏术后除了可能会出现出血、心包填塞、感染、胸骨骨髓炎、肺炎、残余漏等情况外，完全性房室传导阻滞是较为严重的一种术后并发症，往往会危及患者生命。

影响术后心电传导的因素很多，主要有：①缝线直接损伤传导组织或束捆传导组织；②术中钳夹、牵拉传导组织或缝线紧靠传导组织，致使局部张力过高，组织水肿；③传导系统的冠状动脉血供不充分；④主动脉阻断心肌缺血时间过长，心肌保护不当引起心肌水肿；⑤复苏后心衰，心脏过度膨胀致心内膜下缺血；⑥低温可产生 P－R 间期延长；⑦围手术期用药（例如心脏停搏液中的高钾、普鲁卡因、利多卡因、钙通道阻滞剂、β 受体阻滞剂等）使 P－R 间期延长。以上诸因素均可导致完全性房室传导阻滞，其中术中操作损伤房室结和房室束是造成完全性房室传导阻滞的重要原因。正确认识传导组织的解剖位置是防止完全性房室传导阻滞的基础，故在修补前需明确 Koch 三角的位置，在该危险区操作时可采取浅缝、超越或转移等方法以避免损及传导组织，同时需注意加强围手术期的心肌保护，减少和预防完全性房室传导阻滞的发生。

完全性房室传导阻滞的心电图特征有：①P 波与 QRS 波群相互无关；②心房率大于心室率，心室率往往小于 60 次/分；③波形上 P 波多为窦性或起源于异位心房内起搏点，QRS 波往往宽大畸形，但 QRS 波具体形态与阻滞部位相关，如阻滞位于房室束分支以上，则心室逸搏点多源于房室交界区紧靠分支处出现高位心室自主心律，QRS 波不宽；如阻滞位于双束支，则心室起搏点为低位心室自主心律，QRS 波增宽畸形。邻近房室交界区高位逸搏心律的速率常在 40～60 次之间，而低位心室自主心律的速率多在每分钟 30～50 次之间。

（李　辉）

参考文献

［1］ 石琳，李仲智，李晓峰. 先天性心脏病的病因及发病机制研究［J］. 继续医学教育，2006，20（18）：4-6.

［2］ 杨杰，姚松朝，贝亚军. 先天性心脏病术后完全性房室传导阻滞 6 例分析［J］. 中国心血管杂志，2000，19（1）：70.

第六节　风湿性心瓣膜病

【场景一】患者周某，男性，35 岁。20 余年前有双侧肩、膝关节游走性疼痛病史，4 年前无明显诱因出现活动后胸闷、心悸、气促，无畏寒、发热，无胸骨后压榨感，无胸痛、咯血，无咳粉红色泡沫痰，休息后症状可缓解。上述症状反复发作，并有逐渐加重趋势，现爬 3 层楼梯即感心悸、气促明显，但无夜间阵发性呼吸困难，无尿少、双下肢浮肿。查体：体温 36.7 ℃，脉搏 90 次/分，呼吸 16 次/分，血压 142/66 mmHg。胸廓两侧对称，无压痛，双肺呼吸运动对称，叩呈清音，双肺呼吸音清，两肺未闻及啰音。心尖冲动位于左第五肋间锁骨中线外侧 0.5 cm，心前区无异常搏动隆起，无抬举性冲动、震颤或心包摩擦感，心率 90 次/分，律齐，心尖部可闻及舒张期隆隆样杂音，胸骨右缘第 2 肋间可闻及收缩期Ⅲ/6 级喷射样杂音，胸骨左

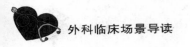

缘第 3 肋间可闻及舒张期叹气样杂音。水冲脉、毛细血管搏动征阳性。余无特殊。

提问：

（1）该患者的诊断？

（2）为明确诊断需进一步行哪些检查？

（一）基础知识

风湿性心瓣膜病是心胸外科临床上比较常见的后天性心脏病，是风湿热反复发作引致的心脏瓣膜病变。二尖瓣最易受累，主动脉瓣其次，三尖瓣及肺动脉瓣受累相对较少见。瓣叶纤维化增厚、钙化、瓣叶交接粘连、融合可导致瓣口狭窄；而瓣叶或腱索、乳头肌粘连、挛缩可导致瓣叶关闭不全形成反流。同一个瓣膜可同时存在狭窄与关闭不全。心脏瓣膜出现狭窄或关闭不全均会引起心脏血流动力学改变，最终导致心功能不全。

1. 二尖瓣狭窄

左心室舒张时左房血流向左室受阻造成左房增大、肺淤血、继发性肺动脉压力增高，心排出量降低。体征：可有二尖瓣面容，心尖部第 1 心音亢进，可闻及二尖瓣开瓣音和舒张期隆隆样杂音，P_2 亢进。

2. 二尖瓣关闭不全

左心室收缩时部分血流经过关闭不全的二尖瓣反流至左房，导致左心房、左心室容量负荷增加，左心房、左心室增大，肺循环淤血，肺动脉压力增高。体征：心尖部可闻及全收缩期粗糙的吹风样杂音，向腋前线及腋窝部传导。

3. 主动脉瓣狭窄

左心室收缩时血流射向主动脉受阻，左心室排血阻力增大，造成左心室肥大，最终导致心功能衰竭。体征：胸骨右缘第 2 肋间可闻及收缩期粗糙的吹风样杂音，向颈根部传导。

4. 主动脉瓣关闭不全

左心室舒张时，主动脉内的血液一部分返流入左心室，导致左心室舒张期充盈量增多，左心室扩大，左心室负荷加重，逐渐发生心肌肥厚和纤维化，失代偿时就出现心功能衰竭。体征：胸骨左缘 3、4 肋间可闻及舒张期泼水样杂音，向心尖部传导，因脉压差增大而出现周围血管征。

（二）解答及分析

该患者为中青年男性，20 余年前有风湿性关节炎病史，4 年前逐渐出现活动后胸闷、心悸、气促等心功能不全的表现，诊断考虑风湿性心瓣膜病。患者心脏方面的体征主要有：①心尖部可闻及舒张期隆隆样杂音，提示二尖瓣狭窄；②胸骨右缘第 2 肋间可闻及收缩期Ⅲ/6 级喷射样杂音，提示主动脉瓣狭窄；③胸骨左缘第 3 肋间可闻及舒张期叹气样杂音，水冲脉、毛细血管搏动征阳性，提示主动脉瓣关闭不全。为了进一步明确诊断，需要行超声心动图检查以了解心脏各瓣膜病变情况及心腔大小、心室壁、室间隔厚度，测定左心功能，了解肺动脉压力，观察有无合并其他畸形等。胸部平片对于判断心脏大小、肺循环情况也有一定的帮助。

【场景二】患者入院后行心脏彩超检查：二尖瓣口面积 1.0 cm^2；主动脉瓣右冠瓣、无冠瓣增厚，回声增强，主动脉瓣跨瓣压差达 43.6 mmHg。探及主动脉瓣反流频谱，二尖瓣前叶增厚，回声增强。探及二尖瓣中度返流频谱。确诊为：风湿性心瓣膜病：二尖瓣狭窄、主动脉瓣狭窄并关闭不全。胸片表现亦符合诊断。下一步拟行手术治疗。

提问：

（1）该患者二尖瓣狭窄程度及主动脉瓣病变程度？

（2）患者应采用哪种手术方式？

（一）基础知识

正常成年人二尖瓣瓣口面积为 4～5 cm^2，若瓣口面积小于 1.5 cm^2 即可产生血流障碍，维持患者生存的瓣孔面积至少是 0.5 cm^2。瓣孔面积在 0.9 cm^2 以下为重度狭窄，瓣孔面积在 0.9～1.4 cm^2 为中度狭窄，瓣孔面积在 1.4～2.0 cm^2 为轻度狭窄，瓣孔面积在 2.0～3.0 cm^2 为极轻度狭窄。风湿性二尖瓣狭窄可分为两种类型：①隔膜型（大瓣病变较轻）；②漏斗型（大瓣小瓣均病变较重，瓣口狭窄呈鱼口状，常伴关闭不全）。二尖瓣狭窄的突出症状是活动时呼吸困难。在左房高压期间，可有夜间阵发性呼吸困难、端坐呼吸、肺水肿及咯血；如有肺动脉高压存在，可出现浮肿、肝大等右心功能不全的症状。由于循环缓慢，以至末梢、颧部组织的毛细血管中不饱和氧合血红蛋白增多，引起紫绀（即二尖瓣面容）。正常主动脉瓣瓣口面积为 3 cm^2。当瓣口面积缩小到 1.0 cm^2 以下时，左心室排血就会遇到阻碍，左心室与主动脉出现收缩压，即主动脉瓣跨瓣压差。中度狭窄压力阶差为 4.0～6.7 kPa（30～50 mmHg），重度狭窄则可达 6.7～13.3 kPa（50～100 mmHg）或更高。而主动脉瓣关闭不全时会出现脉压差增加，一般如果脉压差大于 6.7 kPa（50 mmHg）则提示可能需要手术置换瓣膜。原则上二尖瓣狭窄患者心功能 II 级以上均应手术治疗。而主动脉瓣狭窄或关闭不全，由于冠状动脉灌注量减少或左心室高度肥厚，造成心肌供血不足，容易出现心绞痛、左心衰、猝死，病情发展快，故更应争取尽早进行手术。术前可适当给予洋地黄和利尿剂，纠正电解质失衡，调整全身状况及心功能。单纯二尖瓣狭窄，可以采用经胸闭式二尖瓣交界分离术或经皮穿刺球囊导管二尖瓣交界扩张分离术；二尖瓣狭窄伴有关闭不全或明显的主动脉瓣病变，或有心房纤颤、漏斗型狭窄、瓣叶病变严重、有钙化或左心房血栓，或二尖瓣术后再狭窄的病例，则不宜行球囊扩张术和闭式二尖瓣交界分离术，应在体外循环下行瓣膜替换术。

（二）解答及分析

该患者已经出现活动后胸闷、心悸、气促等心功能不全的表现，二尖瓣瓣口面积约 1.0 cm²，提示为二尖瓣中度狭窄，合并主动脉瓣狭窄并关闭不全，有明确的手术指征。该患者除有二尖瓣中度狭窄外，主动脉瓣亦有中度狭窄及关闭不全，需要同期处理，所以手术方式首选体外循环下二尖瓣替换、主动脉瓣替换术。

（张福伟）

参考文献

[1] 湖南医科大学. 医学临床"三基"训练医师分册[M]. 3 版. 长沙：湖南科学技术出版社，2005.

[2] 吴肇汉. 外科学学习指导[M]. 北京：人民卫生出版社，2003.

[3] 顾恺时. 胸心外科手术学[M]. 2 版. 北京：人民卫生出版社，1996.

第五章　泌尿外科

第一节　前列腺增生

【场景一】患者周某，男，57岁，2年前无明显诱因出现排尿不畅，尿线变细及尿频、尿急等症状，同时夜尿增多，每晚2～3次。不伴尿痛、血尿等。患者一直未就诊，排尿不畅症状逐渐加重。半年前因排尿不出曾在当地医院行导尿术，入院当天再次因排尿不出1天急诊就医。入院查体：体温36.8℃，脉搏94次/分，呼吸22次/分，血压150/85 mmHg。心肺听诊未听及异常，腹肌稍紧张，全腹无明显压痛及反跳痛，肠鸣音不亢进，耻骨上区可触及充盈之膀胱，叩呈浊音。阴毛呈男性分布，外生殖器发育正常，阴囊及其内容物未发现明显异常，尿道口未见异常分泌物。四肢关节及神经系统检查未及异常。

提问：

（1）该患者的诊断？应首先作何种处理？

（2）病史的收集还应注意哪些方面？

（3）为明确诊断需进一步行哪些检查？

（一）基础知识

以下尿路症状为主诉就诊的50岁以上男性患者，首先应该考虑良性前列腺增生症的可能。

1. 病因

良性前列腺增生病因至今仍未完全弄清楚，但其发生需具备两个基本条件：正常睾丸功能和老龄。

2. 病理

（1）机械性梗阻。前列腺移行区细胞的良性腺瘤性增生，堵塞尿道。

（2）动力性梗阻。前列腺内围绕膀胱颈、富含α肾上腺素能受体的平

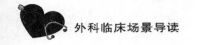

滑肌在膀胱逼尿肌收缩时并不松弛，造成梗阻。

（3）逼尿肌损伤。逼尿肌代偿性肥大而导致逼尿肌不稳定及膀胱无力等。

3. 流行病学

良性前列腺增生是中老年男性的常见病、多发病。临床统计表明，51～60岁期间，良性前列腺增生症的发病率约为50%，80岁以上的男性发病率则高达90%。良性前列腺增生不仅严重影响了患者的生活质量，同时也容易诱发多种潜在并发症：如急性尿潴留、泌尿道感染、肉眼血尿、膀胱憩室、结石、肾积水、肾功能衰竭等。

（二）解答及分析

该患者诊断急性尿潴留明确。因发病较急并伴有强烈不适感，患者往往情绪较焦躁，老年患者还可诱发心脑血管意外。因此医生应首先安抚患者情绪，并立即着手施行导尿术。导尿中注意尿液的性状及尿量，如尿液潴留较多，应分次将尿液导出，防止过快排空膀胱造成膀胱黏膜出血。如导尿困难，可考虑耻骨上膀胱穿刺造瘘，以解除尿潴留症状。

结合患者病史，其排尿症状应考虑前列腺增生。为明确诊断，需进一步询问患者的外伤史和手术史。特别是盆腔手术和外伤史，因为这些病史有可能造成膀胱神经损伤，也可以表现为排尿异常。而有无糖尿病史及泌尿系感染病史也应明确。另外患者近期的服药史需给予一定关注，因为一些药物也可以影响膀胱出口功能，比如三环抗抑郁药，如阿米替林、丙米嗪、盐酸多塞平等药，均可引起尿潴留。

体格检查中，直肠指诊非常重要，需在膀胱排空后进行。直肠指诊可以了解前列腺的大小、形态、质地、有无结节及压痛、中央沟是否变浅或消失以及肛门括约肌张力情况。局部神经系统检查（包括运动和感觉）也有较重要的临床意义。

实验室检查中，尿常规可以确定下尿路症状患者是否有血尿、蛋白尿、脓尿及尿糖等。血清前列腺特异性抗原（prostate specific antigen，PSA）虽不是前列腺癌特有的指标，但可作为一项危险因素来预测良性前列腺增生的临床进展，从而指导治疗方法的选择。

超声检查可以了解前列腺形态、大小、有无异常回声、突入膀胱的程度，以及残余尿量。经直肠超声还可以精确测定前列腺体积。另外，经腹部超声检查可以了解泌尿系统（肾、输尿管）有无积水、扩张，结石或占位性病变。

尿流率检查可了解患者的排尿功能变化，从而指导临床的治疗。尿流率有两项主要指标即最大尿流率和平均尿流率，其中最大尿流率更为重要。此患者因急性尿潴留入院，故暂时无法行该项检查。

【场景二】患者导尿后共引流出尿液约 800 mL。直肠指诊提示前列腺重度增生，质地较韧，未触及明显结节及压痛，中央沟消失，肛门括约肌张力尚正常。查尿常规提示高倍镜下每个视野红细胞 18 个。血 PSA 8.2 ng/mL，fPSA 3.4 ng/mL。B 超提示前列腺大小约 7 cm×7 cm×8 cm，未见低回声结节。双肾、双输尿管及膀胱未见明显异常。MRI 提示前列腺增生（图 5 - 1）。余检查未见异常。

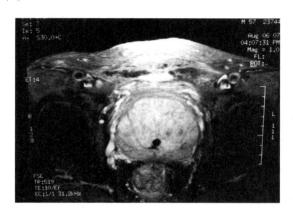

图 5 - 1　MRI 前列腺横断面

提问：

（1）患者检查 PSA 意义何在，检查 PSA 有哪些注意事项？结果如何判读？

（2）什么是国际前列腺症状评分（international prostate symptom score，IPSS），评分如何分级（表 5 - 1）？

（3）简述前列腺增生和前列腺癌的区别。

（4）该患者有无手术指征？应选择何种手术？

（一）基础知识

PSA 是一种仅存在于前列腺组织中的糖蛋白，因此将其命名为前列腺特异性抗原。发生前列腺癌时基底细胞层和基底膜破裂，正常腺体的管腔结构遭到破坏，PSA 进入组织间隙，然后进入血循环，可导致血清 PSA 水平上升。因此国际上将 PSA 作为前列腺癌的一个早期筛查指标，并公认直肠指检联合 PSA 检查是目前的早期发现前列腺癌的最佳方法。

根据前列腺增生引起下尿路症状以及生活质量的下降程度来选择治疗措施。一般对前列腺增生的治疗方法有观察等待（IPSS 评分≤7 的患者，以及中度以上症状即 IPSS 评分≥8 同时生活质量尚未受到明显影响的患者）、药物治疗（主要为 α 受体阻滞剂和 5α 还原酶抑制剂）和外科治疗。

表 5-1　国际前列腺症状评分表

在过去一个月中，有无以下症状	无	在 5 次中少于 1 次	少于半数	大约半数	大于半数	几乎每次	分数
排尿不清。是否经常有未能把尿排尽的感觉	0	1	2	3	4	5	
尿频。是否经常在排尿后两个小时内又要小便	0	1	2	3	4	5	
排尿等待。你是否经常在排尿时有尿流断断续续的现象	0	1	2	3	4	5	
尿急。是否经常感到"憋尿"困难	0	1	2	3	4	5	
尿乏力。是否经常有尿流变细的现象	0	1	2	3	4	5	
排尿费力。是否经常需要用力才能开始排尿	0	1	2	3	4	5	
夜尿次数。晚上醒来小便的次数	无	1 次	2 次	3 次	4 次	大于 5 次	分数
	0	1	2	3	4	5	

（二）解答和分析

PSA 是前列腺癌的一个早期筛查指标，国际公认直肠指检联合 PSA 检查是目前早期发现前列腺癌的最佳方法。其检测值可作为前列腺增生和前列腺癌的鉴别依据之一。fPSA 指游离 PSA 亦作为常规检查，它被多数学者认为是提高 PSA 水平处于灰区的前列腺癌检出率的有效方法。

PSA 和游离 PSA 检测值较易受到干扰，故应在前列腺按摩后一周，直肠指检、膀胱镜检查、导尿等操作 48 小时后，射精 24 小时后，前列腺穿刺一个月后进行。PSA 检测时应无急性前列腺炎等疾病。

目前国内外比较一致的观点是正常情况下血清总 PSA 正常值 <4.0 ng/mL。当血清总 PSA 介于 4 ～ 10 ng/mL 时称之为灰色区域，发生前列腺癌的可能性约 25%。血清总 PSA > 10.0 ng/mL，需高度警惕前列腺癌的可能性，需做前列腺穿刺活检以明确诊断。

国外研究表明当血清 tPSA 介于 4 ～ 10 ng/mL 时，fPSA 水平与前列腺癌的发生率可能呈负相关。如 fPSA/tPSA < 0.1，则该患者发生前列腺癌的可能性高达 56%；相反，如 fPSA/tPSA > 0.25，发生前列腺癌的可能性只有 8%。国内推荐 fPSA/tPSA > 0.16 为正常值。

IPSS 评分标准是目前国际公认的诊断良性前列腺增生患者症状严重程度的最佳手段。IPSS 评分是良性前列腺增生患者下尿路症状严重程度的主观反映，能够使医生很好地了解患者的疾病状态。它与最大尿流率、残余尿量以及前列腺体积无明显相关性。

IPSS 评分患者分类如下（总分 0 ～ 35 分）：轻度症状 0 ～ 7 分；中度症状 8 ～ 19 分；重度症状 20 ～ 35 分。

外科治疗的适应证重度良性前列腺增生患者，下尿路症状已明显影响患者的生活质量者可选择手术治疗，尤其是药物治疗效果不佳或拒绝接受药物治疗的患者，可以考虑外科治疗。

前列腺增生与前列腺癌的鉴别参见表 5 - 2。

表 5 - 2　前列腺增生与前列腺癌鉴别表

指标	前列腺增生（良性病变，膀胱出口梗阻）	前列腺癌（恶性病变转移，全身消耗症状）
直肠指检	腺体大，表面光滑，质地较均匀，硬度适中，周围境界清晰	不规则肿大，表面高低不平，有结节，质硬如石，边境不清，可与直肠粘连固定

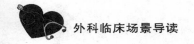

（续上表）

指标	前列腺增生（良性病变，膀胱出口梗阻）	前列腺癌（恶性病变转移，全身消耗症状）
ALP	不升高	尤其以发生骨转移者显著升高
PSA	一般正常	增高明显

当前列腺增生导致以下并发症时，建议采用外科治疗。

（1）反复尿潴留（至少在一次拔管后不能排尿或两次尿潴留）。

（2）反复血尿，5-α还原酶抑制剂治疗无效。

（3）反复泌尿系感染。

（4）膀胱结石。

（5）继发性上尿路积水（伴或不伴肾功能损害）。

此外，前列腺增生患者合并膀胱大憩室，腹股沟疝、严重的痔疮或脱肛，临床判断不解除下尿路梗阻难以达到治疗效果者，也应当考虑外科治疗。

该患者前列腺重度增生，严重影响生活质量，且反复发生尿潴留，应当考虑外科手术治疗。

【场景三】患者术前心肺功能未见异常，在经过必要的术前准备后，于硬膜外麻醉下行经尿道前列腺电切术。术中以生理盐水进行冲洗，手术时间约2.5小时，术中输血200 mL。手术结束返回病房后，患者出现烦躁不安、意识不清、呕吐胃内容物、呼吸困难等症状，心率110次/分，血压190/90 mmHg，呼吸26次/分，血氧饱和度88%，心脏听诊未闻及杂音，双肺均可闻及湿啰音。腹部检查未见异常。尿管引流通畅，冲洗液较清亮，未见明显出血。

提问：

（1）患者需要马上做什么检查？

（2）患者诊断考虑什么？该如何治疗？

（3）经尿道前列腺电切术的常见并发症有哪些？

（一）基础知识

经尿道前列腺电切术中需不间断地以冲洗液冲洗术野以保持术野清晰，故冲洗液过多吸收将导致经尿道电切综合征。

经尿道前列腺电切综合征亦可称为水中毒，其基本概念是因经尿道前列腺电切手术中冲洗液经手术创面大量、快速吸收而起的以稀释性低钠血症及血容量过多为主要特征的综合征。床上主要表现为循环系统和神经系统的功能异常，出现烦躁、表情淡漠、恶心、呕吐、呼吸困难、低血压、少尿、惊厥和昏迷，严重者引起死亡。产生经尿道电切综合征最根本的原因是人体对冲洗液的吸收。目前对冲洗液吸收的研究主要集中在以下 2 个方面：一是经管内途径吸收，即直接通过被切开的前列腺静脉而吸收；二是经管外途径吸收，即在前列腺包膜穿孔的情况下，冲洗液可聚集于膀胱周围疏松结缔组织而被吸收；或直接进入腹腔而被吸收，或经切除前列腺组织的包膜层吸收。现已明确经尿道电切综合征临床症状的发生及程度，前列腺的大小，与冲洗液的吸收量呈正相关关系。

（二）解答和分析

患者因前列腺体积较大，手术时间较长，术后出现的症状考虑经尿道电切综合征可能性大。表现为：①血容量过多，冲洗液的大量吸收，使血容量猛增，引起高血压，收缩压可在原有基础上升高 20 ～ 60mmHg，心脏负荷超载，容易发生左心衰竭及肺水肿。随着病情的进展，后期血压下降。②呼吸困难，可能是冲洗液吸收后在肺中渗出影响肺泡通气换气功能所致。继续发展后可导致发绀和肺间质水肿。③脑水肿，出现烦躁不安、恶心、呕吐、意识障碍、行为混乱、呼吸表浅等。

病情进一步发展可导致肾功能衰竭，出现少尿或无尿。

发现经尿道电切综合征的早期症状，应及时采取治疗措施，使患者转危为安。实验室检查的重要指标是血钠降低及血浆渗透压下降。故应急查电解质水平并采取以下治疗措施。

（1）静脉注射利尿剂，如呋塞米等，促进水分排泄，恢复正常血容量。

（2）纠正电解质紊乱。

（3）吸氧，由于血液稀释，红细胞携氧能力下降，肺水肿影响气体交换，故应用面罩加压给氧，改善肺水肿和缺氧状态。

（4）抗心衰，可酌情应用洋地黄类药物，增加心脏收缩力。

（5）有脑水肿征象时，及时进行脱水治疗并静滴地塞米松，有助于降低颅内压及减轻脑水肿。

（6）积极抗感染。

经尿道前列腺电切的常见并发症有：尿道损伤、术后出血、膀胱穿孔、经尿道电切综合征、尿失禁、尿道狭窄及性功能障碍等。

（陈玢屾　刘春晓）

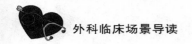

参考文献

[1] 吴阶平. 吴阶平泌尿外科学[M]. 济南：山东科学技术出版社. 2009.

[2] 那彦群. 2014版中国泌尿外科疾病诊断治疗指南[M]. 北京：人民卫生出版社，2014.

[3] Emil A Tanagho，Jack W. McAninch. 史密斯泌尿外科学[M]. 16版. 张小东主译. 北京：人民卫生出版社，2005.

[4] 吴在德，吴肇汉. 外科学[M]. 6版. 北京：人民卫生出版社，2004.

[5] 方笑雷，范医东等. 前列腺疾病的诊断与治疗[M]. 济南：山东科学技术出版社，1997.

第二节　泌尿系结石

【场景一】患者颜某，女性，62岁，因双侧腰部不适伴阵发性胀痛2年余入院。2年前无明显诱因出现双侧腰部不适，主要表现为腰部阵发性胀痛，偶伴绞痛，可沿腰部沿输尿管途径向耻骨上区及外阴部放射，偶伴肉眼血尿，如涮肉水样。于当地卫生院就诊，B超提示双肾积水、双肾结石（具体大小不详），予解痉、输液及支持治疗后，症状可缓解。上述症状反复发作，性质基本同前。2月前无明显诱因出现恶心、呕吐伴食欲下降，即前往广东省人民医院就医，诊断"双肾结石、尿毒症"。即予血液透析等治疗后，恶心呕吐等症状缓解。为明确诊断和进一步治疗来我院治疗。入院查体：体温36.0℃，脉搏102次/分，呼吸28次/分，血压145/80 mmHg。右侧颈部可见深静脉插管。心肺听诊未听及异常，腹部稍饱满，腹肌软，未触及包块，肠鸣音正常，四肢未见畸形及异常，各关节活动良好。意识模糊，痛刺激能睁眼并呻吟。双侧肾区叩击痛阳性，未闻及肾动脉杂音。输尿管行径无压痛。耻骨上区空虚。双下肢胫前区轻度水肿。双侧肱二头肌反射、肱三头肌反射、膝腱反射、跟腱反射存在。双侧Babinski征未引出。

提问：

（1）该患者可能的诊断？

（2）为明确诊断需进一步行哪些检查？

（一）基础知识

泌尿系结石是泌尿外科的常见病之一，在泌尿外科住院患者中占居首位。近年来，我国泌尿系结石的发病率有增加趋势，是世界上三大结石高发区之一。

泌尿系结石的发生与性别、年龄、种族、职业、地理环境和气候、饮食成分和结构、水分摄入，以及遗传性、代谢性疾病有关。尿路的梗阻、感染、异物和药物的使用是结石形成的常见病因。

根据结石的成分可分为：草酸钙结石、磷酸盐结石、尿酸盐结石、碳酸盐结石、胱氨酸结石等。在我国草酸盐结石最多见。随着我国饮食结构的改变，尿酸盐结石发生率在上升。胱氨酸结石是少见的家族遗传性疾病。

肾输尿管结石的症状主要表现为疼痛和血尿。疼痛的特点是肾区疼痛。而输尿管结石可引起典型的肾绞痛，疼痛剧烈难忍，沿输尿管行径，放射到腹股沟，还可累及同侧睾丸和阴唇。根据结石的部位可分为：上尿路结石（肾、输尿管结石）、下尿路结石（膀胱及尿道结石）。输尿管下 1/3 处最多见。

对所有具有泌尿系结石临床症状的患者都应该做影像学检查，其结果对于结石的进一步检查和治疗具有重要的价值。

1. B 超

超声波检查简便、经济、无创伤，可以发现 2 mm 以上 X 射线阳性及阴性结石。此外，超声波检查还可以了解结石以上尿路的扩张程度，间接了解肾实质和集合系统的情况。对膀胱结石，超声检查能够同时观察膀胱和前列腺，寻找结石形成的诱因和并发症。但是，由于受肠道内容物的影响，超声波检查诊断输尿管中下段结石的敏感性较低。超声可作为泌尿系结石的常规检查方法，尤其是在肾绞痛时作为首选方法。

2. 尿路平片（kidney ureter bladder，KUB 平片）

尿路平片可以发现 90% 左右 X 射线阳性结石，能够大致地确定结石的位置、形态、大小和数量，并且初步地提示结石的化学性质。因此可以作为结石检查的常规方法。在尿路平片上，不同成分的结石显影程度依次为：草酸钙、磷酸钙和磷酸镁铵、胱氨酸、含尿酸盐结石。单纯性尿酸结石和黄嘌呤结石能够透过 X 射线（X 射线阴性），胱氨酸结石的密度低，后者在尿路平片上的显影比较淡。

3. 静脉尿路造影（intravenous urography，IVU）

静脉尿路造影应该在尿路平片的基础上进行，其价值在于了解尿路的解剖，确定结石在尿路的位置，发现尿路平片上不能显示的 X 射线阴性结石，鉴别平片上可疑的钙化灶。此外，还可以了解分侧肾脏的功能，确定肾积水程度。在一侧肾脏功能严重受损或者使用普通剂量造影剂而肾脏不显影的情

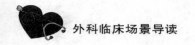

况下，采用加大造影剂剂量（双剂量或大剂量）或者延迟拍片的方法往往可以达到肾脏显影的目的。肾绞痛发作时，由于急性尿路梗阻往往会导致尿路不显影或显影不良，因此对结石的诊断会带来困难。

4. 非增强 CT 扫描

CT 检查分辨率较 KUB 高，可发现 1 mm 的结石，解决了 KUB 成像的组织重叠问题，不易受肠道内气体干扰，不受结石成分、肾功能和呼吸运动的影响；此外还可以通过结石的 CT 值来初步判断结石的成分，螺旋 CT 进行三维重建可以更准确的估计出结石体积、判断结石负荷，从而对治疗方法的选择提供重要参考。由于 CT 检查不需要做肠道准备，不受肾功能限制，检查所需时间短，对结石显示非常敏感，可以明确梗阻部位及梗阻原因，对肾绞痛患者的病因诊断具有重要意义。

5. CT 增强 + 计算机体层摄影尿路造影（computed tomography ruography，CTU）

CTU 是将螺旋 CT 扫描与静脉脉路造影（intravenous urography，IVU）检查结合的一种检查方法，可以准确判断结石的有无、大小、部位及梗阻、积水情况。对于合并有肾结石且需要同时治疗的患者可行 CTU 检查评估肾脏情况，可作为 IVU 的替代检查。但 CTU 价格较昂贵，并且较 IVU 需要接受更高的放射剂量。

6. 逆行或经皮肾穿刺造影

属于创伤的检查方法，不作为常规检查手段，仅在静脉尿路造影不显影或显影不良以及怀疑是 X 射线阴性结石、需要作进一步的鉴别诊断时应用。

7. 磁共振尿路造影（magnetic resonance urography，MRU）

磁共振对尿路结石的诊断效果极差，因而一般不用于结石的检查。但是，MRU 能够了解上尿路梗阻的情况，而且不需要造影剂即可获得与静脉尿路造影同样的效果，不受肾功能改变的影响。因此，对于不适合做静脉尿路造影的患者（例如造影剂过敏、严重肾功能损害、儿童和孕妇等）可考虑采用。

8. 放射性核素

放射性核素检查不能直接显示泌尿系结石，但是，它可以显示泌尿系统的形态，提供肾脏血流灌注、肾功能及尿路梗阻情况等信息，因此对手术方案的选择以及手术疗效的评价具有一定价值。此外，肾动态显影还可以用于评估体外冲击波碎石对肾功能的影响情况。

实验室检查主要是包括尿常规检查、肾功能的评价及尿路感染、钙磷代谢的评估等。

（二）解答及分析

（1）该患者泌尿系结石诊断基本明确，同时因尿路结石导致肾功能衰竭。

（2）为进一步明确诊断，B超和腹部平片是行的检查；由于患者已处于尿毒症期，而尿路静脉造影会加重肾功能损害，故可安排双肾CT检查；通过了解患者尿量，评估肾功能及电解质、酸碱平衡情况，判断慢性肾功能损害的程度。

【场景二】患者入院后肾功能及血常规检查提示：血红蛋白6 G/L；血肌酐660 μmol/L，血钾4.45 mmol/L，尿酸556 mmol/L；腹部平片未见明显异常；B超及CT提示双肾重度积水、多发性结石。

提问：

该患者下一步的治疗方案？

（一）基础知识

1. 肾绞痛的治疗

肾绞痛是泌尿外科的常见急症，需紧急处理，应用药物前注意与其他急腹症仔细鉴别。

（1）非甾体类镇痛抗炎药物。常用药物有双氯芬酸钠和吲哚美辛等，它们能够抑制体内前列腺素的生物合成，降低痛觉神经末梢对致痛物质的敏感性，具有中等程度的镇痛作用。双氯芬酸钠还能够减轻输尿管水肿，减少疼痛复发率。

（2）阿片类镇痛药。阿片类镇痛药为阿片受体激动剂，作用于中枢神经系统的阿片受体，能缓解疼痛感，具有较强的镇痛和镇静作用，常用药物有哌替啶、布桂嗪和曲马朵等。阿片类药物在治疗肾绞痛时不应单独使用，一般需要配合阿托品、山莨菪碱等解痉类药物一起使用。

（3）解痉药。①M型胆碱受体阻断剂，常用药物有硫酸阿托品和山莨菪碱，可以松弛输尿管平滑肌，缓解痉挛；②黄体酮可以抑制平滑肌的收缩而缓解痉挛，对止痛和排石有一定的疗效；③钙离子阻滞剂；④α受体阻滞剂（如坦索罗辛）对首次发作的肾绞痛治疗应该从非甾体抗炎药开始，如果疼痛持续，可换用其他药物。吗啡和其他阿片类药物应该与阿托品等解痉药一起联合使用。

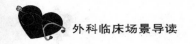

2. 尿路结石药物治疗

排石治疗的适应证有以下几种。①结石直径小于 0.6 cm。②结石表面光滑。③结石以下尿路无梗阻。④结石未引起尿路完全梗阻，停留于局部少于 2 周。⑤特殊成分的结石，对尿酸结石和胱氨酸结石推荐采用排石疗法。⑥经皮肾镜、输尿管镜碎石及体外冲击波碎石术后的辅助治疗。

排石方法包括一般方法、中医中药治疗、溶石疗法和中西医结合治疗等方法。①每日饮水 2 000 ~ 3 000 mL，昼夜均匀。②双氯芬酸钠栓剂肛塞：双氯芬酸钠能够减轻输尿管水肿，减少疼痛发作风险，促进结石排出，推荐应用于输尿管结石。③口服 α 受体阻滞剂（坦索罗辛）或钙离子通道拮抗剂。④中医中药治疗法：治疗以清热利湿，通淋排石为主，佐以理气活血、软坚散结。常用的成药有尿石通等；常用的方剂如八正散、三金排石汤和四逆散等。⑤溶石疗法：推荐应用于尿酸结石和胱氨酸结石。尿酸结石：口服别嘌呤醇，根据血、尿的尿酸值调整药量；口服枸橼酸氢钾钠或碳酸氢钠片，以碱化尿液维持尿液 pH 值在 6.5 ~ 6.8。胱氨酸结石：口服枸橼酸氢钾钠或碳酸氢钠片，以碱化尿液，维持尿液 pH 值在 7.0 以上。治疗无效者，应用青霉胺，注意药物副作用。⑥适度运动：根据结石部位的不同选择体位排石。

3. 尿路结石的外科治疗

目前常用的治疗方法包括体外冲击波碎石术、经皮肾镜取石术、输尿管镜输尿管取石术、腹腔镜取石术以及开放手术等。上述的这些治疗方法都可供临床选择使用。但是，对于具体的患者，应该根据结石在肾脏内的具体位置，选择损伤相对更小、并发症发生率更低的治疗方式。双侧上尿路结石的治疗原则为：①双侧输尿管结石，如果总肾功能正常或处于肾功能不全代偿期，血肌酐值 <178.0 μmol/L，先处理梗阻严重一侧的结石；如果总肾功能较差，处于氮质血症或尿毒症期，先治疗肾功能较好一侧的结石，条件允许，可同时行对侧经皮肾穿刺造瘘，或同时处理双侧结石。②双侧输尿管结石的客观情况相似，先处理主观症状较重或技术上容易处理的一侧结石。③一侧输尿管结石，另一侧肾结石，先处理输尿管结石，处理过程中建议参考总肾功能、分肾功能与患者一般情况。④双侧肾结石，一般先治疗容易处理且安全的一侧，如果肾功能处于氮质血症或尿毒症期，梗阻严重，建议先行经皮肾穿刺造瘘，待肾功能与患者一般情况改善后再处理结石。⑤孤立肾上尿路结石或双侧上尿路结石致急性梗阻性无尿，只要患者情况许可，应及时外科处理，如不能耐受手术，应积极试行输尿管逆行插管或经皮肾穿刺造瘘术，待患者一般情况好转后再选择适当治疗方法。⑥对于肾功能处于尿毒症期，并有水电解质和酸碱平衡紊乱的患者，建议先行血液透析，尽快纠正其内环境的紊乱，并同时行输尿管逆行插管或经皮肾穿刺造瘘术，引流肾

脏，待病情稳定后再处理结石。

经皮肾镜取石技术在上尿路结石的治疗中发挥着越来越重要的作用。其适应证包括：①所有需开放手术干预的肾结石，包括完全性和不完全性鹿角结石、≥2 cm的肾结石、有症状的肾盏或憩室内结石、体外冲击波难以粉碎及治疗失败的结石。②输尿管上段 L₄ 以上、梗阻较重或长径 >1.5 cm 的大结石；或因息肉包裹及输尿管迂曲、体外冲击波碎石无效或输尿管置镜失败的输尿管结石。③特殊类型的肾结石，包括小儿肾结石梗阻明显、肥胖患者的肾结石、肾结石合并肾盂输尿管连接部梗阻或输尿管狭窄、孤立肾合并结石梗阻、马蹄肾并结石梗阻、移植肾合并结石梗阻以及无积水的肾结石等。合并肾功能不全者或肾积脓先行经皮肾穿刺造瘘引流，待肾功能改善及感染控制后再二期取石。

（二）解答及分析

患者为双肾多发性结石，合并肾功能重度损害，并重度贫血。即安排经皮双肾穿刺造瘘引流，予以输血及对症支持治疗。择期安排经皮肾碎石术。

【场景三】1周后患者全身情况改善，每日尿量约 1 500 mL，血肌酐 290 μmol/L，血红蛋白 102 g/L。即安排经皮双肾碎石术，将双肾结石击碎并排出，留置双肾输尿管支架管，拔除双肾造瘘管。复查 CT 提示双肾结石已完全排出。结石成分分析为尿酸盐结石。

提问：

该患者准备出院，如何预防尿路结石？

（一）基础知识

结石复发率较高，术后不采取预防措施结石复发率可高达70%。主要的预防措施包括：①多饮水，增加尿量，保持每日尿量 2 000 mL 以上；②调节饮食，根据结石成分、代谢状态安排食物结构；③特殊预防等。

（二）解答及分析

患者为尿酸结石，应采取以下预防措施：①多饮水；②碱化尿液，增加尿酸的排出，口服碳酸氢钠；③口服控制尿酸生成的药物，口服别嘌呤醇等；④控制食物中嘌呤的摄入。

（方　平）

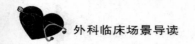

参考文献

［1］那彦群，叶章群. 中国泌尿外科疾病诊断治疗指南［M］. 北京：人民卫生出版社，
　　2014：129-142.

［2］吴在德，吴肇汉. 外科学［M］. 6版. 北京：人民卫生出版社，2004.

［3］吴阶平，吴阶平泌尿外科学［M］. 济南：山东科学技术出版社，2004.

［4］封志纯，兰和魁. 儿科临床场景导读［M］. 北京：军事医学科学出版社，2006.

第三节　膀胱癌

【场景一】患者吴某，女性，60岁，半年前起无明显诱因间断出现无痛性全程肉眼血尿，无发热、畏寒，无尿频、尿急、尿痛、排尿困难、结石等异物排出。尿常规示高倍镜下每个视野中白细胞计数0～2个，红细胞计数10～15个；B超提示膀胱左侧壁有1个12 mm×10 mm大小肿物。为进一步诊治由门诊收入院。入院查体：体温36.5 ℃，脉搏74次/分，呼吸22次/分，血压130/80 mmHg。心肺听诊及腹部查体未及异常。双肾区无叩击痛，输尿管走行区无压痛，耻骨上无充盈及压痛，尿道外口未见异常。

提问：

（1）该患者的初步诊断？

（2）为明确诊断需进一步行哪些检查？

（一）基础知识

血尿是指尿液中含有血液，根据血液含量的多寡可分为肉眼血尿和镜下血尿。一般认为离心尿高倍镜下视野每个中红细胞>3个即有病理意义。血尿伴有或无疼痛是区别良恶性泌尿系疾病的重要因素。血尿伴排尿疼痛大多与膀胱炎或尿石症有关，无痛性血尿往往提示泌尿系肿瘤。肉眼血尿可分为初始血尿、终末血尿和全程血尿。

1. 初始血尿

见于排尿起始段，提示尿道、膀胱颈部出血。

2. 终末血尿

见于排尿终末段，提示后尿道、膀胱颈部或膀胱三角区出血。

3. 全程血尿

见于排尿全过程，提示出血部位在膀胱或其以上部位血尿是一个危险信号，但血尿程度与疾病严重性不成比例。

（二）解答及分析

患者为老年女性，反复无痛肉眼血尿半年，尿常规显示红细胞较多而白细胞正常，结合 B 超所见，首先考虑膀胱肿瘤。为明确肿瘤的良恶性及病理分级、临床分期等，需行 CT、经尿道膀胱镜检查及组织活检等。此外，应行尿路静脉造影了解上尿路是否异常。

【场景二】患者入院后尿路静脉造影未见上尿路异常。CT 显示膀胱充盈良好，局部膀胱壁稍增厚，左侧及后壁膀胱壁各见一小结节样阴影，边缘不规则，增强扫描明显强化，考虑为膀胱肿瘤；盆腔内未见肿大淋巴结。经尿道膀胱镜下见尿道黏膜红润，无狭窄及赘生物；膀胱黏膜稍充血，双侧输尿管位置及喷尿正常；左侧输尿管口内侧及膀胱后壁、左右侧壁各见一个菜花样肿物，带蒂、基底略窄。贴近基底部夹取两处肿物，送病理检查。病理报告为：（膀胱）低度恶性潜能的乳头状尿路上皮肿瘤。

提问：

下一步如何治疗？

（一）基础知识

膀胱肿瘤是泌尿系统中最常见的肿瘤，绝大多数来自上皮组织，其中 90% 以上为移行上皮肿瘤。肿瘤细胞的分化程度和浸润深度对预后影响较大。

1. 组织类型

95% 以上为上皮性肿瘤，其中绝大多数为移行细胞乳头状癌，鳞癌和腺癌各占 2%～3%。近 1/3 的膀胱癌为多发性肿瘤。非上皮性肿瘤极少见，多数为肉瘤如横纹肌肉瘤，好发于婴幼儿。

2. 分化程度

Ⅰ级，高分化乳头状癌，低度恶性。

Ⅱ级，中分化乳头状癌，中度恶性。

Ⅲ级，低分化乳头状癌，细胞分化不良，高度恶性。

3. 膀胱癌分期

目前临床上主要采用膀胱癌 2009 TNM 分期系统，见表 5-3。

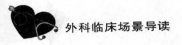

表 5-3 膀胱癌 TNM 分期（AJCC，2009 年）

分期		含义
T_x		原发肿瘤无法评估
T_0		无原发肿瘤证据
T_a		非浸润性乳头状癌
T_{is}		原位癌
T_1		肿瘤侵入上皮下结缔组织
T_2		肿瘤侵犯肌层
	T_{2a}	肿瘤侵犯浅肌层（内 1/2）
	T_{2b}	肿瘤侵犯深肌层（外 1/2）
T_3		肿瘤侵犯膀胱周围组织
	T_{3a}	显微镜下发现肿瘤侵犯膀胱周围组织
	T_{3b}	肉眼可见肿瘤侵犯膀胱周围组织（膀胱外肿块）
T_4		肿瘤侵犯以下任一器官或组织，如前列腺、子宫、阴道、盆壁和腹壁
	T_{4a}	肿瘤侵犯前列腺、子宫或阴道
	T_{4b}	肿瘤侵犯盆壁或腹壁
N_x		区域淋巴结无法评估
N_0		无区域淋巴结转移
N_1		真骨盆区（髂内、闭孔、髂外、骶前）单个淋巴结转移
N_2		真骨盆区（髂内、闭孔、髂外、骶前）多个淋巴结转移
N_3		髂总淋巴结转移
M_x		远处转移无法评估
M_0		无远处转移的临床或影像学证据
M_1		远处转移

T：原发肿瘤；N：区域淋巴结；M：远处转移

4. 非肌层浸润性膀胱癌的治疗

非肌层浸润性膀胱癌或表浅性膀胱癌占全部膀胱肿瘤的 75% ～ 85%，其中 Ta 占 70%、T_1 占 20%、T_{is} 占 10%。经尿道膀胱肿瘤切除术既是非肌层浸润性膀胱癌的重要诊断方法，同时也是主要的治疗手段。膀胱肿瘤的确切病理分级、分期都需要借助首次经尿道膀胱肿瘤切除术（transurethral resection of bladder tumor，TURBT）后的病理结果获得。经尿道膀胱肿瘤切除术有两个目的：一是切除肉眼可见的全部肿瘤，二是切除组织进行病理分级和分期。经尿道膀胱肿瘤切除术应将肿瘤完全切除直至露出正常的膀胱壁肌层。此外，所有的非肌层浸润性膀胱癌患者术后均进行辅助性膀胱灌注治疗。

（二）解答及分析

从现有临床资料分析，该患者属于膀胱多发移行细胞癌，处于 T_a 和 T_1G_1 期的可能性大，不能排除部分肿瘤处于 T_{2a} 期。可先行经尿道膀胱肿瘤切除术，根据术中情况及术后切除组织的病理结果决定下一步治疗方案。

【场景三】患者经术前准备于腰麻下行经尿道膀胱肿瘤切除术，术中将肿瘤连同其基底部一起切除，包括其周边 1～2 cm 范围的正常膀胱组织，深达深肌层。所有切除组织均送病理检查。术后病理报告：（膀胱）尿路上皮癌，Ⅰ-Ⅱ级。患者手术后恢复好，无明显并发症。

提问：

下一步有何诊疗计划？

（一）基础知识

TURBT 术后有 10%～67% 的患者会在 12 个月内复发，术后 5 年内有 24%～84% 的患者复发，可能与新发肿瘤、肿瘤细胞种植或原发肿瘤切除不完全有关。非肌层浸润性膀胱癌经尿道膀胱肿瘤切除术后复发有两个高峰期，分别为术后的 100～200 天和术后的 600 天。术后复发的第一个高峰期同术中肿瘤细胞播散有关，而术后膀胱灌注治疗可以大大降低由于肿瘤细胞播散而引起的复发。尽管在理论上经尿道膀胱肿瘤切除术可以完全切除非肌层浸润的膀胱癌，但在临床治疗中仍有很高的复发概率，而且有些病例会发展为肌层浸润性膀胱癌。单纯经尿道膀胱肿瘤切除术不能解决术后高复发和进展问题，因此所有的非肌层浸润性膀胱癌患者术后均进行辅助性膀胱灌注治疗。

膀胱灌注化疗常用药物包括阿霉素、表柔比星、丝裂霉素、吡柔比星、羟喜树碱等。尿液的 pH 值、化疗药的浓度与膀胱灌注化疗效果有关，并且药物浓度比药量更重要。化疗药物应通过导尿管灌入膀胱，并保留 0.5～2 小时（注：膀胱内保留时间需依据药物说明书）。灌注前不要大量饮水，避免尿液将药物稀释。表柔比星的常用剂量为 50～80 mg，丝裂霉素为20～

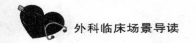

60 mg，吡柔比星为 30 mg，羟喜树碱为 10 ～ 20 mg。膀胱灌注化疗的主要副作用是化学性膀胱炎，程度与灌注剂量和频率相关，经尿道膀胱肿瘤切除术后即刻膀胱灌注更应注意药物的副作用。多数副作用在停止灌注后可以自行改善。膀胱癌患者术后积极随访很重要，随访的目的是尽早发现局部复发和远处转移，如果有适应证且有可能，应及早开始补救治疗。所有的非肌层浸润性膀胱癌患者都必须在术后 3 个月接受第一次膀胱镜检查，但是如果手术切除不完整、创伤部位有种植或者肿瘤发展迅速则需要适当提前。

（二）解答及分析

鉴于患者肿瘤多发、病理分级为Ⅰ-Ⅱ级，术后被定为高危非肌层浸润性膀胱尿路上皮癌。术后拟定的辅助化疗方案为丝裂霉素 40 mg 膀胱灌注，每周 1 次，持续 8 周，8 周后复查膀胱镜，根据情况决定下一步方案。

【场景四】患者出院后每周 1 次规律膀胱灌注化疗，共持续 8 周，膀胱灌注期间无明显不适及并发症。术后 2 个月时为患者复查膀胱镜。进入膀胱后见膀胱黏膜稍充血，双侧输尿管位置及喷尿正常，左侧输尿管口内侧及膀胱后壁、左侧壁原电切部位见絮状坏死物；查看膀胱右侧壁原电切部位旁黏膜成片突起呈葡萄样，膀胱顶壁一处黏膜粗糙、充血；查看膀胱其余各壁未见新生物，两处可疑部位分别取活检送病理检查。病理报告为：尿路上皮癌，Ⅰ-Ⅱ级。

提问：

下一步如何治疗？

（一）基础知识

膀胱灌注治疗无效的非肌层浸润膀胱尿路上皮癌（如肿瘤进展、肿瘤多次复发、T_{is} 和 T_1G_3 肿瘤经尿道膀胱肿瘤切除及膀胱灌注治疗无效等），建议行膀胱根治性切除术。

（二）解答及分析

患者原为膀胱多发肿瘤，术后灌注期间肿瘤复发，应考虑行膀胱根治性切除术。由于手术大、术后对患者的生活质量影响大，须与患者及其家属进行详尽且细致的沟通。

【场景五】患者及家人经过与医生多次沟通，决定选择膀胱根治性切除术。经过充分的术前准备，于全麻下施行了"腹腔镜下膀胱癌根治术 + 全去带乙状结肠原位新膀胱术"。术中完整切除膀胱并行子宫次全切，采用剔除结肠带的乙状结肠构建"新膀胱"并与残留尿道吻合。术程顺利，术中冰冻未见盆腔淋巴结转移。术后病理报告：①（膀胱）尿路上皮癌，Ⅰ～Ⅱ级；②子宫内膜呈绝经期改变；子宫颈组织慢性炎症改变；双侧输卵管、卵巢无明显异常；③送检"左输尿管残端"及"右输尿管残端"未见癌组织。

1. 提问

（1）根治性膀胱切除术的指征？

（2）根治性膀胱切除术的手术范围？

（3）膀胱切除后，下尿路重建技术主要有哪几种形式？

（4）根治性膀胱切除术后随访主要有哪些内容？

2. 基础知识及解答

根治性膀胱切除术的基本手术指征为 $T_2 \sim T_{4a}$，N_{0-x}，M_0 浸润性膀胱癌，其他指征还包括高危非肌层浸润性膀胱癌 T_1G_3 肿瘤，卡介苗治疗无效的 T_{is}，反复复发的非肌层浸润性膀胱癌，保守治疗无法控制的广泛乳头状病变等，以及保留膀胱手术后非手术治疗无效或肿瘤复发者和膀胱非尿路上皮癌。

根治性膀胱切除术的手术范围包括膀胱及周围脂肪组织、输尿管远端，并行盆腔淋巴结清扫术；男性应包括前列腺、精囊，女性应包括子宫、附件和阴道前壁。如果肿瘤累及男性前列腺部尿道或女性膀胱颈部，则需考虑施行全尿道切除。根治性膀胱切除术的方式可以分为开放手术和腹腔镜手术两种。与开放手术相比，腹腔镜手术具有失血量少、术后疼痛较轻、恢复较快等特点。

下尿路重建技术，主要有 3 种形式：①通道式的非可控式尿流改道；②腹壁造口控制尿液的可控式尿流改道；③原位尿流改道。

根治性膀胱切除术后随访内容主要包括体格检查、血液生化检查、胸部 X 射线片检查和 B 超检查（包括肝、肾、腹膜后等）。对于 T_3 期肿瘤患者可选择每半年进行一次盆腔 CT 检查。可选择上尿路影像学检查以排除输尿管狭窄和上尿路肿瘤的存在。

（徐亚文　刘春晓）

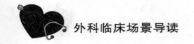

参考文献

[1] 那彦群. 中国泌尿外科疾病诊断治疗指南 2014 版 [M]. 北京：人民卫生出版社，2014：20 - 60.

[2] 吴在德，吴肇汉. 外科学 [M]. 6 版. 北京：人民卫生出版社，2004.

[3] 梅骅，陈凌武，高新. 泌尿外科手术学 [M]. 3 版. 北京：人民卫生出版社，2008.

第四节　前列腺癌

【场景一】患者梁某，男，77 岁，1 年前开始无明显诱因出现尿频，尿急，排尿踌躇，尿线无力，射程变短，尿后滴沥，夜尿增多，2 ～ 3 次/晚，每次量少，无伴血尿、脓尿、尿痛。近 1 月来上述症状加重，排肉眼血尿 2 次，至外院就诊，考虑为"前列腺增生"，予口服药治疗，效果不佳。昨夜开始未排尿，为进一步诊疗来本院。入院查体：体温 36.2 ℃，脉搏 78 次/分，呼吸 16 次/分，血压 150/90 mmHg。心肺听诊未见明显异常，腹平软，肝脾未触及，肠鸣音正常。四肢无畸形，各关节活动良好。专科查体：双肾区无叩痛，双输尿管走行无压痛，膀胱区膨隆，叩诊呈浊音。阴毛呈男性分布，阴茎阴囊及双睾丸发育正常。直肠指诊：肛门括约肌张力正常，前列腺Ⅲ度增大，左侧叶可触及多个结节，质硬，边界欠清，无压痛，指套退出无血染。

提问：

（1）该患者的诊断？

（2）为明确诊断需进一步行哪些检查？

（一）基础知识

前列腺癌是指前列腺来源的恶性肿瘤，前列腺癌患者主要是老年男性，新诊断患者中位年龄为 72 岁，高峰年龄为 75 ～ 79 岁。目前在美国前列腺癌的发病率已经超过肺癌，成为第一位危害男性健康的肿瘤。我国前列腺癌的发病率近年来也逐渐上升。

早期前列腺癌通常没有症状，但肿瘤侵犯或阻塞尿道、膀胱颈时，则会发生类似前列腺增生引起的下尿路梗阻或刺激症状，严重者可能出现急性尿潴留、血尿、尿失禁。骨转移时会引起骨骼疼痛、病理性骨折、贫血、脊髓压迫导致下肢瘫痪等。

临床上大多数前列腺癌患者通过前列腺系统性穿刺活检可以获得组织病

理学诊断。然而，最初可疑前列腺癌通常由前列腺直肠指检或血清前列腺特异性抗原（prostate - specific antigen，PSA）检查后再确定是否进行前列腺活检。直肠指检联合 PSA 检查是目前公认的早期发现前列腺癌最佳的初筛方法。

（二）解答及分析

该患者初步诊断考虑为前列腺癌合并急性尿潴留。患者为老年男性，以排尿困难为主要症状，伴尿频、尿急下尿路刺激症状。查体膀胱区叩诊呈浊音，考虑为尿潴留，直肠指诊前列腺左侧叶触及多个质硬结节，高度怀疑前列腺癌。但仍需和前列腺增生症、慢性前列腺炎、尿道狭窄等进行鉴别。

PSA 是一种蛋白酶，具有前列腺器官特异性，是国际公认的前列腺癌肿瘤标记物，前列腺癌危险性随 PSA 升高而增大。正常血清总 PSA（tPSA）水平 <4.0 ng/mL；当血清 tPSA 水平 >10 ng/mL，其发生前列腺癌的可能性将超过 50%；当血清 PSA $4.0 \sim 10.0$ ng/mL 时，则需检查血清游离 PSA（fPSA）和总 PSA 比值来帮助判断是否为前列腺癌，fPSA 水平与发生前列腺癌的可能性呈负相关，国内推荐 fPSA/tPSA >0.16 为正常值。经腹超声能够观察到前列腺形态、结构，测定其体积和重量、腺叶突入膀胱情况，测定残余尿量，同时还可以观察肾脏、输尿管、膀胱情况。经腹超声虽然简单普及，但观察到的前列腺腺体内部结构及测定前列腺大小不如经直肠超声检查（transrectal ultrasonography，TRUS）精确。且在 TRUS 引导下进行前列腺系统性穿刺活检，是前列腺癌诊断的主要方法。MRI 检查可以显示前列腺包膜的完整性、是否侵犯前列腺周围组织及器官，MRI 还可以显示盆腔淋巴结受侵犯的情况及骨转移的病灶，在判断临床分期上有较重要的作用。前列腺癌的最常见远处转移部位是骨骼。全身骨扫描可比常规 X 射线片提前 $3 \sim 6$ 个月发现骨转移灶，是诊断骨转移瘤最灵敏和最简便的方法，敏感性较高但特异性较差。一旦前列腺癌诊断成立，应进行全身骨显像检查，有助于判断前列腺癌准确的临床分期。

【场景二】该患者入院后查 PSA 282.2 ng/mL，fPSA/tPSA 0.12。经腹 B 超发现：左肾积水、左输尿管中上段扩张，膀胱壁增厚，前列腺体积增大，大小 65 mm × 63 mm × 66 mm，左侧叶见多个低回声结节，未见包膜，残余尿量约 420 mL。

前列腺 MRI 及全身骨扫描检查见下图 5 - 2 ～图 5 - 5。

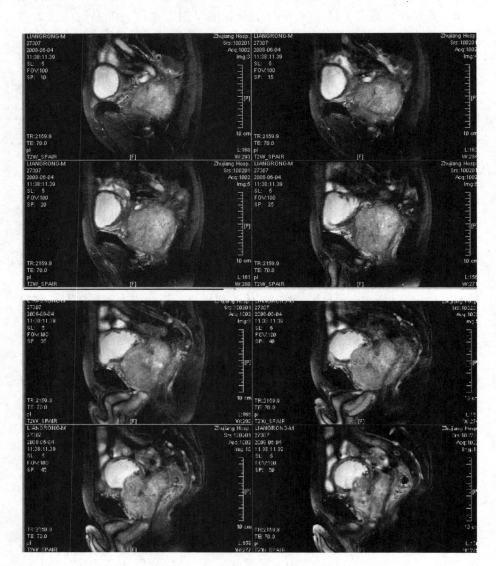

图 5-2 前列腺矢状位 MRI 图像

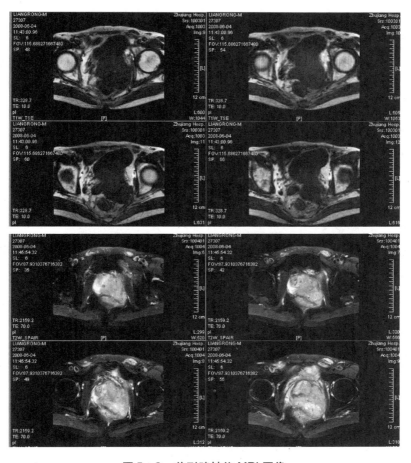

图 5 - 3　前列腺轴位 MRI 图像

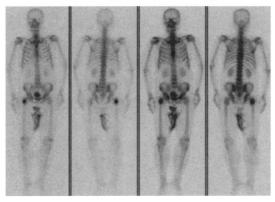

图 5 - 4　全身骨扫描图像

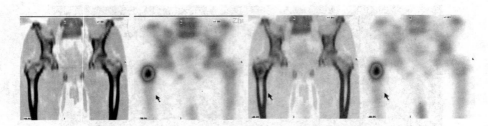

图 5 - 5　全身骨扫描骨盆部扫描图像

TURS 引导下前列腺系统穿刺活检病理见图 5 - 6。

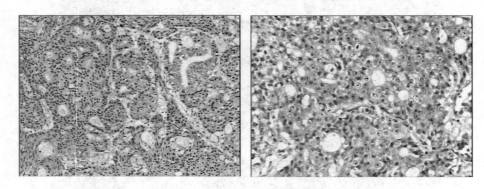

图 5 - 6　前列腺活检组织病理图像

提问：

（1）该患者的临床分期？

（2）进一步如何治疗？

（一）　基础知识

前列腺癌分期的目的是指导选择治疗方法和评价预后。通过直肠指诊、PSA、穿刺活检阳性针数和部位、骨扫描、CT、MRI 以及淋巴结切除来明确分期。①T 分期表示原发肿瘤的局部情况，主要通过直肠指诊和 MRI 来确定，前列腺穿刺阳性活检数目和部位、肿瘤病理分级和 PSA 可协助分期。②N 分期表示淋巴结情况，只有通过淋巴结切除才能准确的了解淋巴结转移情况。N 分期对准备采用根治性疗法的患者是重要的，分期低于 T_2、PSA <20 ng/mL 和 Gleason 评分 <6 的患者淋巴结转移的机会小于 10%，可行保留淋巴结切除手术。③M 分期主要针对骨骼转移。骨扫描、MRI、X 光

检查是诊断骨转移的主要检查方法。尤其对病理分化较差（Gleason 评分 > 7）或 PSA > 20 ng/mL 的患者，应常规行骨扫描检查。前列腺癌 TNM 分期见表 5 - 4～ 表 5 - 5。

表 5 - 4　前列腺癌 TNM 分期（AJCC，2002 年）

分期		含义
T_x		原发肿瘤无法评估
T_0		无原发肿瘤证据
T_1		不能被扪及和影像发现的临床隐匿肿瘤
	T_{1a}	偶发肿瘤体积 < 所切除组织体积的 5%
	T_{1b}	偶发肿瘤体积 > 所切除组织体积的 5%
	T_{1c}	穿刺活检发现的肿瘤（如由于 PSA 升高）
T_2		局限于前列腺内的肿瘤
	T_{2a}	肿瘤限于单叶的 1/2（≤1/2）
	T_{2b}	肿瘤超过单叶的 1/2 但限于该单叶
	T_{2c}	肿瘤侵犯两叶
T_3		肿瘤突破前列腺包膜
	T_{3a}	肿瘤侵犯包膜外（单侧或双侧）
	T_{3b}	肿瘤侵犯精囊
T_4		肿瘤固定或侵犯除精囊外的其他临近组织结构，如膀胱颈、尿道外括约肌、直肠、肛提肌和（或）盆壁
N_x		区域淋巴结不能评价
N_0		无区域淋巴结转移
N_1		区域淋巴结转移
M_x		远处转移无法评估
M_0		无远处转移的临床或影像学证据
M_1		远处转移
	M_{1a}	有区域淋巴结以外的淋巴结转移
	M_{1b}	骨转移
	M_{1c}	其他器官组织转移

T：原发肿瘤；N：区域淋巴结；M：远处转移

表 5 –5　前列腺癌分期和分组（AJCC，2002 年）

分期				分组
1 期	T_{1a}	N_0	M_0	G_1
	T_{1a}	N_0	M_0	$G_{2,3-4}$
2 期	T_{1b}	N_0	M_0	任何 G
	T_{1c}	N_0	M_0	任何 G
	T_1	N_0	M_0	任何 G
	T_2	N_0	M_0	任何 G
3 期	T_3	N_0	M_0	任何 G
4 期	T_4	N_0	M_0	任何 G
	任何 T	N_1	M_0	任何 G
	任何 T	任何 N	M_1	任何 G

G 为病理分级。Gx：病理分级不能评价；G_1：分化良好（轻度异形，Gleason2 ～ 4）；G_2：中度分化（中度异形，Gleason5 ～ 6）；G_{3-4}：分化较差或未分化（重度异形，Gleason7 ～ 10）

前列腺癌的治疗分为以下几点。

（1）等待观察治疗。等待观察指主动监测前列腺癌的进程，在出现病变进展或临床症状明显时给予其他治疗。适应证：①低危前列腺癌（PSA 4 ～ 10 ng/mL，GS≤6，临床分期≤T_{2a}）和预期寿命短的患者。②晚期前列腺癌患者：仅限于因治疗伴随的并发症大于延长生命和改善生活质量的情况。

（2）前列腺癌根治性手术治疗。根治性前列腺切除术（简称根治术）是治疗局限性前列腺癌最有效的方法，有三种主要术式，即传统的经会阴、经耻骨后及近年发展的腹腔镜前列腺癌根治术。适应证：临床分期 T_1 ～ T_{2c}，预期寿命≥10 年，身体状况良好，没有严重的心肺疾病。禁忌证：严重心血管疾病、肺功能不良、严重出血倾向或血液凝固性疾病；已有淋巴结转移（术前通过影像学或淋巴活检诊断）或骨转移；预期寿命不足 10 年。

（3）前列腺癌放射治疗。包括：体外放射治疗和近距离放射治疗（brachytherapy）。近距离照射治疗包括腔内照射和组织间照射，是将放射源密闭后直接放入人体的天然腔内或放入被治疗的组织内进行照射。前列腺癌近距离照射治疗包括短暂插植治疗和永久粒子种植治疗。

（4）前列腺癌内分泌治疗。内分泌治疗的目的是降低体内雄激素浓度、抑制肾上腺来源雄激素的合成、抑制睾酮转化为双氢睾酮或阻断雄激素与其受体的结合，以抑制或控制前列腺癌细胞的生长。

内分泌治疗的方法包括：①去势；②最大限度雄激素阻断；③间歇内分泌治疗；④根治性治疗前新辅助内分泌治疗；⑤辅助内分泌治疗。适应证：①转移前列腺癌，包括 N_1 和 M_1 期（去势、最大限度雄激素阻断、间歇内分泌治疗）。②局限早期前列腺癌或局部进展前列腺癌，无法行根治性前列腺切除或放射治疗（去势、最大限度雄激素阻断、间歇内分泌治疗）。③根治性前列腺切除术或根治性放疗前的新辅助内分泌治疗（去势、最大限度雄激素阻断）。④配合放射治疗的辅助内分泌治疗（去势、最大限度雄激素阻断）。⑤治愈性治疗后局部复发，但无法再行局部治疗（去势、最大限度雄激素阻断、间歇内分泌治疗）。⑥治愈性治疗后远处转移（去势、最大限度雄激素阻断、间歇内分泌治疗）。⑦雄激素非依赖期的雄激素持续抑制（去势）。

去势治疗方法包括①手术去势：手术去势可使睾酮迅速且持续下降至极低水平（去势水平），主要的不良反应是对患者的心理影响；②黄体生成素释放激素类似物，如：戈舍瑞林（goserelin）；③雌激素，最常见的雌激素是己烯雌酚。每日口服己烯雌酚 1 mg、3 mg 或 5 mg，可以达到与去势相同的效果，但心血管方面的不良反应明显增加。最大限度雄激素阻断包括①目的：同时去除或阻断睾丸来源和肾上腺来源的雄激素；②方法：常用的方法为去势加抗雄激素药物。抗雄激素药物主要有两大类：一类是类固醇类药物，其代表为醋酸甲地孕酮；另一类是非类固醇药物，主要有比卡鲁胺（bicalutamide）和氟他胺（flutamide）。

（5）前列腺癌的局部治疗，包括前列腺癌的冷冻治疗、高能聚焦超声和组织内肿瘤射频消融等试验性局部治疗。

（二）解答及分析

该患者 MRI 示：前列腺体积增大，正常结构消失，中央与周围带分界不清，呈等 T_1 长 T_2 异常信号团块，边界不清，增强扫描明显强化；肿块突入膀胱内，与膀胱后壁分界不清，膀胱三角区正常平滑肌信号消失，左输尿管下端受累，输尿管下段明显扩张，左侧膀胱精囊角消失，左闭孔内肌受侵。腹股沟区及盆腔未见确切肿大淋巴结，直肠周围脂肪囊存在。骨盆骨质未见明确异常信号及强化。ECT 全身骨显像：右侧股骨上段骨转移。前列腺活检病理：前列腺腺癌（Gleason 评分 4 + 4 = 8 分）。诊断前列腺癌，临床分期为 $T_4N_0M_{1b}$（Ⅳ期）。由于为晚期前列腺癌，已发生局部侵犯和骨转移，患者 77 岁，预期寿命 <10 年，应考虑采用内分泌治疗或放射治疗。如采用内分泌治疗可采用手术去势，同时行经尿道前列腺电切，解除患者排尿梗

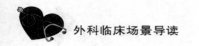

阻，可改善生活质量，术后服用抗雄激素药物行最大限度雄激素阻断。手术去势可采用白膜下睾丸内容物剜除术，相对经阴囊睾丸切除术可减少对患者的心理影响。

【场景三】该患者经术前准备在硬膜外麻醉下行双侧睾丸切除术和经尿道前列腺电切术。术后恢复顺利，复查 PSA 123.2 ng/mL，fPSA/tPSA 0.06，出院后加用比卡鲁胺抗雄激素治疗。

提问：该患者术后定期随访内容？

（一） 基础知识

随访的目的在于根据疾病的不同阶段，明确进一步治疗的作用，以避免造成无用的检查和超额经济负担。另一方面，如果疾病进展，能够给予有效的治疗方案，因此必须明确严格的随访方案。

1. 内分泌治疗后随访项目

（1）PSA 检查。根据治疗前 PSA 水平和治疗初期 3～6 个月 PSA 水平下降情况，判断内分泌治疗的敏感性和反应的持续时间。治疗后 3 个月和 6 个月的 PSA 水平与预后相关。内分泌治疗的早期阶段，应对患者进行有规律监测。对于无症状患者进行规律的 PSA 监控可以更早发现生化复发，如 PSA 水平升高通常早于临床症状数月。

（2）肌酐、血红蛋白、肝功的监测。在进展肿瘤中监测肌酐是有价值的，因为可以发现上尿路梗阻。血红蛋白，肝功的监测也可以显示疾病进展和/或内分泌治疗的毒性。后者常导致治疗的中断（如非类固醇类抗雄激素药物的肝毒性）。碱性磷酸酶可用于检测 M_{1b} 期患者。

（3）骨扫描、超声和胸片。PSA 正常的无症状患者不需要行骨扫描。对内分泌治疗过程中出现 PSA 升高，骨痛等症状者应行骨扫描检查。必要时行 B 超和胸片检查

2. 随访时机

推荐在内分泌治疗开始后每 3 个月进行随访。对于 Mo 期患者中治疗反应良好者，如症状改善，心理状况良好，治疗依从性佳，PSA 水平小于 4 ng/mL，可每 6 月随访 1 次。对于 M_1 期患者中治疗反应良好者，如症状改善，心理状况良好，治疗依从性佳，PSA 水平小于 4 ng/mL，可每 3～6 个月随访 1 次。疾病进展时，随访间期应缩短。对于激素治疗抵抗的患者，发生疾病进展、按标准治疗无反应，可行个性化随访方案。

前列腺癌内分泌治疗随访指南：治疗后每 3 月时进行 PSA 检测，抗雄

激素治疗应注意肝功能情况，治疗开始前 3 月应每月检查肝功能，以后每 3～6 月检查 1 次。病情稳定者不推荐行常规影像学检查。如在复查中发现血清 PSA 持续升高，或者出现骨痛，需要行骨扫描。疾病进展期随访间期应更短。

（二）解答及分析

该患者患前列腺癌，临床分期为 $T_4N_0M_{1b}$，已失去根治性手术时机，行手术去势及非类固醇类抗雄激素药物的最大限度雄激素阻断的内分泌治疗。定期随访内容应包括：①检测 PSA 水平，用于了解手术前后 PSA 下降情况，预测预后，以及能否行间歇性内分泌治疗，对于 PSA 下降后回升的要考虑为生化复发，需积极处理。②检测肌酐、血红蛋白、肝功、碱性磷酸酶水平，了解肾功能情况，以及抗雄激素药物的副作用，必要时停药或更换药物，检测碱性磷酸酶水平用于监测骨转移情况。③行 B 超、骨扫描检查：该患者术前癌肿堵塞引起左肾积水，术后需复查了解肾积水有无进展或好转，必要时采取相应处理。患者术前右股骨上段骨转移，复查骨扫描用于监测骨转移有无好转或进展。

（徐啊白　刘春晓）

参考文献

[1] 吴阶平. 吴阶平泌尿外科学[M]. 济南：山东科学技术出版社，2008.
[2] 封志纯，兰和魁. 儿科临床场景导读[M]. 北京：军事医学科学出版社，2006.
[3] 梅骅，陈凌武，高新. 泌尿外科手术学[M]. 北京：人民卫生出版社，2008.
[4] 那彦群. 中国泌尿外科疾病诊断治疗指南 2014 版[M]. 北京：人民卫生出版社，2014：61-90.
[5] 费世宏，曾甫清. 血清 T-PSA、F/T 在前列腺疾病诊断中的意义[J]. 临床泌尿外科杂志，2002，17（6）：289-291.
[6] 陈雅清，屈婉莹，朱明. 核素骨显像对诊断前列腺癌骨转移的临床价值[J]. 中华核医学杂志，1994，14（3）：175-175.

第六章 骨科

第一节 手外伤和断指再植

【场景一】患者男性，24 岁，于 1 小时前吃夜宵被人砍伤右手，当时患者无昏迷，意识尚清楚，出血量约为 100 mL，马上来本院急诊科就诊。自受伤以来，精神较差，意识清楚，无昏迷呕吐，小便正常，大便未解。

一般查体：心、肺、腹检查未见明显阳性体征。专科情况：右手部由衣物包扎，有渗血，打开包扎可见右手中指、环指于掌指关节处不全离断，中指、环指与手掌间通过一长约 1.5 cm 长的手背皮肤及软组织相连，近远端掌指关节外露，可见屈肌腱断裂端外露，小指近节掌侧，可见 2 cm 横行切割伤口，骨折断端及屈肌腱断裂外露。

提问：

（1）患者目前需要进行怎样的急救？

（2）为进一步明确诊断还需要做哪些检查？

（一）基础知识

1. 手外伤急救时如何正确止血

不能用手帕、皮带、皮管等捆扎在手腕的上方，这样不仅不能止血，反而加重出血，甚至造成手指坏死，因在腕上部包扎起不到止血目的，只能阻止静脉回流使出血更多。正确的止血方法是：用干无菌敷料在出血部位加压包扎即可，既有效，又可靠，也不会带来不良后果。

2. 防止进一步污染

防止进一步污染其目的是使伤口不要再受到外界细菌的侵入。正确的方法为：用消毒的敷料包扎伤口，也可用干净的棉制品包扎，千万不可在伤口上涂抹紫药水之类的药物，这样会影响医生正确判断伤情。

3. 防止伤指加重损伤

当手指发生骨折，不全离断时，若不固定，任其随意活动就可使原来未损伤的血管神经发生损伤。正确的方法是：用小木板、铁皮等临时作外固定，这样还有止痛的作用。由于显微手外科技术的应用，现在几乎任何部位的断指都有可能接活。为避免伤指日后造成残废，应当做到：①不要随意丢弃断指；②妥善保存断指：用无菌敷料包裹断指，外面再包塑料袋，再在袋外放一些冰块或冰糕；③转运越快越好，争取在 6～8 小时内能进行再植手术；④不可把断指浸入酒精、消毒水、盐水中转运，这样可能破坏了断指组织结构，影响再植的成活率。

（二）解答及分析

患者为年轻男性，右手外伤史明确，诊断没有疑问，目前首要的措施就是急救处理，由于中指、环指还有部分皮肤连接，目前不能将中环指完全离断后保存，这样可能会损伤宝贵的静脉血管，主要的急救措施是给予妥善适度的包扎处理。是否要离断皮肤要经过术中具体情况进行处理。

根据患者的外伤史、症状及局部伤情可以做出右手中环指不全离断伤的诊断。但患者是否合并其他损伤（如骨折等），及骨折的严重程度仍不明确，所以行 X 射线检查是必要的。

【场景二】患者行 X 射线辅助检查提示：右手第 3、第 4 指掌指关节脱位，小指近节指骨横行骨折。

提问：

（1）患者目前诊断是否明确？

（2）下一步需要如何处理？离断的伤指可否再植？

（一）基础知识

1. 手外伤治疗原则

手外伤处理的一般原则是早期彻底清创，防止伤口感染，根据伤情和受伤时间，尽量保留和修复损伤的组织，最大限度地保留手的功能。

手外伤的初期外科处理是处理手外伤的主要环节，也是今后再次处理的基础，其处理原则是：早期彻底清创，防止伤口感染；尽量修复损伤的组织，最大限度地保留手的功能。具体步骤是：①清创；②修复组织；③闭合伤口；④包扎固定。伤口要及时止痛，注射破伤风抗毒素和抗感染药物。

（1）麻醉。手术应在完善的麻醉下进行，单指外伤，可用指神经阻滞

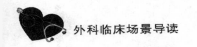

麻醉；伤口累及手掌，手背或多指损伤，可作腕部神经阻滞；较大的伤口，最好在臂丛麻醉下进行。

（2）清创。清创的目的是清除伤口内的污物及异物，去除失去活力的组织，使污染伤口变成清洁伤口（不是无菌伤口）以预防感染。清创强调以下几点：①要认真做好伤口清洗，虽方法简单，却实为预防伤口感染的重要步骤，应十分认真进行；②应遵循清创术的原理，由外及里，由浅入深地按层次有计划清创。手的结构复杂、精细、循环丰富，清创时要尽可能保留有血供的组织，少切除皮缘；③在有计划清创的同时，全面、系统检查损伤组织，估计损伤程度及范围，必要时松止血带观察组织（如肌肉，皮肤等）的循环，以便制定全面的手术计划。

（3）处理损伤的组织。平时手外伤，只要条件许可，应尽可能一期修复损伤的组织，因为这时解剖关系清楚，继发变性轻微，不仅手术操作容易，而且效果好，功能恢复快。处理顺序是：①骨关节的处理与一般清创的原则相同，尽量保留骨碎片，仅去除完全游离的小骨片，复位后用克氏针交叉固定，长斜形骨折也可用加压螺丝钉，不作通过邻近关节的髓内固定，缝合开放的关节囊；②修复肌腱神经；③一侧指动脉或指总动脉损伤，对手指循环影响不大，可不修复，两侧指动脉全断，常造成手指供血不足，则需修复。

（4）闭合伤口。闭合伤口是预防伤口感染的重要措施，只有彻底清创基础上闭合了伤口，才能保护外露的深部组织，阻止细菌入侵，防止感染。手的循环丰富，抗感染能力强，手部闭合伤口时限一般可延长至受伤后 12 小时，但也不是固定不变的，可根据受伤性质，污染程度及气温高低等而增减。闭合伤口有以下几种方法：①直接缝合；②游离植皮；③皮瓣覆盖。

（5）包扎固定。手部损伤包扎固定很重要，骨关节损伤，术后应包扎固定在功能位，肌腱神经损伤修复后应包扎固定于无张力位。

2. 断指再植的指征

（1）伤员全身情况能否耐受手术。断肢常由较大暴力所致，往往并发创伤性休克及其他重要脏器损伤。在诊断、处理时，既要注意局部情况，更要有全局观点，以挽救生命为前提，首先处理休克或重要脏器损伤，断肢可暂行冷藏保存，待伤员全身情况许可后再行再植手术。对一些创伤重，全身情况一时难以纠正的病例，应放弃肢体的再植，切不可贸然行事，否则可能导致全身情况恶化，甚至死亡，根本谈不上肢体的成活及恢复功能。

（2）局部条件。再植的目的是为了恢复肢体的功能，绝非单纯为了存活。因此要求断离肢体必须有一定的完整性。如果组成肢体功能的重要组织如神经、血管、骨骼、肌肉等已经毁损，则不能再植。有的上肢撕脱全断，神经自椎间孔内离断无法修复，即使血管接通肢体成活，也不能恢复功能，反成累赘，丧失再植的实际意义，因此不能再植。对大腿离断的病例，目前绝大多数专家均认为属断肢再植的禁忌证。因大腿有丰富的肌肉组织，缺血可使大量肌组织变性、坏死，分解出大量有害物质，引起严重的全身反应，甚至导致死亡。另外，由于离断平面高，伤情很重，多数伤员全身情况差，难以耐受再植手术，且神经修复效果较差，成活后的功能不理想。

（3）再植的时限与环境温度。肢体离断时间过长，因缺氧等原因，细胞变性、分解，最后形成不可逆性改变。即使再植后血流恢复，肢体仍不免坏死。特别是肌肉组织对缺血的耐受性较差，组织在缺氧和分解过程中产生大量毒素，吸收入血后可引起严重中毒，甚至死亡。因此，时间因素是重要的。在考虑时间因素的同时，应把环境温度等影响因素考虑在内。当肢体离断后，组织细胞并非立即死亡，仍能依靠组织内残存的营养物质进行微弱的新陈代谢。环境温度愈高，组织细胞的新陈代谢就愈旺盛，断肢缺血耐受时间就愈短。相反，环境温度低，新陈代谢减慢，断肢缺血耐受时间就相应延长。另外，还应考虑到肢体离断平面的影响。离断平面高，肌肉丰富的肢体，耐受缺血的时间较短；离断平面低，肌肉较少的肢体，耐受缺血的时间较长。总之，目前还没有一个绝对的再植时间限度，应根据具体情况，将各种影响因素综合起来，做出正确的判断。过去有人提出"超过6小时以上就不能再植"的观点，经实践证明是错误的。有许多再植成功的病例，都超过了6小时。对经过低温保存，离断平面较低的断肢，再植的时间指征可以适当放宽，但也不能没有限度。缺血时间过长，组织已发生较明显的变性、坏死的肢体，强行再植可以危及生命，应视为禁忌。

（4）技术条件。应有经过专门训练，具备丰富的专业知识和熟练的操作技巧的人才以及必需的设备条件，方能实施再植手术。否则应迅速后送到有条件的医院，避免或减少因技术原因造成的再植失败或再植成活后肢体无功能恢复等问题。

（二）解答及分析

1. 诊断

经过查体及 X 射线检查，诊断基本明确，即：①右手中环指离断伤；②右小指近节开放性骨折并屈肌腱损伤，但更加详尽具体的伤情在术中的评估是最准确的。

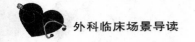

2. 下一步处理

下一步最重要的处理就是尽快进行手术治疗，彻底清创，对于切割伤的断指，再植成功率高，只要有条件，如显微器械及显微外科技术，应尽最大努力再植。如不具备相关条件，应尽快争取护送到有条件的单位进行再植。

【场景三】患者经过手术，三、四指断指再植成功，小指骨折已固定，肌腱已修复。

提问：

术后需要如何处理？

（一）基础知识

断指再植术后的处理和观察，是再植成功与否的重要环节之一，虽然经手术将血液循环接通，但仍可由于肢体肿胀、血液循环受阻、血管栓塞、感染等导致失败。因此，手术后的处理和观察是非常重要的。

1. 环境

保持病房整洁，保持空气流通，控制探访人员，防止交叉感染。紫外线消毒房间每日 $1 \sim 2$ 次，室温控制在 $24 \sim 26 \, ℃$ 之间，为了保持局部温度可用 $60 \sim 100 \, W$ 烤灯照射，灯距为 $30 \sim 50 \, cm$。

2. 体位

术后需绝对卧床 $7 \sim 10$ 天，患肢应垫软枕略高于心脏水平，以促进静脉回流，减轻肢体肿胀局部应制动，保持功能位。

3. 再植指血运观察

术后应严密观察局部血液循环情况，发现血液循环障碍，要及时解决。术后 $24 \sim 72$ 小时内，是吻合血管出现循环危象的高发期，因此应每 $1 \sim 2$ 小时观察 1 次，其中需要严密观察再植肢体血液循环的指标有：皮肤的颜色、皮温、指腹张力、毛细血管回流时间、指端侧方切开出血等情况。

4. 止痛与禁烟

疼痛与躁动是诱发血管痉挛因素之一，术后 $3 \sim 4$ 天给予有效镇痛，断指再植术后绝对禁止吸烟。

5. 三"抗"

三"抗"即抗凝、抗血管痉挛、给予抗生素抑杀致病微生物。

（二）解答及分析

断指再植术后处理主要包括以下几点。

1. 密切观察全身情况

密切观察全身情况，注意有无中毒、感染及肾功能衰竭等现象，及时发现与处理。

2. 绝对卧床

一般需要绝对卧床 7～10 天，肢体位置应稍高于心脏平面。观察肢体肿胀、颜色、毛细血管充盈反应、温度及脉搏情况。如断肢不甚肿胀而温度骤降 3～4 ℃ 以上，常表明有部分动脉梗阻，应立即手术探查处理。术后要注意保持室温在 22～25 ℃。如室温过低，寒冷刺激可引起血管痉挛。为了便于观察断指再植术后指体的血液循环变化及局部加温，常用 60 W 侧照灯作局部持续照射，照射距离为 30～40 cm 之间。

3. 三"抗"

三"抗"即抗凝、抗血管痉挛、给予抗生素抑杀致病微生物。

（于 博）

参考文献

［1］ 吴在德，吴肇汉. 外科学［M］. 7 版. 北京：人民卫生出版社，2008.

第二节 髋臼骨折

【场景一】男性患者，24 岁，1 小时前因摩托车车祸受伤，伤后意识清楚，主诉左侧髋关节处疼痛，120 急诊接回。呼吸 20 次/分，脉搏 97 次/分，血压 100/65 mmHg。

提问：

（1）目前需要做哪些处理？

（2）如何查体？

（3）需做哪些相关检查？

（一）基础知识

1. 急诊处理

髋臼骨折大多为高能量创伤所致，常因严重复合伤而危及生命，因此应尽早作出判断，早期抢救生命，待生命体征平稳后再行详细检查。早期特别要注意患者有无急性动力性出血，血管造影对骨折后臀上动脉出血的诊断非

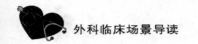

常有用，介入下栓塞也是控制出血的有利治疗措施。早期急救可包括输液、血管造影（怀疑合并血管伤患者）和牵引治疗。

2. 体格检查

大多数髋臼骨折为高能量撞击伤，常是多发伤的组成部分，所以查体除髋臼骨折的局部症状外，还要特别注意合并的全身多发性损伤，明确是否合并有颅脑、胸腹部及多发骨折损伤。

3. 相关检查

（1）骨盆 X 射线检查。

髋臼由于形态复杂，除通常投照前后位片，还需要投照闭孔斜位（骨盆向健侧倾斜 45°）和髂骨斜位（骨盆向患侧倾斜 45°）X 射线平片，称为 Judet 三位片（图 6 - 1）。

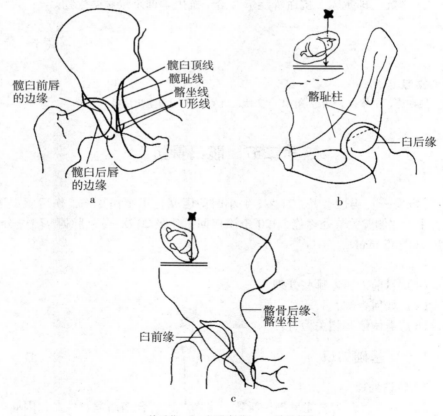

a：前后位；b：闭孔斜位；c：髂骨斜位

图 6 - 1　Judet 三位片

前后位的骨盆平片可显示以下解剖学标志：①髂耻线：为前柱内缘线，该线中断或移位，表示前柱或前壁骨折；②髂坐线：后柱前缘线，该线中断或移位，提示后柱骨折；③臼顶线：表示髋臼负重区，该线中断表明骨折累及负重区；④泪点线：用来判断髂坐线是否内移；⑤前唇线：代表髋臼前壁缘，此线中断提示前壁骨折；⑥后唇线：代表髋臼后壁，后壁骨折可出现该线中断。

闭孔斜位片也有两个解剖学标志。①髋臼前柱线：该线中断或移位表明前柱骨折；②髋臼后唇线：后壁骨折时该线出现中断或移位。

髂骨斜位片显示两个解剖学标志。①髋臼后柱线：后柱骨折时可出现该线中断或移位；②髋臼前唇线：前壁骨折时该线中断或移位。

（2）CT 检查。

CT 检查不但可以提供横断面、矢状面及冠状面的薄层成像（图 6-2），还可以精确三维重建骨盆结构，提供完整的骨盆立体构型，极大的方便骨折分型及手术方式的设计。重建的骨盆可以自由旋转，提供多角度观察，还可以移除掉部分骨性结构，提供对深部结构的观察，图 6-3 箭头所示为移除股骨头后从尾侧显示髋臼内的骨折。

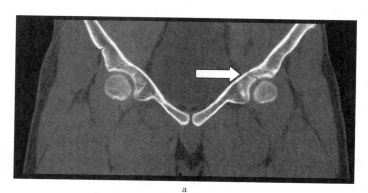

a

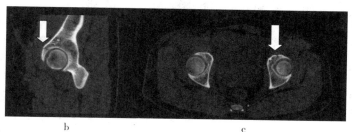

b　　　　　　　　　　　　　c

箭示骨折线。a：骨盆冠状面成像；b：骨盆矢状面成像；c：骨盆横断面成像

图 6-2　髋臼骨折 CT 检查结果

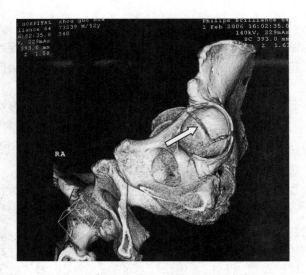

箭头示移除股骨头后从尾侧显示髋臼内的骨折

图6-3 髋臼内骨折（三维重建移除股骨头后）

（二）解答及分析

（1）患者生命体征平稳，早期治疗主要为建立静脉通道，监测生命体征。

（2）首先应该对患者进行生命体征、神志的检查，在尽量减少不必要的搬动及翻动的情况下，进行全身系统的体格检查，除骨折部位的局部体征外，尚需注意有无合并伤的可能，避免遗漏合并伤的诊断。

（3）患者应当行X射线及CT检查明确骨折情况。

【场景二】患者查体未发现复合伤体征，左侧髋关节肿胀，左侧腹股沟皮下瘀血，局部压痛，髋关节各向活动主被动均明显受限，双下肢远端感觉、肌力正常，足背动脉搏动存在。影像学检查情况见图6-4～图6-6。

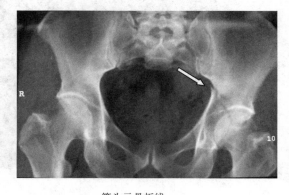

箭头示骨折线

图6-4 髂耻线和髂坐线均中断

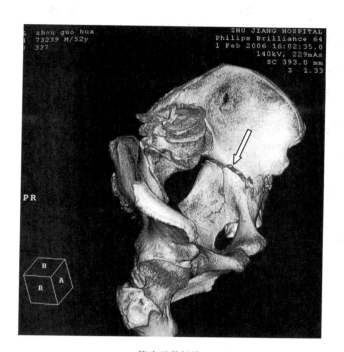

箭头示骨折线

图6-5 横行骨折线波及前柱

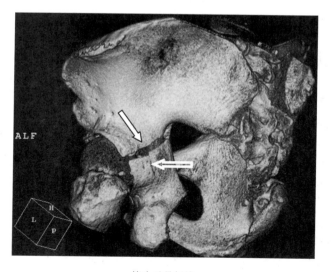

箭头示骨折线

图6-6 横行骨折线波及后柱,后壁有小块骨折碎片

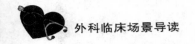

提问：

（1）患者髋臼骨折的分型？

（2）下一步治疗方案如何确定？

（一）基础知识

1. 骨折分型

根据 Judet – Letourne 双柱理论的骨折分型是目前常用分型。骨折分型对于指导治疗方案的确定，判定预后情况具有重要意义。Judet – Letourne 将髋臼分成前后两柱（图 6 – 7）。

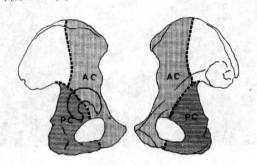

AC：前柱；BC：后柱

图 6 – 7　Judet – Letourne 双柱理论

Judet – Letourne 将髋臼骨折分成 2 大类、10 小类（图 6 – 8），即简单骨折及复杂骨折 2 大类。简单骨折包括 5 小类：后壁、后柱、前柱、前壁及横形骨折；复杂骨折也包括 5 小类："T"形骨折、后柱合并后壁骨折、横形合并后壁骨折、前柱合并后横形骨折及双柱骨折。

（1）简单髋臼骨折。

1）后壁骨折。多因股骨头顶压冲击造成，可发生于后壁任何部位，往往并发髋关节后脱位，有的造成坐骨神经损伤，正位片示髋臼后缘线中断，骨折块多有移位。普通 X 射线片只能做出初步判断，至于后壁的压缩情况、骨折块大小及粉碎程度、关节内是否有碎骨及股骨头与髋臼的关系还需 CT 检查来判断，三维 CT 重建能更直接更立体地显示骨折状况。

2）后柱骨折。多见于髋关节中心性脱位，少数见于髋关节后脱位。骨折线往往在坐骨大切迹上方，向下延伸经髋臼顶或负重区达闭孔，特征是后柱完全分离。X 射线显示股骨头内移，髂坐线中断。

3）前柱骨折。骨折线由耻骨下支中部到髂骨嵴的任何一点，正位片示髂耻线中断，股骨头前脱位，泪滴内移偏离髂坐线。

4）前壁骨折。指髋臼前缘骨折，发生骨折的关节面与髂耻线相对应。骨折线经关节面结束在髋臼顶与耻骨上支连接处，很少累及顶部。可合并髋关节前脱位。

5）横形骨折。骨折线通过前柱和后柱正位片可见髂坐线、髂耻线及髋臼前后缘线均中断，髋臼顶及负重区多不受累。这与双柱骨折正好相反。

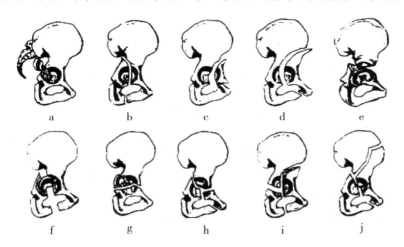

a. 后壁骨折；b. 后柱骨折；c. 前壁骨折；d. 前柱骨折；e. 横形骨折；f. T 形骨折；g. 后柱合并后壁骨折；h. 横形合并后壁骨折；i. 前壁或前柱合并后半横形骨折；j. 双柱骨折

图 6 - 8　髋臼骨折分类（Letournel 和 Judet）

（2）复杂髋臼骨折。

1）"T"形骨折。是在横形骨折的基础上，又有一个垂直的骨折线，通过髋臼窝，因此后柱为一游离骨块。

2）后柱合并后壁骨折。骨折累及后柱及后壁，后柱的骨折线从坐骨大切迹延伸至髋臼窝，常表现为后柱骨折无明显移位而后壁出现大块骨折片。正位 X 射线片显示完整髂耻线，髂坐线断裂。

3）横形合并壁骨折。较为常见。多由后脱位所致，也可见于髋关节中心性脱位。在横形骨折的基础上出现后壁骨折块，需与"T"形骨折区分，闭孔斜位显示后壁缺如及骨块后移，并可见横形骨折线。

4）后半横形骨折合并前柱或前壁骨折。此型少见，骨折线由髂前下棘向下穿过髋臼窝终止于耻骨上支连接处，后半部分为横形后柱骨折，常无移位。髂耻线中断并随股骨头移位，髂坐线因横形骨折中断。

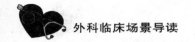
5）双柱骨折。骨折累及双柱，并彼此分离，正位片髂坐骨折块及髋臼顶均有明显移位，髂耻线中断，髂骨翼骨折累及髂嵴前缘。

2. 治疗方案

在明确骨折分型，判定骨折的稳定性和移位程度的基础上，选择治疗方案。

（1）非手术治疗。一般认为，髋臼骨折无移位或移位程度较轻者应行非手术治疗。需手术治疗的髋臼骨折如合并全身其他部位严重损伤或严重并发症威胁生命时，应先行非手术治疗，待病情允许时方考虑手术治疗。而局部发生感染或有软组织严重挤压伤者也不应行手术治疗。老年性骨质疏松患者一般应行非手术治疗。

（2）手术治疗。目前，髋臼骨折治疗观念在改变，大多数主张及早复位，积极手术，并要求解剖复位，确切内固定，早期康复治疗。

1）手术指征。骨折移位 > 3 mm，并发股骨头脱位或半脱位，CT 检查显示关节内有游离骨块，移位骨折累及髋臼顶，无明显骨质疏松。

2）手术前准备。手术前准备：髋臼骨折应尽量争取早期手术，国内外学者均认为手术时机越早越好，一般不超过两周，最好在伤后 3 ～ 10 天内进行，超过这一时限将使手术难度增大并对疗效产生不利影响。但因髋臼骨折伤情复杂，合并伤多，往往因其他损伤而使治疗时间延长。术前应对患者进行全面、细致的检查。麻醉一般采用全身麻醉或硬脊膜外麻醉。

（二）解答及分析

（1）患者 X 射线片髂耻线和髂坐线均中断，提示双柱均有骨折；CT 重建清晰显示骨折线横行经过髋臼，并伴有后壁的小骨折块，属于复杂髋臼骨折的横形加后壁骨折。

（2）患者生命体征稳定后，伤后第三天在硬膜外麻醉下行 Kocher - Langenbeck 入路，予以重建钢板内固定，术中人为劈开股骨大粗隆以方便显露骨折线，大粗隆予以空心钉及钢丝固定。

【场景三】患者术后复查 X 光片见图 6 - 9。
提问：
（1）患者术后康复治疗方案？
（2）患者术后应注意防止哪些相关并发症？
（3）是否还需要进一步治疗？

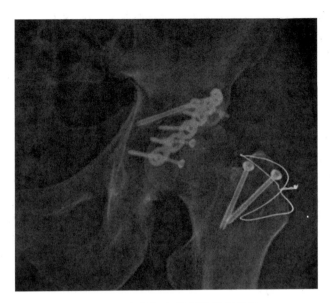

图6-9 术后复查 X 射线检查结果

（一）基础知识

1. 术后并发症

早期并发症包括死亡、血栓栓塞、感染、神经血管损伤、螺钉钻入关节、复位不佳。死亡的最常见原因是下肢深静脉血栓脱落后导致的急性肺栓塞，髋臼骨折术后深静脉血栓发生率约6%～15%，抗凝药物、低分子右旋糖酐及早期的下肢功能锻炼可用于防治。目前感染率随手术经验的积累、手术创伤和手术时间的减少已有下降。但在大宗病历报道中，髋臼骨折的感染率仍徘徊在2%～5%之间，感染率增加的因素之一是合并尿道与肠道损伤。手术引起的医源性神经损伤通常是坐骨神经和股外侧皮神经损伤。神经损伤的预后胫神经支配区好于腓神经支配区，神经恢复时间范围为3个月至3年。晚期坐骨神经损伤发生率少见，一般认为异位骨化压迫神经造成。固定前柱时，螺钉穿出耻骨可造成股浅动脉破裂。在坐骨大切迹处可损伤臀上动脉。关节内螺钉钻入与术者的经验及操作技巧有关，术毕应使用 C 臂机摄正位，Judet 位评价螺钉的位置，也可使用 CT 检查，如发现螺钉在关节内应尽早取出。

晚期并发症包括骨不连、股骨头无菌性坏死、创伤性关节炎及异位骨

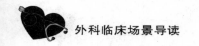

化。髋臼骨折内固定术后骨不连发生率比较低，不足1%，主要见于少数复杂髋臼骨折及复位不完全髋臼骨折发生此种并发症。股骨头坏死率约3%～4%，常常发生在股骨头后脱位的患者中。创伤后关节炎通常是由于复位不完全、软骨损伤、螺钉进入关节造成。一旦发生严重创伤性关节炎或股骨头缺血性坏死，人工全髋关节置换术是唯一的选择。异位骨化可通过术后服用吲哚美辛进行预防。

2. 手术入路选择

迄今为止，没有一个手术入路可以达到所有骨折类型的有效复位，所以术前的分析非常重要，根据骨折的分型通常选择 Kocher – Langenbeck 入路、腹股沟入路或扩展的髂股入路。Kocher – Langenbeck 入路主要针对后柱、后壁的损伤、腹股沟入路主要针对前柱、前壁的损伤、扩展的髂股入路主要针对陈旧性骨折或复杂骨折。对于复杂的髋臼骨折，特别是同时涉及前后柱的骨折，通常需要联合使用两个入路。

（二）解答及分析

1. 手术后处理

负压引流24～48小时，一般无须外固定或骨牵引，拔除引流后被动活动关节和静力肌收缩功能锻炼，半月后主动伸屈髋关节并扶拐行走，3月后弃拐行走。

2. 并发症

早期并发症为血栓栓塞、感染、神经血管损伤、螺钉打入关节腔。晚期并发症为骨不连、股骨头缺血性坏死、异位骨化。

3. 通过 Kocher – Langenbeck

入路处理了后柱及后壁骨折，但波及前柱的骨折线仍有分离，因此术后X片仍可看到髂耻线中断，可二期手术通过腹股沟入路稳定前柱。

（张　力）

参考文献

［1］姜保国，张殿英，傅中国．骨盆与髋臼骨折［M］．北京：北京大学医学出版社，2005.

［2］王满宜，吴新宝，荣国威．髋臼骨折［J］．中国创伤骨科杂志，2001, 3（2）：85 – 90.

［3］戴力扬，周维江．髋臼骨折［J］．中国矫形外科杂志，1998, 5（5）：451 – 452.

[4] 叶发刚，邹云雯，王志杰，等. 髋臼骨折外科诊疗的新进展[J]. 青岛大学医学院学报，2005，41（1）：91-94.

第三节 半月板损伤

【场景一】 患者陈某，男性，17 岁，一年前踢足球时被人撞伤右膝关节，当时出现右膝关节肿胀、疼痛、活动受限。自行休息 2 天后，症状好转，未予其他治疗。其后右膝关节无明显诱因反复出现疼痛并伴有关节交锁症状，快走及深蹲后症状加重，休息后症状可缓解。近 3 月来患者自觉疼痛加重，遂来我院，门诊收治入院。入院查体：右膝关节无畸形，无明显肿胀，皮温正常，股四头肌轻度萎缩，浮髌试验阴性，膝关节内侧间隙压痛明显，麦氏征（Mcmurray 征）试验阳性，内外侧挤压试验阴性，重力试验阳性，抽屉试验阴性，研磨试验（Apley 征）阳性，右膝关节伸直受限，屈/伸：120°=0°=-15°。膝腱反射、跟腱反射对称引出，Babinski 征阴性。

提问：

（1）该患者目前考虑诊断为何种疾病？

（2）为明确诊断需进一步行哪些检查？

（一）基础知识

半月板（图 6-10）位于胫骨和股骨关节面之间，膝关节周围部分的半月形纤维软骨结构。内侧半月板比外侧半月板大，呈 C 形，前脚抵止于胫骨髁间棘和前交叉韧带前方，其后脚抵止于后交叉韧带止点前方髁间棘后方，其周边与内侧关节囊相连。外侧半月板较内侧厚、小、活动度大，其前脚抵止于胫骨髁间棘前方，后脚抵止于内侧半月板后脚前方的髁间棘。内外侧半月板是膝关节重要结构，在关节活动中提供关节稳定、关节润滑、负重并缓冲关节振荡的作用，并可在一定程度上缓和胫骨与股骨之间的不一致性。

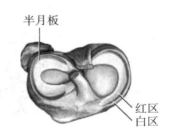

图 6-10 半月板解剖图

半月板损伤是膝部最常见损伤之一，多见于青壮年、运动员和矿工。多数患者有膝关节外伤史，表现为膝关节肿胀、疼痛和关节活动障碍。疼痛是最常见症状，局限于半月板损伤侧。损伤初期肿胀严重，以后肿胀逐渐减轻。由于半月板被嵌夹住和突然疼痛，引起股四头

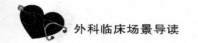

肌反射性抑制，发生膝关节松动和"打软腿"；由于撕裂的部分半月板夹在股骨髁前面，膝关节突然不能伸直，出现"交锁"现象，常需屈曲膝关节或是转动膝关节"解锁"。

Mcmurray 征及 Apley 征是检查半月板有无损伤最常用方法，阳性有助于半月板损伤的诊断。查体时还应注意检查膝关节韧带损伤情况及有无关节积液。

所有患者均应行膝关节 X 射线检查，排除外隐匿骨折、骨软骨骨折、髌板损伤、剥脱性骨软骨炎、游离体等情况。MRI 诊断半月板损伤具有很高的敏感性和准确率，准确率可达 95%。半月板损伤在 MRI 上表现为半月板内出现高信号，MRI 检查能明确半月板撕裂的部位和类型，有利于选择适当的手术路径和发现病变。

（二）解答及分析

该患者诊断为右膝关节内侧半月板损伤。病史中明确的右膝外伤史，伤后膝关节肿胀、疼痛、活动受限。查体股四头肌萎缩，内侧关节间隙出现局限性压痛。Mcmurray 征阳性，Apley 征阳性，因此诊断较为明确。进一步检查应包括：进行右膝关节正侧位 X 光片、右膝关节 MRI 检查。

【场景二】该患者行右膝关节正侧位 X 光片，右膝关节 MRI 检查结果如图 6 - 11。

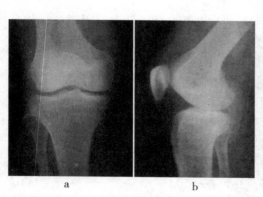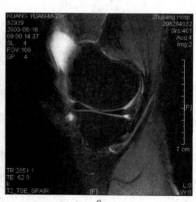

a：X 射线正位片；b：X 射线侧位片；c：MRI 矢状位片

图 6 - 11　患者膝关节 X 射线 MRI 检查结果

提问：

（1）该患者的损伤机制？

（2）常见的损伤类型有哪几种？

（3）应采取怎样的治疗方法？

（一）基础知识

大多数半月板损伤为膝关
节扭伤所致，最易损伤的姿
势是膝关节由屈曲向伸直位运动，
同时伴有旋转（图6－12）。膝
关节在半屈曲位时，关节周围
肌肉和韧带松弛，关节相对不
稳定（膝关节的稳定性依靠四
条韧带维持，前后交叉韧带维
持关节前后方向稳定，内外侧

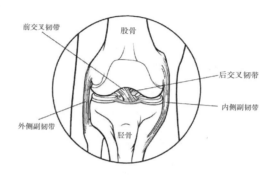

图6－12　膝关节解剖图

副韧带维持关节的侧方稳定），可发生内收外展和旋转活动，容易造成半月
板损伤。当膝关节处于半屈曲外展位，内侧半月板向膝关节中央和后侧移
位，如此时突然出现股骨下端内旋，半月板进入股骨内髁和胫骨平台之间，
受到挤压和旋转力作用，将发生破裂。同样道理，当膝关节处于半屈曲内收
位时，突然出现股骨外旋，则可造成外侧半月板损伤。

另外先天性半月板畸形（如盘状半月板）、半月板疾病（如半月板囊
肿）易有损伤倾向。

半月板破裂可根据破裂位置、方向、形状来区分。

1. 依据破裂位置

依据破裂位置可分为以下类别。

（1）外1/3区：在边缘1/3内，有较
好的血液供应，愈合较有希望，是属血
管区或叫红区（red zone）。

（2）内1/3区：在靠中间1/3，属于
无血供区，无法愈合，又叫白区（white
zone）。

（3）中间1/3区：在上述二者之间，
有一定的愈合能力。

2. 依据破裂方向

依据破裂方向分为垂直纵行撕裂、
水平撕裂，斜行撕裂和放射状撕裂（图6－13）。

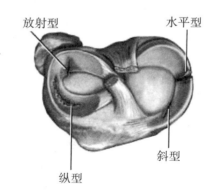

图6－13　半月板损伤分型

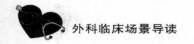

3. 依据破裂形状

依据破裂形状分为横裂型、纵裂型、水平裂型、桶柄型、边缘型、前角型和后角型。

通常急性半月板损伤多采用保守治疗，尤其是受伤2周内半月板边缘区的急性损伤者，可采用长腿石膏托固定伸膝位固定4～6周，在固定期间行股四头肌锻炼，有助于患者康复，促进关节液吸收。

经保守治疗无效，经常发生交锁，反复打软腿，复发性积液，疼痛严重者且诊断明确者，应行手术治疗。

（二）解答及分析

结合患者病史及辅助检查结果，损伤机制考虑右膝关节处于半屈曲外展位时，股骨下端突然受到内旋力，半月板受到挤压和旋转力作用，导致内侧半月板破裂。

常见半月板损伤可分为：横裂型、纵裂型、水平裂型、桶柄型、边缘型、前角型、后角型。

该患者损伤后时间长，应手术治疗。在膝关节镜辅助下，行内侧半月板部分切除术。

（刘成龙）

参考文献

[1] 敖英芳. 膝关节镜手术学[M]. 北京：北京大学医学出版社，2004.

[2] 冯传汉，张铁良. 临床骨科学[M]. 2版. 北京：人民卫生出版社，2004.

[3] 胥少汀，葛宝丰，许印坎. 实用骨科学[M]. 3版. 北京：人民卫生出版社，2005.

[4] 毛宾尧，林圣洲. 临床骨科手册[M]. 2版. 北京：人民卫生出版社，2006.

[5] 刘超，范顺武，蔡宏歆. 半月板损伤治疗进展[J]. 国际骨科杂志，2003，29（3）：164－167.

第四节　腰椎骨折脱位并完全性截瘫

【场景一】患者喻某，男性，35岁。于4小时前工作时不慎被置于2米高重物砸到背部，当即倒地，自觉腰部剧烈疼痛，活动受限，双下肢不能活动，感觉丧失，无昏迷，无恶心、呕吐，无腹痛、腹胀等症状。由同事送至本院就诊。查体：脉搏 75 次/分，呼吸 18 次/分，血压 135/80 mmHg。平车入科，急性痛苦面容，心肺检查无异常。腹部平软，肠鸣音稍减弱，耻骨联合上两横指叩诊呈实音，脊柱胸腰段明显后突畸形，局部肿胀，压痛明显，双下肢肌力 0 级，肌张力低，双侧腹股沟平面以下对称性皮肤感觉消失，肛周感觉消失，肛门括约肌松弛，无本体感觉，双侧腹壁反射对称存在，肛周反射、提睾反射消失，双侧膝腱反射、跟腱反射消失，双侧 Babinski 征未引出。

提问：

（1）该患者目前考虑为何种诊断？

（2）未明确诊断需进一步行哪些检查？

（3）目前应予哪些治疗？

（一）基础知识

脊柱由 33 个椎骨、23 个椎间盘联结而成。每个椎骨分椎体和附件两部分。各个椎骨的椎孔相连而形成椎管。脊髓在椎管内通过，并从每一节段发出一对脊神经通过相应的椎间孔。胚胎第 4 月起椎骨生长速度快而脊髓慢，使脊髓的节段与椎骨的平面不相符。新生儿的脊髓下端平对第三腰椎，至成人则平对第一腰椎下缘。第二腰椎平面以下是马尾神经。

胸腰段（$T_{11} \sim L_2$）是脊柱骨折最常见的范围。这是由于解剖结构上的改变，T_{11}、T_{12} 前面无胸骨柄，两侧为游离肋，稳定性也较其他胸椎差；而胸椎是后凸弯曲，腰椎是前凸弯曲，这样易使脊柱的受力下传。一般来说，$T_{12} \sim L_2$ 骨折占脊柱骨折的 60%。

脊柱骨折时，应根据损伤平面以下运动、感觉功能及反射功能判断是否合并有脊髓损伤。脊髓损伤平面一般与骨折平面相一致，但按照成人脊髓末端平对第一腰椎下缘的解剖特点，应该是颈椎椎体向下移 1 个另段（＋1）；上胸椎下移 2 个节段（＋2），下胸椎下移 3 个节段（＋3），整个腰髓位于 $T_{10} \sim T_{12}$ 之间，圆锥位于 $T_{12} \sim L_1$ 之间，故当 $T_{10} \sim T_{12}$ 骨折时是损伤腰髓，L_1 骨折损伤圆锥，L_2 以下骨折时则损伤马尾神经。脊髓遭受严重损伤时，截瘫平面可高于骨折脱位平面。

脊髓损伤程度的诊断有重要的临床意义。Frankel 分级法是目前对神经功能损伤程度最常用的方法。

A 级——完全性截瘫。损伤平面下无感觉和自主运动，大小便失控。

B 级——仅有感觉。感觉保留程度不全，无自主运动。

C 级——无功能的运动。部分肌力 1～3 级，肢体不能完成功能活动。

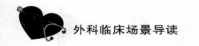

D 级——存在有用的运动功能。主要肌力 3～5 级，能扶杖行走。但残留一定神经功能障碍。

E 级——运动与感觉基本正常。

脊髓损伤当时可出现脊髓休克，即损伤平面以下的躯体和内脏感觉完全消失，肌肉软瘫，骨骼肌张力消失，深浅反射消失，部分可保存肛门反射。脊髓休克期可持续 2～4 周。

损伤平面以下的最低位骶段（S_3～S_5）仍有运动或（和）感觉功能存留，被认为是不完全性脊髓损伤。包括骶部感觉、肛门皮肤黏膜交界处感觉及肛门深感觉，肛门外括约肌的自主收缩的部分保留。不完全性脊髓损伤提示脊髓损伤平面未发生完全性的横贯性损害，临床上不完全性脊髓损伤有不同程度的恢复的可能。骶段脊髓支配区感觉和运动功能的完全丧失，被认为是完全性脊髓损伤。此类损伤几乎没有希望恢复感觉和运动功能。

由于急救和搬运不当可使脊髓损伤平面上升或由不完全损伤变为完全性脊髓损伤。不要用软担架，宜用木板搬运。先使伤员两下肢伸直，两上肢也伸直放在身旁。木板放伤员一侧，由 2～3 人扶伤员躯干。骨盆、肢体使成一整体滚动移至木板上。防止躯干扭转或屈曲，禁用搂抱或一人抬头，一人抬腿的方法。

对于外伤伴有脊柱损伤的患者首先要进行 ABC 评估，即呼吸道、呼吸、循环系统的检查，然后检查脊柱，包括颈、胸、腰段。应仔细检查其他系统是否有损伤，特别是胸腹部内脏损伤以及骨盆骨折等，其休克发生率高，必须特别关注。

（二）解答及分析

该患者目前可诊断为：脊柱骨折脱位伴完全性截瘫。有明确重物砸伤史，伤后出现腰背部疼痛、活动困难，查体可见局部后凸畸形，腹股沟平面以下神经功能完全丧失，会阴部、鞍区感觉缺失，括约肌功能丧失、大小便不能控制应考虑脊髓圆锥损伤，L_1～L_2 骨折脱位可能性大。根据 Frankel 分级，该患者损伤平面下无感觉和自主运动，大小便失控。考虑 A 级完全性截瘫。

为进一步明确诊断，应行 X 射线、CT 及 MRI 检查。X 射线平片是最基本的检查，所有患者应行正、侧位检查，如此可以显示骨折脱位及其程度。CT 检查能清楚地显示骨折块移位情况，可很好的观察中柱损伤情况，对有骨块突入椎管的骨折，能很好地显示椎管形态、狭窄程度及硬膜受压情况。MRI 检查可显示脊髓受压及内部损伤情况，对判断预后及指导治疗起重要作用。对有神经症状的损伤，条件允许的情况下，有必要完善以上 3 种检查。

　　该患者外伤 4 小时后入院，生命体征平稳。注意观察生命体征变化，可先予盐酸布桂嗪等药物，解除患者疼痛。患者膀胱充盈，无法自主排尿，应先于导尿，留置尿管后予止血、甘露醇脱水治疗，并进行大剂量甲泼尼龙冲击治疗，减轻脊髓水肿和继发性损害。在使用类固醇药物治疗同时一定要注意预防胃肠应激性溃疡，应常规使用抑酸药物。

　　【场景二】该患者行 X 射线平片、CT 检查见图 6 - 14 ～图 6 - 16。

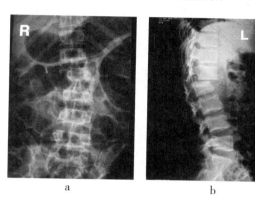

a：正位；b：侧位

图 6 - 14　腰椎 X 射线平片结果

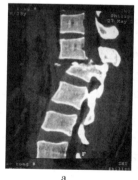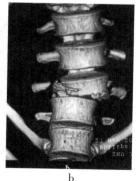

a：矢状面；b：三维重建

图 6 - 15　腰椎 CT 平扫结果

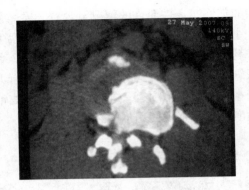

图 6 – 16　腰椎 CT 横断面结果

提问：

（1）该患者损伤属于哪一型？

（2）进一步如何治疗？

（一）基础知识

Denis 在 1983 年提出的三柱学说，是将脊柱分成前、中、后 3 条柱状结构，前柱由前纵韧带和椎体椎间盘的前中 2/3 组成；中柱为椎体椎间盘的后 1/3 和后纵韧带组成；后柱由椎管、附件构成。他强调韧带对脊柱的稳定作用。该学说已成为现代骨折模型及脊柱外科的生物力学基础。充分认识三柱理论的重要性，对爆裂型骨折治疗方法的选择和预后的判断有重要的临床价值。

1. Denis 分型

目前应用最广泛的分型是 Denis 分型。主要包括以下四种类型。

（1）压缩型骨折。压缩型骨折常呈前楔形，中柱保持完整，单纯楔形压缩性骨折多不损伤脊髓。

（2）爆裂型骨折。椎体骨折块向两侧分离，骨折涉及椎体前、中柱，典型的爆裂性骨折后柱基本保持完整。但伴有前方成角畸形的骨折，可后方韧带复合体损伤，形成不稳定爆裂骨折。

（3）屈曲牵拉型骨折。继发于前中后柱的撕脱伤，并以前柱作为旋转中心，根据损伤结构不同，可分为三种类型：①纯骨性损伤及 Chance 骨折；②骨与韧带联合损伤；③纯韧带损伤。

（4）骨折脱位型损伤。骨折脱位型损伤常见上位椎体向前滑脱，在屈曲位压缩损伤，其下位椎体发生骨折，在屈曲位分离损伤，下位椎体常无骨折，关节突关节发生脱位。包括前中后三柱的撕脱，其程度分为：脱位、跳跃、交锁。

临床上根据损伤后稳定性也常分为：稳定性骨折与不稳定性骨折两类。压缩型骨折、后柱保持完整的爆裂骨折可视为稳定性骨折；骨折脱位型损伤、后柱完整性破坏的爆裂骨折，屈曲分离损伤可视为不稳定性骨折。

2. 治疗方法

胸腰椎骨折的治疗方法主要包括以下几种。

（1）药物治疗。包括皮质类固醇、糖皮质激素、阿片类药物、神经节苷脂等。在脊髓损伤 8 小时内应用大剂量甲泼尼龙有利于运动功能的恢复，但这一结论尚存争议。

（2）非手术治疗。适用于椎体高度压缩小于 30% 的单纯压缩骨折和极少数稳定性爆裂骨折。非手术治疗方法包括：卧床休息、腰下垫枕练功、过伸位支具固定 3～6 月，并鼓励早期下床活动。

（3）手术治疗。适用于严重失稳伴有神经功能障碍的骨折。压缩骨折椎体高度压缩大于 50% 或胸腰段成角畸形超过 20° 将导致后突畸形进行性加重，也应手术治疗。

（二）解答及分析

该患者 X 光片可见 L_2 椎体压缩性骨折，并向左后方脱位，关节突交锁。CT 扫描可见 L_2 椎体骨折脱位，可见"双环征"，椎管内可见游离骨块。MRI 检查 L_2 平面脊髓断裂，局部水肿。结合查体情况该患者应为：L_2 椎体骨折，骨折脱位型，脊髓损伤程度为完全性截瘫。

该患者骨折为属于不稳定性骨折，伴有严重的脊髓损伤应行手术治疗。

（曹延林）

参考文献

[1] 赵定麟. 现代脊柱外科学[M]. 北京：世界图书出版公司，2006.
[2] 冯传汉，张铁良. 临床骨科学[M]. 2 版. 北京：人民卫生出版社，2004.
[3] 胥少汀，葛宝丰，许印坎. 实用骨科学[M]. 3 版. 北京：人民卫生出版社，2005.
[4] 贾连顺，宋海涛. 胸腰椎损伤的分类[J]. 临床骨科杂志，2000，4（3）：316 - 318.

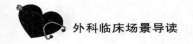

第五节　骨盆骨折

【场景一】患者某，男性，34 岁，1 小时前驾摩托车与汽车迎面相撞，伤后意识清楚，主诉骨盆处疼痛，120 急诊接回，呼吸 30 次/分，脉搏 130 次/分，血压 80/55 mmHg。

提问：

（1）目前急需要做哪些处理？

（2）如何查体？

（3）需做哪些相关检查？

（一）基础知识

1. 急诊处理

骨盆骨折一直被认为是除颅脑与胸部损伤外由创伤致死的第三大原因。骨盆骨折及其合并伤并发出血性休克是早期致死的首要原因。大量出血是威胁伤员生命的主要因素之一，尤其是骨盆骨折与其他部位损伤并存时，往往合并有难以纠正的休克发生，伤后血流动力学不稳定是其主要特征。它既可受到骨性和多发性小血管损伤出血的影响，也可缘于脏器和大血管破裂所致，或多处同时发生，形成多源性出血。治疗原则是：首先救治危及生命的内脏损伤及出血性休克等并发症，然后处理骨盆骨折。腹腔脏器损伤，无论是实质性脏器损伤或空腔脏器破裂，均应在抗休克的基础上早期探查治疗。对于有较大动脉损伤，可采用放射性介入治疗，经导管选择性栓塞损伤动脉，有良好的止血效果。绝大部分骨盆环的不稳定骨折，出血来自静脉损伤和骨折断端，在转送患者和诊断过程中，由于骨折断端的移动可使出血不止，加重休克。因此，早期复位，恢复骨盆腔容积，对骨折作临时固定有重要意义。常用的临时固定方法有骨盆带捆扎、沙袋侧方挤压、髋关节制动等。

2. 体格检查

对于骨盆骨折合并复合伤的患者应该争分夺秒地抢救，尽量减少不必要的搬动。但骨盆骨折常是多发伤的组成部分，所以还要特别注意合并的全身多发性损伤。全身系统细致的体格检查十分重要，对于防止漏诊有重要意义。

（1）骨盆骨折的局部症状。局部压痛、运动障碍和耻骨联合、腹股沟及会阴部肿胀、皮下瘀血等；骨盆偏斜或明显移位，下肢不等长；耻骨联合直接或间接压痛；髋关节运动障碍；骨盆挤压试验和骨盆分离试验阳性。

（2）合并直肠损伤。骨盆骨折合并直肠损伤往往为骨盆骨折移位时撕破或骨折片刺伤所致。直肠上中段损伤可致弥漫型腹膜炎，下段损伤可致直肠周围间隙感染，均可危及生命，直肠指诊是明确有无合并直肠损伤最简便的查体手段。

（3）合并腹腔脏器损伤。腹部体征、腹部穿刺或腹腔灌洗是常用的诊断手段，结合超声检查等结果可作综合判断。如腹腔穿刺很容易抽到不凝固血液则考虑有实质性脏器损伤；对于腹膜刺激征较重或抽出物中有胆汁、肠内容物或食物残渣等，则要考虑腹内空腔脏器破裂；对腹腔穿刺阳性而无腹膜刺激征者亦应严密观察伤情变化。

（4）合并膀胱破裂和尿道损伤。骨盆骨折合并伤以合并膀胱破裂和尿道损伤最为多见，除观察尿道口有无出血、小便是否困难等，还应常规行诊断性导尿。

（5）合并神经系统损伤。骨盆骨折可以合并骶丛神经或腰骶干的损伤，因此查体应包括肢体的感觉、运动及反射的检查。腰骶丛损伤的机制常为骨盆后环骨折移位或合并关节脱位所造成的牵拉致伤，少数为压迫性损伤。病理性改变可以是神经失用、轴突断裂，严重者神经断裂，个别神经根撕脱。图 6 - 17 示阴影区域的骨折及脱位均有可能导致神经损伤。

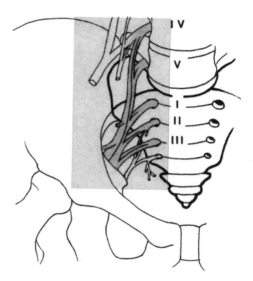

图 6 - 17　正常腰骶部脊神经根示意图

3. 相关检查

骨盆骨折的基本检查为骨盆 X 射线检查，通常投照前后位片，必要时可加照入口位片及出口位片。对于复杂的骨盆骨折，尤其是涉及后环损伤，在生命体征稳定的情况下可行 CT 检查。目前 64 排 CT 不但可以提供超细的层切面，还可以精确三维重建骨盆结构，提供完整的骨盆立体构型，并可从任一方向对骨盆结构进行细致观察（图 6 - 18），减少漏诊和便于手术入路及手术方式的设计。针对可能的复合损伤，还应该考虑行头颅 CT、胸片、B

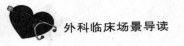

超及血管造影等相关检查。

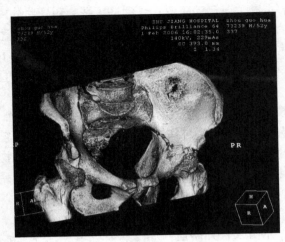

图6-18　骨盆CT三维重建

（二）解答及分析

（1）根据患者的血压及脉搏情况，可诊断为休克，在急诊科需即刻针对休克治疗，开通多条通道快速补液，必要时输血。

（2）首先应该对患者进行生命体征、神志的检查，在尽量减少不必要的搬动及翻动的情况下，进行全身系统的体格检查。除骨折部位的局部体征外，尚需注意有无合并伤的可能。对于高能量外伤患者，如车祸伤、高处坠落伤，需常规行诊断性导尿、腹腔穿刺、直肠指诊等，避免遗漏合并伤的诊断。

（3）患者生命体征稳定并采取临时固定行X射线检查，必要时行CT检查。

【场景二】患者经双通道快速补充林格液（Ringer液）2 000 mL后，脉搏下降到95次/分，血压100/65 mmHg，休克情况好转。查体：神志清楚，呼吸通畅，无明显呼吸困难，腹部柔软，除触压骨盆外腹部没有压痛，骨盆部位的皮肤没有裂伤，腹腔穿刺阴性，直肠检查没有发现潜血，尿道无出血，导尿管置入顺利，双下肢远端感觉、肌力正常，足背动脉搏动存在。X射线检查情况见图6-19。

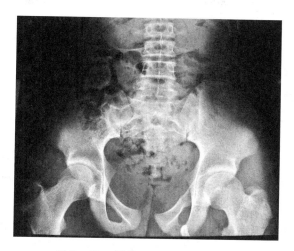

图 6 – 19　骨盆 X 射线正位片结果

提问：

（1）患者骨盆骨折的分型？

（2）下一步治疗方案如何确定？

（一）基础知识

1. 骨折分型

一个完整的骨折诊断，不仅要指明骨折的部位还要包括骨折的分型。骨折分型对于指导治疗方案的确定，判定预后情况具有重要意义，而且统一的分型也有利于病例统计分析和学术交流。常用的骨折分型有 Tile（1988）、Young – Burgess（1990）和 AO 分型。表 6 – 1 总结了 Young – Burgess 分型的特点，在侧方压缩型（lateral compression，LC）、前方挤压型（anteroposterior compresion，APC）、垂直方向型（vertical shear，VS）、复合应力型（combined mechanism，CM）基础上再细分类型。

2. 治疗方案

在明确骨折分型，判定骨折的稳定性和移位程度的基础上，选择治疗方案。图 6 – 20、图 6 – 21 为骨盆骨折的治疗原则。

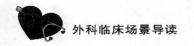

表 6 – 1 Young – Burgess 分型

分型	共同点	特异点
LC – Ⅰ	耻骨支横形骨折	伤侧骶骨压缩骨折
LC – Ⅱ	耻骨支横形骨折	髂骨翼新月样骨折
LC – Ⅲ	耻骨支横形骨折	对侧开书式损伤（APC 型）
APC – Ⅰ	耻骨联合分离 <2.5 cm	耻骨联合分离 < 2.5 cm 和（或）骶髂关节轻分离，前、后韧带拉长但结构完整度
APC – Ⅱ	耻骨联合分离 >2.5 cm 或耻骨支纵形骨折	骶髂关节分离，骨盆前部韧带断裂、后部韧带完整
APC – Ⅲ	耻骨联合分离或耻骨支骨折	半侧骨盆完全性分离，但无纵向移位，前后方韧带同时断裂，骶髂关节完全性分离
VS	耻骨联合分离或耻骨支纵形骨折	骶髂关节分离并纵向移位，偶有骨折线通过髂骨翼或（和）骶骨
CM	前和（或）后部、纵和（或）横形骨折	各类骨折的组合形式（LC – VS，LC – APC 等）

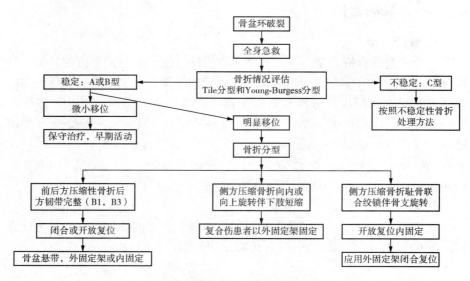

图 6 – 20 稳定性骨折的处理

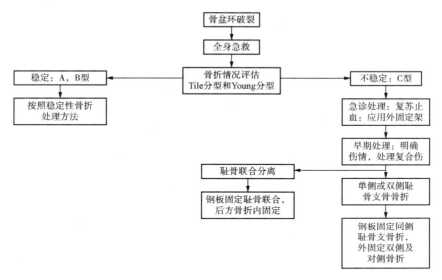

图 6 -21　不稳定性骨折的处理

（二）解答及分析

1.X 射线检查结果

患者 X 射线片提示耻骨联合分离 >2.5 cm 合并耻骨支纵形骨折，骶髂关节轻度分离，属于 Young - Burgess 分型的 APC - II 型。

2.诊断分析

患者骨盆环的完整性被破坏，耻骨联合分离移位明显，需行手术切开复位钢板内固定前环。后环骶髂关节轻度分离，骶髂关节前部韧带断裂，但后部韧带完整，可不予内固定。手术采用耻骨联合上 1 cm 横行切口（图 6 - 22），依次切开皮肤、皮下，分离并保护好双侧精索，剥离腹直肌在耻骨联合上的附着点，显露耻骨联合和耻骨上支，复位后予重建钢板固定（图 6 - 23 ~图 6 - 24）。

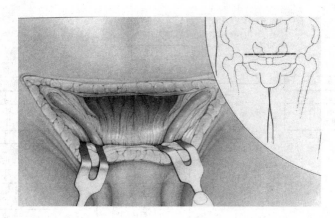

摘自姜保国，张殿英，傅中国主译《骨盆与髋臼骨折》

图 6 - 22　耻骨联合分离手术切口

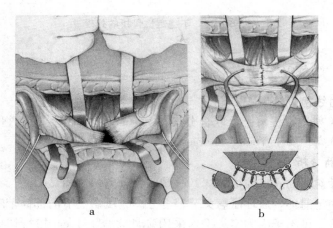

a　　　　　　　　　　　　　　b

摘自姜保国，张殿英，傅中国主译《骨盆与髋臼骨折》

a：耻骨联合分离部位暴露；b：耻骨联合分离复位后内固定

图 6 - 23　耻骨联合分离复位示意图

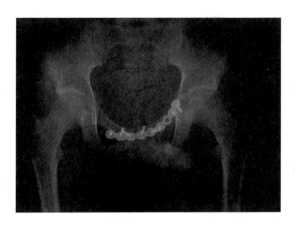

图 6 –24 骨止骨联合分离复位内固定术后 X 射线检查结果

（张 力）

参考文献

[1] 姜保国，张殿英，傅中国. 骨盆与髋臼骨折［M］. 北京：北京大学医学出版社，2005.

[2] 贾健. 骨盆骨折的分类及内固定治疗［J］. 中华骨科杂志，2002，22（11）：695 – 698.

[3] 裴国献. 骨盆骨折的诊疗进展［J］. 中华创伤骨科杂志，2001，3（2）：81 – 84.

[4] 梁国穗. 骨盆骨折的处理［J］. 中国创伤骨科杂志，2001，3（2）：122 – 127.

[5] 王大平，肖建德，熊建义. 严重骨盆骨折的救治及手术治疗［J］. 中华创伤骨科杂志，2002，4（2）：100 – 103.

第六节 周围神经损伤

【场景一】患者男性，24 岁，入院前 2 小时被刀砍伤左肘部，当时即感左肘部疼痛，局部流血，左手活动障碍，马上来急诊科就诊。

提问：

患者目前需要做哪些处理？

（一）基础知识

1. 肢体创伤的急诊处理

肢体的不同程度的急性外伤在骨科是常见的急症之一，无论是救护车出诊的现场或者是患者直接来急诊室，首先应尽可能最快速的进行初诊评估和急救，初诊评估包括对其可能的十分严重甚至危及生命的损伤（呼吸骤停、心脏骤停、颅脑外伤、急性失血性休克、张力性气胸、闭合性腹腔脏器损伤等）的评估，主要包括生命体征、神志等，同时对开放性伤口应使用无菌敷料覆盖以防止进一步污染。如果创伤较严重并有出血时，应该对伤口进行加压包扎以防止进一步出血，同时应让患者仰卧，患肢抬高，如果出血严重，加压包扎无效，必要时可在近端捆扎止血带进行止血。

2. 病史采集

待局部及全身情况稳定后，进一步需要对患者进行术前评估，由于开放性肢体损伤属于外科急症，病史采集与查体不可能面面俱到，所以应该通过快速准确的问病及查体，来尽可能得出术前诊断，确定出手术方案。

简明、准确采集病史，主要采集以下信息。

（1）损伤的确切时间（以确定损伤至治疗前经过的时间）。

（2）已采取的急救措施，急救者和急救地点。

（3）接受药物的性质、数量和时间。

（4）损伤的确切机制（以确定挤压、污染的程度和失血量）。

（5）患者摄取的食物和液体的性质、时间和数量（有助于麻醉的选择）。

（6）患者的年龄、职业、全身状况。

病史采集应避免笼统、模糊和不确切的陈述。

3. 查体

对伤肢进行简单的急救以后，需要对开放性伤口和伤肢进行进一步评估，通过检查与评估，可以了解损伤的程度和需要进一步采取的措施。由于肢体的解剖结构大体由五部分构成：血管、神经、肌肉和肌腱、皮肤及皮下软组织、骨骼，所以任何肢体外伤在评估时均要考虑这五方面解剖结构的完整性和连续性。术前评估应该在无菌条件下进行，检查者应该戴口罩，检查时需要无菌器械和手套。术前检查的目的是估计伤口的大小，确定伤口范围和深层结构损伤的程度。为减少错误发生，对每一组织进行有序检查，首先检查皮肤和循环，然后是骨骼、肌腱和神经。

（1）皮肤。由于开放性损伤治疗的首要目的尽可能的闭合伤口，所以皮肤检查非常重要，是决定是否能够一期闭合伤口的重要因素。检查的内容主要包括伤口的大小、长度、深度、皮肤损伤的范围和严重程度，评估是采取一期直接皮肤缝合还是以适当的皮瓣或皮片来关闭伤口。

（2）循环。即评估肢体的血运状况和是否存在血管损伤，肢体的血管损伤是骨科的急症，如果血管损伤漏诊或者治疗不当，直接的后果就是肢体坏死，甚至最后截肢，所以肢体血运状况是任何肢体创伤需要检查的内容。检查的内容主要包括：伤肢的颜色、皮温，肢体远端的动脉搏动（上肢主要检查桡动脉，下肢主要检查足背动脉），肢体远端的毛细血管充盈时间，并双侧对比。

（3）肌腱。肌腱损伤主要检查肢体远端的主动活动功能，如果主动活动功能丧失，考虑肌腱损伤和神经损伤均有可能，但神经损伤多合并有感觉障碍，而肌腱损伤无感觉障碍发生。当手指的屈肌腱损伤时，此指处于非自然的过伸位置，固定掌指关节，如果近远端的指间关节均不能主动屈曲，表明指深、浅屈肌腱断裂。如果远侧指间关节伸直功能丧失，则表示伸肌腱损伤可能性大。

（4）神经。包括肢体的感觉、运动及反射的检查。

（5）骨骼。骨骼是否有损伤主要靠骨折的专有体征来判断，包括：畸形、反常活动及骨擦感。对伤肢的纵向叩击痛也是判断骨折的检查方法。

（二）解答及分析

需要对患者局部伤口进行包扎止血，并进行快速准确的病史采集及查体。

【场景二】已经对患者进行了简单包扎，病史无特殊补充，查体：生命体征稳定，左肘部肘横纹下方 1 cm 腹侧可见横行伤口，约 3 cm，伤口创缘整齐，局部可见少量血痂形成，肘关节主动活动轻度受限，被动活动疼痛，肘部未见明显畸形，肘后三角关系正常，局部未扪及反常活动及骨擦感，左侧桡动脉搏动存在，左手远端毛细血管充盈时间正常；左拇指食指不能屈曲，握拳时此二指仍伸直，拇指不能对掌，拇指、示指、中指、环指桡侧半掌面及相应指远节背面感觉障碍（见图 6 - 25）。

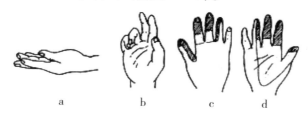

a、b：拇指不能对掌，拇、示、中指不能屈曲；c、d：右手的桡半侧出现感觉障碍

图 6 - 25　患者的感觉、运动功能障碍图

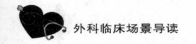

提问：

（1）根据该患者的临床表现，倾向于做出哪种疾病的诊断？需要同哪些疾病相鉴别？

（2）为进一步明确诊断还需要做哪些检查？

（一）基础知识

1. 周围神经损伤

神经损伤主要分为周围神经损伤和中枢神经损伤，周围神经因切割、挤压、牵拉等而损伤，使其功能丧失。

2. 周围神经损伤的病理分类

（1）神经失用。神经失用指神经受到较轻的挫伤和受压，神经暂时失去传导功能，数天或数周后恢复。

（2）轴索中断。轴索断裂，髓鞘的连续性存在，不需要手术治疗。

（3）神经断裂。神经完全离断，一般需要手术治疗。

3. 周围神经损伤的检查方法

主要包括运动、感觉、自主神经功能的检查。

（1）运动功能障碍。神经损伤后可见各种畸形，桡神经损伤后的垂腕及垂指畸形，尺神经损伤后的爪形手畸形，正中神经损伤的猿手畸形。运动功能障碍主要通过肌力检查来进行。肌力检查分为 6 级。

0 级——肌肉完全无收缩，肌腱张力无变化。

1 级——可扪及或看到肌肉收缩或肌腱张力变化，但不能使关节产生运动。

2 级——排除重力，肌肉收缩可使关节主动活动，且活动可达正常范围。

3 级——抗地心引力，关节可主动活动到正常范围。

4 级——抗地心引力及检查者所加给的一定阻力，关节可活动至正常范围。

5 级——正常肌力。

（2）感觉功能障碍。包括触觉、痛觉和温度觉。

（3）植物神经功能障碍。主要是汗腺功能检查，包括碘淀粉试验和茚三酮试验。

4. 不同周围神经损伤的临床表现

（1）正中神经损伤。正中神经的感觉绝对支配区：示、中指远节。腕部损伤的临床表现：主要是拇指对掌功能障碍和手的桡侧半感觉障碍，特别是示、中指远节感觉消失。肘上损伤的临床表现：除上述表现外，另有拇指和示、中指屈曲功能障碍。

（2）尺神经损伤。尺神经的感觉绝对支配区：小指。腕部损伤主要表现为骨间肌、蚓状肌、拇收肌麻痹所致环、小指爪形手畸形及手指内收、外展障碍和拇示指捏失试验以及手部尺侧半和尺侧一个半手指感觉障碍，特别是小指感觉消失。肘上损伤除以上表现外另有环、小指末节屈曲功能障碍。

（3）桡神经损伤。桡神经的感觉绝对支配区为：手背虎口处皮肤，肘上损伤主要表现为垂腕畸形，伸腕、伸拇、伸指、前臂旋后障碍及手背桡侧和桡侧3个半手指背面皮肤。肘下损伤伸腕功能基本正常，而仅有伸拇、伸指和手背部感觉障碍。

（二）解答及分析

1. 查体获取的信息

①患者目前左肘部存在开放性伤口，所以诊断首先考虑左肘部切割伤；②左手存在感觉运动功能障碍，提示有神经损伤可能，患者的感觉障碍在正中神经支配区，拇指不能屈曲和对掌，食指不能屈曲，均提示正中神经损伤；③左上肢血运正常（桡动脉搏动存在，毛细血管充盈时间正常）；④局部无反常活动、骨擦感等骨折体征，肘后三角正常，提示肘关节无脱位。因此目前诊断倾向于：左肘部切割伤并正中神经损伤。

2. X射线检查

虽然无骨折的专有体征，但只有通过X射线才能排除骨折，所以为进一步明确诊断，常规的X射线检查了解骨骼情况是必要的。

【场景三】患者经X射线检查后，骨骼未见异常。
提问：
（1）目前诊断是否明确？
（2）下一步治疗方案如何确定？是否需要住院手术治疗？
（3）如果需要手术需要做哪些准备？

（一）基础知识

周围神经损伤的治疗原则如下。
（1）闭合性损伤。需观察一段时间，如仍无神经功能恢复，应行手术探查，观察时间一般不超过3个月。
（2）开放性损伤。①切割伤，创口清洁整齐：应一期修复；②碾压、

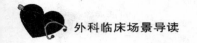

撕脱伤致神经缺损不能缝合：神经断端与周围组织固定，以防神经回缩，留待二期修复。

（3）火器伤。神经损伤范围程度不易确定，不宜一期修复。

（二）解答及分析

1. X 射线检查

根据病史、查体及 X 射线检查结果，诊断"左肘部切割伤并正中神经损伤"基本可以明确，但患者为开放性伤口，手术探查也是必需的，同时神经损伤的部位，严重程度也只有手术才能明确，所以最后的诊断需要在术中才能明确。

2. 手术方案

对于开放性周围神经损伤，手术探查是必需的，所以要马上要安排患者住院手术，手术方案应采取"清创缝合，正中神经探查修复术"。

3. 术前准备

术前准备包括：①备皮、青霉素皮试、普鲁卡因皮试；②禁食、水；③送急诊手术通知单通知手术室及麻醉医师；④手术显微镜；⑤与患者交代病情并签署手术同意书等。

【场景四】术中探查发现正中神经完全断裂，并给予清创缝合、神经吻合修复术。

提问：

术后需要如何处理？

（一）基础知识

周围神经损伤术后患肢制动是必要的，可避免神经吻合口反复牵拉造成再次损伤，一般采取石膏外固定的方法使神经处于无张力位。

（二）解答及分析

患者术后处理包括：石膏外固定患指在神经保护位（肘关功能位）、抗炎、止痛、神经营养等。

（于　博）

参考文献

［1］ Terry Canales［美］主编. 卢世璧，译. 坎贝尔骨科手术学［M］. 9 版. 北京：人民卫生出版社，2003.

［2］ 吴在德，吴肇汉. 外科学［M］. 7 版. 北京：人民卫生出版社，2008.

第七节　腰椎间盘突出症

【场景一】患者杜某，男性，57 岁。于 3 年前扭伤后出现腰部酸胀痛，并向左下肢放射，经休息后好转。其后症状反复发作，多在劳累或久行后明显，休息可缓解，无间歇性跛行，无夜间痛，无发热、盗汗、乏力、消瘦等症状。曾多次在外院行"针灸""手法按摩"及口服药物治疗，腰痛及左下肢痛好转，2 天前劳累后再次出现腰痛，疼痛剧烈，并向左小腿外侧、足背放射，伴有麻木感，腰部活动明显受限，行走困难，休息后症状无缓解，由家人送至本院，门诊收入科。入院查体：步行入科，跛行步态，腰椎平直，双侧骶棘肌紧张，S_4 棘突叩痛，$S_{4\sim5}$左侧椎旁明显压痛，并向左下肢放射，腰椎活动度：前屈45°、后伸25°、左侧屈20°、右侧屈5°、左侧旋转10°、右侧旋转5°，左侧直腿抬高试验40°阳性，左足踇长伸肌肌力 IV^+ 级，左小腿前外侧，足背皮肤感觉减退，针刺麻木感。双侧膝腱反射、跟腱反射正常，双侧 Babinski 征阴性。

提问：

（1）该患者目前宜诊断为何种疾病？

（2）为明确诊断需进一步行哪些检查？

（一）基础知识

腰椎间盘突出症（protrusion of lumbar intervertebral disc）是因腰椎间盘变性、破裂后纤维环髓核突（或脱）向后方或突至椎板内致使相邻组织遭受刺激或压迫而出现一系列临床症状（图 6 - 26）。

腰椎间盘突出症为临床最常见疾患之一，多见于青壮年，多有腰部外伤史，好发部位以 $S_4 \sim S_5$ 最为常见，$S_5 \sim L_1$ 次之。临床主要表现为腰痛伴有下肢痛。腰痛为早期症状，以持续性腰背部钝痛为多见，局限于腰骶部，平卧位减轻，站立位或活动时加重，一般情况下可忍受。也可表现为腰部痉挛性剧痛，非卧床休息不可。腿痛指神经痛，一般为单侧（中央型突出可为双侧），从臀部开始，沿大腿后侧、小腿外侧放射至足背和足跟，多伴有麻木感，弯腰、久坐或增加腹压（咳嗽、排便等）可加重疼痛。另外部分患者可出现肢体感觉发冷，局部皮温较低，间歇性跛行等症状及会阴部麻木、排便困难、阳痿等马尾神经症状。查体可见步态改变，脊柱侧弯，病变部位压痛及叩痛，受累神经根支配肌肉肌力下降、肌肉萎缩，神经支配区感觉异常，反射改变等（表6-2）。一些特殊体征对于椎间盘突出临床诊断意义较大，主要有：直腿抬高试验、直腿抬高加强试验、股神经牵拉试验、腘神经压迫试验、屈颈试验、挺腹试验等。常用影像学检查包括 X 射线平片、CT、MRI 等。

表6-2　腰椎间盘突出症的临床表现

项目/节段	$L_{3\sim4}$	$L_{4\sim5}$	$L_5\sim S_1$
受累神经	L_4 神经根	L_5 神经根	S_1 神经根
肌力减弱	股四头肌、胫前肌	足拇长伸肌、趾伸肌	小腿三头肌、腓骨长肌
感觉障碍	小腿前内侧、内踝	小腿外侧、足背内侧	小腿外侧、足背外侧
反射改变	膝反射减弱或消失	一般正常	踝反射减弱或消失

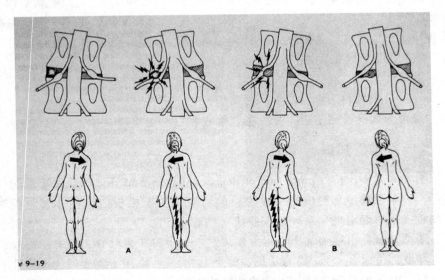

图6-26　髓核突出部位与脊柱侧弯关系

腰腿痛鉴别诊断一般应从以下几点进行。

1. 单纯腰痛

（1）急性腰扭伤。急性腰扭伤是腰部肌肉、筋膜、韧带等软组织因外力作用突然受到过度牵拉而引起的急性撕裂伤，主要表现为患者伤后立即出现腰部疼痛，呈持续性剧痛，检查时见患者腰部僵硬，腰前凸消失，可有脊柱侧弯及骶棘肌痉挛。在损伤部位可找到明显压痛点，X 射线平片无异常表现。

（2）腰肌劳损。腰肌劳损多见于中年人，以无明显诱因的慢性疼痛为主要症状，压痛部位多位于椎旁肌肉或骶髂部，无放射痛；直腿抬高试验阴性。

2. 腰痛伴畸形

（1）腰椎结核。患者多有全身症状，如低热、盗汗、消瘦等。X 射线平片可见明显的骨质破坏、死骨形成、椎间隙变窄，并有椎旁脓肿形成。

（2）脊柱椎体转移瘤。患者腰痛呈进行性加重，并且休息后症状不能缓解，X 射线平片和 CT 平扫多可显示骨质破坏，非骨性组织的肿瘤应首选 MRI 检查，多可确定诊断。

3. 单纯下肢放射痛

（1）梨状肌综合征。梨状肌综合征主要表现为坐骨神经痛，疼痛从臀部经大腿后方向下肢放射；检查时病人可有疼痛性跛行，小腿肌肉轻度萎缩，小腿以下皮肤感觉异常。4 字试验可诱发坐骨神经痛，臀部压痛处 Tinel 征可阳性。

（2）坐骨神经炎。因坐骨神经较为浅表，受潮、受寒时易发生坐骨神经炎，因此此种疾病常伴随各种类型的感染及全身性疾病发生，如上呼吸道感染等。症状出现大多数为单侧，不伴有腰、背痛；疼痛一般为持续性，亦可为发作性，椎管压力增加时症状加重，亦可沿坐骨神经径路放射。

4. 腰痛伴下肢放射痛

（1）第三腰椎横突综合征。第三腰椎横突综合征主要表现为腰痛，体格检查可见骶棘肌痉挛，第三腰椎横突尖压痛，下肢无神经受累表现。局部封闭有很好的近期疗效。

（2）腰椎滑脱与狭部裂。可表现为腰痛，并可出现神经根受压的症状，腰骶部 X 射线侧位片级斜位片可帮助了解滑脱的程度以及有无腰椎峡部断裂。

（二）解答及分析

根据该患者病史，反复腰痛 3 年，加重伴左下肢痛 2 天，查体出现神经根受压表现，诊断腰椎间盘突出症比较明确。常需与下列疾病鉴别，包括：①发育性腰椎管狭窄：此类患者病史中多有出现间歇性跛行，主诉症状重而查体往往无阳性体征，腰后伸受限，但可前屈；②马尾部肿瘤：腰痛剧烈，多有夜间痛，且病程进行性加重，可出现马尾神经受损表现；③腰椎结核：腰痛多为持续性，有低热、盗汗等结核症状，腰椎活动各个方向均受限；④腰椎滑脱：主要表现下腰部酸痛，腰椎可有前凸，腰椎前屈正常，后伸受限。

对该患者行腰椎 X 射线片及腰椎 CT 检查，一般情况下可明确诊断，如尚需鉴别可行腰椎 MRI 检查。

【场景二】该患者入院后行腰椎 X 射线片及腰椎 CT 检查见图 6 – 27 ～图6 – 28。

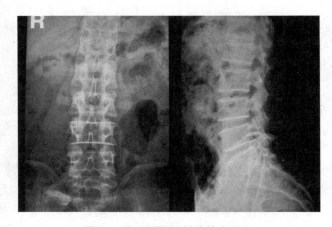

图 6 –27　腰椎 X 射线检查结果

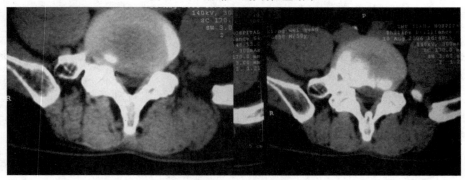

图 6 –28　腰椎 CT 检查结果

提问：

（1）该患者椎间盘突出属于哪一型？

（2）进一步如何治疗？

（二）基础知识

根据髓核突出方向和部位，腰椎间盘突出可分为前方突出、侧方突出、后方突出、全盘四周膨出和椎体内突出（Schmorl 结节）。其中以后突出最为多见，临床上一般将椎管内的后方突出分为旁侧型和中央型，其中以旁侧型居多数。根据髓核突出顶点与神经根的关系，旁侧型又可分为（见图 6 - 29）：根肩型、根腋型、根前型；少数突出位于椎间孔部或其外侧称为极外侧型。根据临床症状和体征，可分为典型和非典型椎间盘突出。根据突出程度可分为：隆起型、破裂型、游离型。椎间盘突出病理类型（Spangle 分类）分为（见图 6 - 30）：突出型、脱出型、游离型。

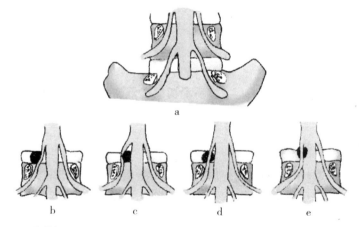

a 正常椎间盘；b：肩上部突出；c：腋部突出；d：肩部突出；e：肩部突出

图6 - 29　神经根与突出髓核的位置类型腰椎间盘突出类型椎间盘

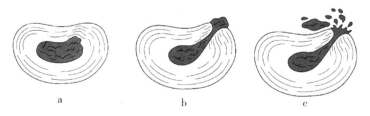

a：突出型；b：脱出型；c：游离型

图6 - 30　腰椎间盘突出分型

腰椎间盘突出症的治疗应根据患者具体病情，一般可分为非手术治疗和手术治疗两种。对于首次发病者、临床症状轻者、全身或局部情况不适合手术者，可采用保守治疗，包括卧硬床休息、牵引、按抖复位等，同时可给予类固醇及脱水药物治疗。对于经严格非手术治疗无效者、反复发作者、神经根或马尾神经障碍明显者或合并腰椎峡部裂及腰椎滑脱者应行手术治疗。常用手术方法有：①常规后路椎间盘摘除术；②微创手术；③腰椎融合术；④前路或经腹腔镜前路手术；⑤人工椎间盘置换术；⑥人工髓核等。

（二）解答及分析

通过患者 CT 我们可以清楚看到 $S_4 \sim S_5$ 椎间盘左后方突出，左侧隐窝 S_5 神经根淹没，硬膜囊前缘受压。骨性椎管未见狭窄，黄韧带无肥厚。因此该患者明确诊断为 $S_4 \sim S_5$ 椎间盘突出，应属于旁侧型椎间盘突出。患者病程长，症状反复发作，经保守治疗无效，今次发病症状重，应采取手术治疗。

【场景三】该患者入院后各项检查无明显异常，于硬膜外麻醉下行经后路腰椎间盘摘除术。术后一般情况好，腰痛及左下肢疼痛症状消失。
提问：
如患者术后第 3 天出现头痛，手术切口渗液较多，应注意何种并发症可能，如何处理？

（一）基础知识

在现代手术技术条件下标准腰椎间盘突出症手术的并发症发生率为 5%～20%，手术治疗腰椎间盘突出症，常见并发症有以下几类。①感染：是较为严重的合并症，尤其是椎间隙感染给患者带来的痛苦很大，恢复时间长，一般感染率为 2% 左右，主要表现是：原有的神经痛和腰腿痛症状消失，术后数日或数周后突然发生剧烈的腰痛伴臀部或下腹部抽痛和肌肉痉挛，不敢活动。②切口血肿：切口血肿可压迫马尾神经及神经根，处理不及时可造成严重后果，表现为术后 3～6 小时切口胀痛，双下肢及会阴部疼痛、麻木、无力、排尿困难。切口引流液不多，双下肢呈不全瘫。③血管与脏器损伤：腰椎间盘突出症手术时血管损伤，主要发生在经后路手术摘除椎间盘时造成。血管损伤的原因都是在摘除椎间隙内髓核时器械进入过深，穿过前侧纤维环和前纵韧带，损伤大血管后造成血管撕裂伤。单纯脏器损伤少见，几乎均是血管损伤时伴有其他脏器损伤，如输尿管、膀胱、回肠、阑尾等。④神经损伤：神经根损可分为手术刀直接切割造成的断裂伤和闭合性损伤，闭合伤的原因可以是过度牵拉、压迫神经或电刀的热损伤。视野不清、术者缺乏经验、操作粗暴、神经根先天畸形是造成这些损伤的主要原因。损伤了神经根，术后下肢就会出现了新的或加重了的神经症状，症状会持续18月以上，大多还伴有烧灼感。⑤硬膜撕裂与脑脊液瘘或脊膜假性囊肿：术中不慎容易损伤硬膜囊，尤其在巨大椎间盘突出（或脱出）和严重椎管狭窄时，硬膜囊撕破后脑脊液外溢。脑脊液瘘多在术后第 3 ～ 4 天时发生，常表现为术后头痛，伤口渗液，为淡红色清凉液；硬脊膜假性囊肿多在术后几个月内出现腰腿痛，在手术疤痕处或腰骶部有球形囊样物与硬膜粘连。压迫囊样肿物，可引起坐骨神经痛。

（二）解答及分析

患者术后 3 天出现头痛，应注意脑脊液瘘发生可能，除应用大剂量抗生素、生理盐水及保持切口敷料干净外，可让患者采用俯卧位，局部加压包扎，约 2 ～ 3 天后可停止。

（曹延林）

参考文献

［1］赵定麟. 现代脊柱外科学［M］. 北京：世界图书出版公司，2006.
［2］冯传汉，张铁良. 临床骨科学［M］. 2 版. 北京：人民卫生出版社，2004.
［3］胥少汀，葛宝丰，许印坎. 实用骨科学［M］. 3 版. 北京：人民卫生出版社，2005.
［4］毛宾尧，林圣洲. 临床骨科手册［M］. 2 版. 北京：人民卫生出版社，2006.
［5］靳安民，姚伟涛，张辉. 腰椎间盘突出症术后疗效不佳的原因分析及对策［J］. 中华骨科杂志，2003，23（11）：657 - 660.
［6］王永峰，汤善华，靳安民. 腰椎间盘后路手术各类并发症分类及处理进展［J］. 颈腰痛杂志，2005，26（4）：307 - 309.
［7］Wetzel E T，Hanley E N，Jr. Spine surgery：a practical atlas［M］. New York：The McGraw - Hill，2002.

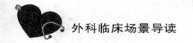

第八节　骨与关节化脓性感染

【场景一】 患儿，女性，9 个月，因右小腿疼痛伴发热 1 周入院。于 1 周前无明显诱因始出现右小腿疼痛，红肿，拒按压，无双下肢浮肿，无右下肢畸形，无胸腹痛，无双下肢瘫痪，伴咳嗽，低热，吐奶，为进一步诊治来本院就诊。发病以来，精神尚可，进食正常，无大小便失禁。

既往史：入院 1 月前出现发热咳嗽到当地医院治疗，诊断为上呼吸道感染，具体用药不详，1 周后症状消失。无肝炎，肺结核等传染病史，无菌痢，伤寒等病史，无外伤手术史，否认各种药物过敏史，按时预防接种。

个人史：生于原籍，其母孕 2 产 2。足月顺产，新法接生，母乳喂养，定期添加辅食，生长发育正常。

查体：体温 38.5 ℃，营养良好，发育正常，神志清楚，扁桃体 Ⅱ 度肿大，红肿，未见脓性分泌物，心肺检查未见异常，双上肢未见特殊异常，右小腿红肿，以中下段明显，局部皮温略升高，拒按压，局部无波动感，无破溃，右胫骨纵轴叩击痛阳性，右踝关节活动受限，无四肢感觉障碍，双下肢等长。

提问：

（1）根据该患者的临床表现，倾向于做出那种疾病的诊断？需要同哪些疾病相鉴别？

（2）为进一步明确诊断还需要做哪些检查？

（一）基础知识

急性化脓性骨髓炎 2 周内在 X 射线平片上常无明显表现，影像学表现由于 X 射线平片不能发现骨膜下脓肿，早期急性化脓性骨髓炎在 X 射线平片上仅表现为局部软组织肿胀，一般 14 天以后才出现骨膜反应，此时在 X 射线平片上才能肯定为化脓性骨髓炎，所以 X 射线平片对早期急性化脓性骨髓炎诊断非常困难，只能提示软组织肿胀，但不能满足临床医生需要。X 射线平片早期长骨干骺端由于脱钙骨小梁变疏松、模糊，继而消失、破坏，呈边缘模糊的透明区，骨皮质吸收，并迅速向周围扩散，广泛者可累及骨干，皮质逐渐坏死而形成死骨，X 射线平片上表现为高密度致密影，死骨的形态、大小不一，可呈小片或长条状，甚至整个骨干均可成为死骨。当 X 射线平片出现明显表现的时候，常常已经有广泛的骨膜下脓肿形成，并掀起骨膜，造成骨干缺血，形成死骨。死骨的形成，严重影响急性化脓性骨髓炎的预后，有死骨形成的致残率明显高于无死骨形成者。依照病理变化，急性化脓性骨髓炎大约在 3 天就开始出现骨膜下脓肿，而 CT 薄层扫描可以清楚显示骨髓炎病灶区的组织结构和发现小的脓肿，可以为急性化脓性骨髓炎的早期诊断提供确切的依据。MRI 由于有高的组织分辨率和多轴位成像的特点，对于显示软组织肿胀，明显优于 X 射线平片和 CT，MRI 能明确软组织肿胀的范围，特别是小的四肢脓肿，在长轴位图像，可确定肌肉筋膜间脓肿，对手术治疗很有帮助。但 MRI 在发现细微的骨皮质破坏和小的死骨上稍逊于 CT。

（二）解答及分析

（1）患者起病急，合并发热，右小腿红肿热痛，1 月前有发热、咳嗽史，诊断上倾向于急性感染性疾病，包括急性软组织感染（蜂窝织炎等）和急性化脓性骨髓炎。患者局部皮温略升高，但全身及局部症状已很明显，提示急性化脓性骨髓炎的可能，胫骨纵轴叩击痛提示了骨感染，所以诊断上首先考虑急性化脓性骨髓炎，需要鉴别的疾病包括：蜂窝织炎、结核、肿瘤、风湿病。

（2）影像学检查对于诊断和鉴别诊断均具有重要意义，所以为进一步明确诊断，很重要的依据是影像学检查结果，X 射线片检查作为骨科最基本的检查手段，可以快捷地显示待检部位的整体观，是患者目前的首选方法，所以首选 X 射线（胸片、胫骨正侧位片）检查，MRI 检查对于急性化脓性骨髓炎具有早期诊断价值，另外，实验室检查如：三大常规、肝肾功能、血沉、血培养对于综合分析患者病情也必不可少，其中，血常规和血沉是确认或衡量临床感染性疾病的重要指标。

【场景二】实验室检查：血沉：64 mm/h；血常规：白细胞 1.7×10^9 g/L，中性粒细胞百分数 61%，血红蛋白 12 g/L，血小板 21×10^9 g/L。X 射线检查结果见图 6-31。

提问：

（1）目前诊断是否明确？

（2）如果不能明确诊断，下一步还需要进行什么处理？

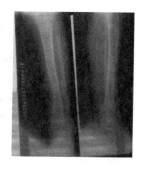

图 6-31 右胫骨正侧位片

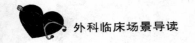

（一）基础知识

1. 化脓性骨髓炎（suppurative osteomyelitis）的临床表现

（1）症状。血源性骨髓炎早期有局部剧烈疼痛和跳痛，肌肉有保护性痉挛，肢体不敢活动。患部肿胀及压痛明显。如病灶接近关节，则关节亦可肿胀，但压痛不显著。当脓肿穿破骨质、骨膜至皮下时，即有波动，穿破皮肤后，形成窦道，经久不愈。

（2）检查。可行 X 射线检查。急性血源性骨髓炎早期无明显变化，发病后2～3周可有骨质脱钙、破坏，少量骨膜增生，以及软组织肿胀阴影等。

（3）化验检查。在急性血源性骨髓炎，早期血培养阳性率较高，局部脓液培养有化脓性细菌，应作细菌培养及药物敏感试验，以便及时选用有效药物。血化验中白细胞及中性多核白细胞均增高，一般有贫血。应尽早诊断血源性骨髓炎，以便及时治疗。早期诊断主要根据临床表现和血培养。必要时，局部穿刺抽取脓液作细菌培养。

2. 化脓性骨髓炎的鉴别诊断

主要需与关节结核和其他非感染性关节炎鉴别，关节结核发病较缓慢，病程长，局部症状和功能障碍不如化脓明显，患病关节骨破坏常呈边缘性小缺损，且常上下对称，有较明显的骨疏松，关节间隙呈缓慢狭窄，骨增生不如化脓严重，晚期骨端可破坏严重，关节半脱位或全脱位，且很少发生骨性强直。

其他非感染性关节炎（如风湿性关节炎，类风湿性关节炎等）以成年人或青年人多见，也大都缺乏急性病程和严重的骨破坏，有关实验室检查可协助鉴别，关节内穿刺抽液检查，可快速作正确诊断。

（二）解答及分析

（1）患者急性起病，全身发热，局部红肿热痛，血沉快，血象高，考虑是急性感染性炎症，同时影像学表现提示右胫骨下段已经出现骨质破坏，则目前临床诊断首先考虑"右胫骨急性化脓性骨髓炎"，而软组织感染本身不会出现骨质破坏的表现，但如果要明确病原学诊断，则需要通过脓液或者活检组织的培养或组织学检查。

（2）急性化脓性骨髓炎病情变化快，致残率高，所以临床诊断已经为急性化脓性骨髓炎，就应该马上要进行广谱抗生素治疗，但在应用抗生素以前，血培养也是很重要的检查，血培养的目的是确定化脓性骨髓炎的病原学诊断，同时可以待血培养结果回报以后再根据药物敏感试验调整抗生素。同时也要进行全身支持疗法、局部制动处理。

【场景三】治疗 48 小时后，患儿仍发热，体温波动于 38 ～ 39 ℃之间，局部红肿热痛仍无明显缓解。

提问：

下一步需要进行什么治疗措施？

（一）基础知识

急性化脓性骨髓炎是一种多见且危害较大的疾病，它可危及患者生命，也可转化为慢性骨髓炎，经久不愈而致残致疾。因此，一定要早期诊断，及时控制感染。

急性化脓性骨髓炎的治疗原则：脓肿形成后需要手术切开引流，单纯感染如没有脓肿形成，则可单独应用抗生素治疗。

1. 全身支持疗法

包括充分休息与良好护理，注意水、电解质平衡，少量多次输血，预防发生褥疮及口腔感染等，给予易消化的富于蛋白质和维生素的饮食，使用镇痛剂，使患者得到较好的休息。

2. 药物治疗

及时采用足量而有效的抗生素，开始可选用广谱抗生素，常二种以上联合应用，以后再依据细菌培养和药物敏感试验的结果及治疗效果进行调整。如经治疗后体温不退，或已形成脓肿，则药物应用需与手术治疗配合进行。

3. 局部治疗

用适当夹板或石膏托限制活动，抬高患肢，以防止畸形，减少疼痛和避免病理骨折。

4. 手术

如脓肿不明显，症状严重，药物在 24 ～ 48 小时内不能控制，患骨局部明显压痛，应及早切开引流，以免脓液自行扩散，造成广泛骨质破坏。

（二）解答及分析

如果抗生素治疗 48 ～ 72 小时仍未见效，为控制全身及局部症状和避免骨髓炎转化为慢性，就应该马上进行手术治疗，应及早切开引流，以免脓液自行扩散，造成广泛骨质破坏，术中取出脓液再进行细菌培养和药物敏感试验。再根据药物敏感试验调整抗生素。

（于　博）

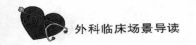

参考文献

[1] Terry Canales［美］主编. 卢世璧, 译. 坎贝尔骨科手术学［M］. 9 版. 北京：人民卫生出版社, 2003.

[2] 吴在德, 吴肇汉. 外科学［M］. 7 版. 北京：人民卫生出版社, 2008.

第九节　骨与关节结核

【场景一】患者女性, 65 岁, 因反复胸背部疼痛 1 年余, 加重 2 月入院。1 年前无明显诱因出现胸背部伴左侧季肋部疼痛, 疼痛为刺痛, 不向周围放射, 平躺时疼痛加重, 坐起及行走时症状减轻, 不伴发热、盗汗, 曾于当地医院检查, 未能明确诊断, 后患者未进一步检查及治疗, 症状逐渐加重, 伴行走困难, 于 2 月前患者胸背痛明显加重, 为进一步诊治来本院就诊。患者发病以来, 饮食睡眠一般, 大小便正常, 体重未见明显减轻。

既往史、个人史、家族史：无特殊。

一般查体：心、肺、腹检查未见明显阳性体征。

专科检查：跛行步态, 需要搀扶才可行走, 胸椎后突畸形, $T_{10\sim11}$ 棘突压痛, 叩击痛明显, 无明显放射痛, 左下肢腹股沟平面以下痛觉减退, 右下肢感觉正常, 双下肢深感觉正常, 右下肢股四头肌肌力, 胫前肌肌力 4 级, 拇趾长伸肌肌力 4 级, 小腿三头肌肌力 4 级, 左下肢肌力正常, 双下肢直腿抬高试验（－）, "4" 字征（－）, 双侧膝、跟腱反射亢进, 双侧 Babinski 征（＋）, 双侧髌阵挛（－）, 双侧踝阵挛（＋）。

提问：

（1）根据该患者的临床表现, 倾向于做出哪种疾病的诊断？需要同哪些疾病相鉴别？

（2）为进一步明确诊断还需要做哪些检查？

（一）基础知识

脊柱结核的主要影像学特点：①骨质破坏、死骨；②椎间隙变窄或消失；③椎旁软组织肿块和脓肿；④脊柱生理弧度改变。

脊柱肿瘤的主要影像学表现特征：病变椎体破坏常呈跳跃性, 附件多受累, 椎间隙基本正常, 椎旁无脓肿, 死骨形成, 病椎旁软组织肿块较局限。

（二）解答及分析

（1）老年女性多发的脊柱疾病包括：脊椎压缩性骨折、化脓性椎间盘炎或脊柱炎、脊柱结核和脊柱肿瘤。患者为老年女性，起病缓，病程长，无外伤史，既往史无特殊，基本可以排除外伤导致的胸椎压缩性骨折可能，从目前病史和查体提供的信息，诊断上要考虑化脓性椎间盘炎或脊柱炎、结核和肿瘤三个方面，首先考虑是不是化脓性椎间盘炎或脊柱炎，化脓性椎间盘炎或脊柱炎临床上一般有腰痛、发热、白细胞升高等感染的表现，发病较急，由于患者病史较长（有1年多），慢性起病，病史中没有高热，基本不考虑急性化脓性炎症可能，所以目前倾向于肿瘤和结核两种可能，脊柱肿瘤是老年人的常见病，脊柱结核与脊柱肿瘤均有相似的症状和体征，而很多脊柱结核是没有原发性肺结核的，临床上不能因为没有肺结核就否认脊柱结核的诊断。此外，诊断上也要考虑到一些临床较少见的疾病，如胸椎间盘突出等。

（2）X射线检查作为骨科最基本的检查手段，可以快捷地显示待检部位的整体观，是患者目前的首选方法，所以首选X射线（胸片、胸椎正侧位）片，根据患者的实际情况，选择CT或MRI等检查手段也有很大帮助。另外，实验室检查如：三大常规、肝肾功能、血沉、肿瘤标志物等对患者病情的综合分析也必不可少。其中，血沉是确认或衡量临床检测椎体和椎间隙感染、脊柱肿瘤的最好指标，脊柱肿瘤患者在病变活动期的脊柱结核一般血沉都加速。当然，非典型病变依靠临床检查、X射线，甚至CT扫描和MRI检查也难以确定病变性质时，须依靠病理组织学检查，在X射线透视或CT引导下行经皮穿刺活检是很好的方法。

【场景二】实验室检查：血沉：54 mm/h。血常规：未见异常。X射线检查结果见图6-32，MR检查结果见图6-33。

提问：

（1）患者的X射线表现及MR表现有何特点？

（2）目前诊断是否明确？如果不能明确诊断，下一步还需要进行什么处理？

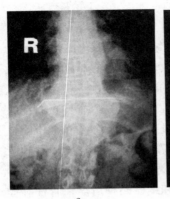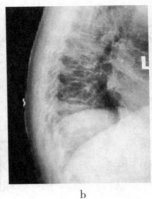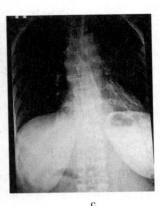

a：胸椎正位；b：胸椎侧位；c：胸部正位

图 6-32　X 射线检查结果

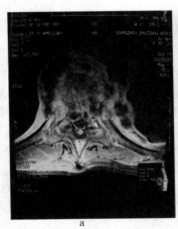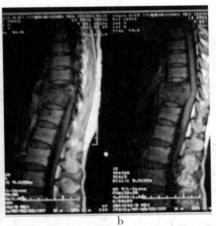

a：胸椎横断面；b：胸椎矢状面

图 6-33　胸椎 MRI 检查

（一）基础知识

1. 骨与关节结核的病因

大约 10% 的结核感染是肺外的，其中 10% 累及肌肉和骨骼系统。尽管报告骨结核可发生于任何部位，但脊柱感染最为常见（50%），然后依次是髋关节和膝关节。骨与关节结核的发生没有性别差异，也可以没有结核接触史或感染史，只有不到一半的骨结核患者存在明确的肺结核。大多数肌肉骨骼系统的结核感染是通过血行播散。根据病变部位和发展情况可分为单纯性骨结核，单纯性滑膜结核和全关节结核。

2. 骨与关节结核的临床表现

骨结核是一种发展缓慢的疾病，其临床表现分为全身表现和局部表现。全身多表现为低热、盗汗、食欲不振、消瘦、贫血。局部表现为：疼痛、肿胀、功能障碍、寒性脓肿、畸形。

3. 骨与关节结核的诊断

（1）病变进展缓慢和逐渐出现症状是骨结核的特点。

（2）血沉加快。

（3）影像学特点（X 射线、CT、MR）。①骨质破坏。②椎间隙变窄或消失：诊断脊椎结核的重要依据。③后突畸形：为脊椎结核常见征象。④椎旁脓肿（冷性脓肿）。

（4）病原学检查。

（5）病理检查。

其中病原学检查和病理检查最具有特征性，可作为确诊的依据。

4. 骨与关节结核的鉴别诊断

（1）与化脓性椎间盘炎的鉴别。化脓性椎间盘炎临床上可有腰痛，发热，白细胞升高等感染的表现，发病较急，CT 片上较早出现椎间隙狭窄，骨破坏周围可见硬化，X 射线平片可见化脓性病变的硬化及吸收，脓肿多局限于椎体两侧，钙化较少，脊柱结核一般呈长期和隐匿性的病程，硬化改变较椎间盘炎少且程度轻。

（2）与脊柱转移瘤的鉴别。脊柱转移瘤多见于老年人，一般有原发病灶，病变椎体破坏常呈跳跃性，附件多受累，椎间隙基本正常，椎旁无脓肿，死骨形成，病椎旁软组织肿块较局限，CT 对干酪样物质钙化和残留骨片及死骨的鉴别存在一定困难，测量多个 CT 值，结核干酪样钙化的 CT 值高于残留骨片和死骨，可能会有所帮助。

（3）与其他疾病的鉴别。骨关节结核还需与类风湿性关节炎和少见的肿瘤鉴别，类风湿性关节炎好发于手足小关节，受累常为对称和多发，临床表现和病变部位的不同有助于鉴别，单关节的侵犯和隐匿性的发病过程应怀疑结核，对于不典型病例，影像学鉴别有困难的应尽早选择病灶穿刺活检以达到早期诊断早期治疗目的。

5. 骨与关节结核的手术适应证

通常的适应证如下：①有明确结核病变部位和寒性脓肿；②病灶内有较

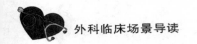

大的死骨或空洞；③窦道形成并经久不愈；④出现神经功能损害，存在脊髓、马尾神经受压征象；⑤病变节段发生严重的脊柱后凸畸形。

（二）解答及分析

（1）患者 X 射线检查结果示胸椎后突畸形，T_{11}椎体压缩骨折，椎间隙消失，可见椎旁脓肿形成。MR 检查结果示 T_{10}～ T_{11}椎体破坏，椎旁见炎性组织，椎管内硬膜囊受压严重。

（2）患者缓慢起病，血沉加快，虽然没有低热、盗汗等结核中毒症状，肺部也没有发现结核病灶，但影像学表现为典型的结核表现，即骨质破坏，椎间隙消失及椎旁脓肿，所以目前诊断上考虑：T_{11}椎体结核并双下肢不全瘫，但如果要确诊结核，需要通过脓液或者活检组织的培养或组织学检查。所以下一步需要进行活检组织的培养或组织学检查来确诊，CT 引导下的病灶穿刺是较好的方法，在临床上也可以采取实验性抗结核治疗，如果治疗有效，也可以间接证实临床诊断。

【场景三】患者在 CT 引导下穿刺出干酪样组织，病理结果提示：结核，医生向患者及家属交代病情，患者及家属要求尽快手术治疗。

提问：

（1）患者需要采取什么治疗方案？

（2）是否需要手术治疗？

（3）如果采取手术治疗，是否可以马上采取手术？手术时机如何掌握？

（一）基础知识

1．骨与关节结核的手术指征

（1）明显的死骨及大脓肿形成。

（2）窦道流脓经久不愈。

（3）单纯骨结核髓腔压力过高者。

（4）单纯滑膜结核经药物治疗效果不佳，即将发展为全关节结核。

（5）脊柱结核有脊髓受压表现者。

2．手术禁忌证

（1）患者有其他脏器结核性病变尚处于活动期。

（2）有混合性感染，体温高，中毒症状明显。

（3）患者合并有其他脏器重要疾病难以耐受手术。

（二）解答及分析

（1）根据病理检查结果，结核的诊断已经明确，骨与关节结核的治疗包括全身治疗和局部治疗，全身治疗包括：卧床休息、全身支持治疗、抗结核药物治疗，其中抗结核药物治疗非常重要，要联合、规律、全程用药，常用的抗结核药物包括：异烟肼、利福平、乙胺丁醇、链霉素、吡嗪酰胺。

（2）患者目前的影像学脊柱结核的表现很典型，已出现明显脊柱后凸畸形及双下肢不全瘫，MR 表现提示炎性组织累计椎管，对脊髓造成压迫，同时脊柱的稳定性受到破坏，随时可能使神经压迫进一步加重造成双下肢瘫痪，所以手术是非常必要的，术中还可以取出组织行病原学及组织学检查以进一步确诊。

（3）患者目前虽然全身情况可，其他脏器未见活动性结核病灶，但术前抗结核 2～3 周是必要的，同时行支持治疗，绝对卧床等处理。在全身支持疗法和抗结核药物的控制下，及时、彻底地进行手术治疗，可以缩短疗程，预防或矫正畸形，减少残废和复发。手术的方法包括：病灶清除术及脊柱矫形内固定术。

【场景四】患者术后 10 天，伤口已拆线，在支架保护下下床行走自如，复查血沉 40 mm/h。术后 X 射线见图 6-34。

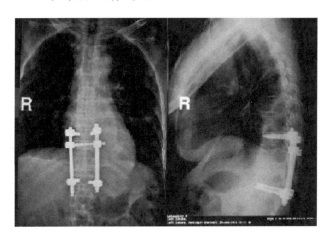

图 6-34　术后胸椎 X 射线检查结果

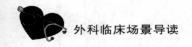

提问：

（1）患者目前是否可以出院，出院后需要注意哪些方面？

（2）患者什么时候可以停用抗结核药物？

（一）基础知识

结核的治愈标准包括：

（1）全身情况良好，体温正常，食欲良好。

（2）局部症状（－），无疼痛，窦道闭合。

（3）X 射线检查示脓肿消失，钙化，无死骨，病灶边缘轮廓清晰。

（4）血沉 3 次均正常。

（5）起床活动一年以上 4 项指标均正常。

（二）解答及分析

目前患者术后恢复良好，已达到出院标准，可以安排患者出院，但出院后应嘱患者继续进行抗结核治疗，同时注意加强营养支持和护肝治疗，一般骨与关节结核的抗结核治疗要至少 1 年以上，术后需要定期复查血沉、肝功能、脊柱 X 射线片。

（于　博）

参考文献

［1］Terry Canales［美］主编．坎贝尔骨科手术学［M］．卢世璧，译．9 版．北京：人民卫生出版社，2003.

［2］吴在德，吴肇汉．外科学［M］．7 版．北京：人民卫生出版社，2008.

［3］肖文德，姬广林，高辉．脊柱结核的诊断与外科治疗进展［M］．中国矫形外科杂志，2008，16（5）：359－361.

［4］王小刚．脊柱结核误诊为脊柱肿瘤 30 例临床分析［M］．临床误诊误治，2008，21（7）：40－41.

［5］张光铂．脊柱结核诊断中的几个问题［M］．中国脊柱脊髓杂志，2003，13（11）：645－647.